临床护理技术实践

潘金　鹿鸣君　邓德平　邢燕燕　耿佳佳　侯麦霞◎主编

吉林科学技术出版社

图书在版编目（ＣＩＰ）数据

临床护理技术实践/潘金等主编.--长春:吉林
科学技术出版社,2024.3
ISBN 978-7-5744-1167-8

Ⅰ.①临…Ⅱ.①潘…Ⅲ.①护理学Ⅳ.①R47

中国国家版本馆 CIP 数据核字(2024)第 064055 号

临床护理技术实践

主　　编	潘　金　等	
出 版 人	宛　霞	
责任编辑	梁丽玲	
封面设计	树人教育	
制　　版	树人教育	
幅面尺寸	185mm×260mm	
开　　本	16	
字　　数	300 千字	
印　　张	12.875	
印　　数	1~1500 册	
版　　次	2024 年 3 月第 1 版	
印　　次	2024 年 12 月第 1 次印刷	

出　　版　吉林科学技术出版社
发　　行　吉林科学技术出版社
地　　址　长春市福祉大路5788 号出版大厦A 座
邮　　编　130118
发行部电话/传真　0431-81629529 81629530 81629531
　　　　　　　　　81629532 81629533 81629534
储运部电话　0431-86059116
编辑部电话　0431-81629510
印　　刷　廊坊市印艺阁数字科技有限公司

书　　号　ISBN 978-7-5744-1167-8
定　　价　84.00元

编 委 会

主 编　潘　金（临沂市人民医院）

　　　　鹿鸣君（枣庄市中医医院）

　　　　邓德平（山东省东营市东营港经济开发区中心医院）

　　　　邢燕燕（诸城市林家村中心卫生院桃园分院）

　　　　耿佳佳（曹县人民医院）

　　　　侯麦霞（济南市儿童医院）

目　　录

第一章　内科常见疾病的护理

第一节　慢性阻塞性肺疾病

慢性阻塞性肺疾病(COPD)简称慢阻肺,是全世界范围内发病率和死亡率最高的疾病之一,是一种常见的以持续性气流受限为特征的可以预防和治疗的疾病。这种气流受限呈进行性进展,不完全可逆,多与气道和肺对有害颗粒物或有害气体的异常炎症反应增强有关。此病与慢性支气管炎和肺气肿密切相关。当慢性支气管炎、肺气肿患者肺功能检查出现持续气流受限时,则能诊断为慢阻肺;如无气流受限,则不能诊断。

一、病因与发病机制

(一)病因

COPD 有关发病因素包括个体易感因素及环境因素两个方面,这两者相互影响。

1.个体因素

(1)遗传因素:常见遗传危险因素是 α_1 抗胰蛋白酶的缺乏,先天性 α_1 抗胰蛋白酶缺乏多见于北欧血统的个体,我国尚未见正式报道。

(2)气道高反应性:哮喘、特异性以及非特异性气道高反应性可能在 COPD 中起作用。

2.环境因素

(1)吸烟:是引起 COPD 的主要危险因素。吸烟时间越长,烟量越大,患 COPD 的风险越大。烟草中含有焦油、尼古丁等,能损害支气管上皮纤毛,使纤毛运动发生障碍,降低局部抵抗力,削弱肺泡吞噬细胞的吞噬、灭菌作用,易致感染,又能引起支气管痉挛,增加呼吸道阻力。

(2)职业粉尘、烟雾和有害气体接触:接触硅和镉可引起 COPD。接触其他粉尘的工人,如煤矿、棉纺、谷物、某些金属冶炼等作业工人,也可认为是 COPD 的高危人群。

(3)感染:呼吸道感染是 COPD 发病和加剧的一个重要因素。目前认为肺炎链球菌和流感嗜血杆菌是 COPD 急性发作最主要的病原菌。病毒也对 COPD 的发生和发展起重要作用,常见病毒为鼻病毒、流感病毒、腺病毒及呼吸道合胞病毒。

(4)气候:冷空气刺激、气候突然变化,会使呼吸道黏膜防御能力减弱,易发生继发感染。

(二)发病机制

尚未完全阐明,主要有炎症机制、蛋白酶-抗蛋白酶失衡机制、氧化应激机制,以及在自主神经功能失调等共同作用下产生两种重要病变:①小气道病变,包括小气道炎症、小气道纤维组织形成、小气道管腔黏液栓等,使肺泡对小气道的正常牵扯拉力减弱,小气道较易塌陷;②肺气肿使肺泡弹性回缩力明显降低,这种小气道病变与肺气肿病变共同作用,造成慢阻肺特征性的持续气流受限。

二、临床表现与诊断

(一)临床表现

1.症状

轻度 COPD 患者很少有或没有症状,当有晨起咳嗽、反复呼吸系统感染、体力劳动时呼吸困难等应症状时引起重视。

(1)慢性咳嗽:常为首发症状,初起咳嗽呈间歇性,早晨较重,以后早、晚或整日均有咳嗽。

(2)咳痰:一般为白色黏液或浆液性泡沫性痰,清晨排痰较多,急性发作期痰量增多,合并感染时咳脓性痰。

(3)气短或呼吸困难:是 COPD 的标志性症状。早期仅于剧烈活动时出现,后逐渐加重,以致日常活动甚至休息时也感气短。

(4)喘息和胸闷:部分患者特别是重度患者有喘息;胸部紧闷感通常于劳力后发生,与呼吸费力、肋间肌等容性收缩有关。

(5)其他症状:晚期患者常有体重下降、食欲缺乏、精神抑郁和(或)焦虑等。合并感染时可咳血痰或咯血。

2.体征

早期可无任何异常体征。随疾病进展,视诊可多见桶状胸,肋间增宽,呼吸幅度变浅,频率增快,触诊双侧语颤减弱。叩诊呈过清音,心浊音界缩小或不易叩出,肺下界和肝浊音下降;听诊心音遥远,呼吸音普遍减弱,呼气延长,并发感染时,肺部可有湿啰音。

3.辅助检查

(1)肺功能检查:是确诊 COPD 的必备条件,也是判断持续气流受限的主要客观指标,使用支气管扩张药后,第一秒用力呼气量(FEV_1)/用力肺活量(FVC)<70% 可确定为患者存在持续气流受限,即 COPD。肺功能检查对 COPD 的诊断及估计其严重程度、疾病进展和预后有重要意义。

(2)X 线检查:早期可无异常,反复发作者可见两肺纹理增粗、紊乱等非特异性改变,以及肺气肿改变,如胸廓扩张,肋间隙增宽,肋骨平行,活动减弱,两肺野透亮度增加,横膈位置低平,心脏悬垂狭长。

(3)血液气体分析:如出现明显缺氧及二氧化碳潴留时,则动脉血氧分压降低,二氧化碳分压升高,并可出现失代偿性呼吸性酸中毒,pH 值降低。

(4)胸部 CT 检查:CT 检查一般不作为常规检查。CT 检查可见慢阻肺小气道病变的表现、肺气肿的表现及并发症的表现,主要临床意义在于当诊断有疑问时,高分辨率 CT(HRCT)有助鉴别诊断。

(二)诊断

1.诊断

主要根据临床症状、体征及肺功能检查结合有无吸烟等高危因素史,并排除其他相关疾病,综合分析确定。肺功能检查见持续气流受限是慢阻肺诊断的必备条件。

2.稳定期病情严重程度评估

COPD评估的目标是明确疾病的严重程度,疾病对患者健康状况的影响,以及某些事件的发生风险(急性加重、住院治疗和死亡),同时指导治疗。

(1)症状评估:见表1-1-1。

表1-1-1　症状评估

改良呼吸困难指数(mMRC分级)	呼吸困难症状
0级	剧烈活动时出现呼吸困难
1级	平地快步行走或爬缓坡时出现呼吸困难
2级	由于呼吸困难,平地行走时比同龄人慢或需要停下来休息
3级	平地行走100m左右或数分钟后即需要停下来喘气
4级	因严重呼吸困难而不能离开家或在穿衣、脱衣时即出现呼吸困难

(2)肺功能评估:可使用GOLD分级,慢阻肺患者吸入支气管扩张药后1秒率(FEV_1/FVC)<70%;再依据其第一秒用力呼气量(FEV_1)下降程度进行气流受限的严重程度分级,见表1-1-2。

表1-1-2　慢阻肺患者气流受限严重程度的肺功能分级

肺功能分级	患者肺功能FEV_1占预计值的百分比(FEV_1% pred)
GOLD 1级:轻度	FEV_1% pred≥80%
GOLD 2级:中度	50%≤FEV_1% pred<80%
GOLD 3级:重度	30%≤FEV_1% pred<50%
GOLD 4级:极重度	FEV_1% pred<30%

(3)急性加重风险评估:上一年发生2次或以上急性加重或FEV_1% pred(第一秒用力呼气量占预计值百分比)<50%,均提示今后急性加重的风险增加。

三、治疗要点

(一)稳定期治疗

1.祛除病因

教育和劝导患者戒烟;因职业或环境粉尘、刺激性气体所致者,应脱离污染环境。接种流感疫苗和肺炎疫苗可预防流感和呼吸道细菌感染,避免它们引发的急性加重病情。

2.药物治疗

主要是支气管舒张药,如β_2肾上腺素受体激动剂、抗胆碱能药、茶碱类和祛痰药、糖皮质激素,以平喘、祛痰,改善呼吸困难症状,促进痰液排泄。某些中药具有调理机体状况的作用,可予辨证施治。

3.非药物治疗

(1)长期家庭氧疗(LTOT):长期氧疗对 COPD 合并慢性呼吸衰竭患者的血流动力学、呼吸生理、运动耐力和精神状态产生有益影响,可改善患者生活质量,提高生存率。

氧疗指征(具有以下任何一项):①静息时,$PaO_2 \leqslant 55mmHg$ 或 $SaO_2 < 88\%$,有或无高碳酸血症。②$56mmHg \leqslant PaO_2 < 60mmHg$,$SaO_2 < 89\%$ 伴下述之一:继发红细胞增多(血细胞比容$>55\%$);肺动脉高压(平均肺动脉压$\geqslant 25mmHg$);右心功能不全导致水肿。

氧疗方法:一般采用鼻导管吸氧,氧流量为 $1.0 \sim 2.0L/min$,吸氧时间$>15h/d$,使患者在静息状态下,达到 $PaO_2 \geqslant 60mmHg$ 和(或)使 SaO_2 升至 90% 以上。

(2)康复治疗:康复治疗适用于中度以上 COPD 患者。其中呼吸生理治疗包括正确咳嗽、排痰方法和缩唇呼吸等;肌肉训练包括全身性运动及呼吸肌锻炼,如步行、踏车、腹式呼吸锻炼等;科学的营养支持与加强健康教育亦为康复治疗的重要方面。

(二)急性加重期治疗

最多见的急性加重原因是细菌或病毒感染。根据病情严重程度决定门诊或住院治疗。治疗原则为抗感染、平喘、祛痰、低流量持续吸氧。

四、主要护理诊断/问题

1.气体交换受损

与呼吸道阻塞、呼吸面积减少引起通气和换气功能受损有关。

2.清理呼吸道无效

与呼吸道炎症、阻塞、痰液过多有关。

3.营养失调

低于机体需要量,与长期咳痰、呼吸困难致食欲下降或感染机体代谢加快有关。

4.焦虑

与日常活动时供氧不足、疲乏有关。

5.活动无耐力

与疲劳、呼吸困难有关。

五、护理措施

1.气体交换受损

与呼吸道阻塞、呼吸面积减少引起通气和换气功能受损有关。

(1)休息与体位:保持病室内环境安静、舒适,温度 $20 \sim 22℃$,湿度 $50\% \sim 60\%$。卧床休息,协助患者生活需要以减少患者氧耗。明显呼吸困难者摇高床头,协助身体前倾位,以利于辅助呼吸肌参与呼吸。

(2)病情观察:监测患者的血压、呼吸、脉搏、意识状态、血氧饱和度。观察患者的咳嗽、咳痰情况,痰液的量、颜色及形态,呼吸困难有无进行性加重等。

（3）有效氧疗：COPD 氧疗一般主张低流量低浓度持续吸氧。对患者加强正确的氧疗指导，避免出现氧浓度过高或过低而影响氧疗效果。氧疗装置定期更换、清洁、消毒。急性加重期发生低氧血症者可鼻导管吸氧或通过文丘里（Venturi）面罩吸氧。鼻导管给氧时，吸入的氧浓度与给氧流量有关，估算公式为吸入氧浓度（%）＝21＋4×氧流量（L/min）。一般吸入氧浓度为 28%～30%，应避免吸入氧浓度过高引起二氧化碳潴留。

（4）呼吸功能锻炼：在病情允许的情况下指导患者进行锻炼，以加强胸、膈呼吸肌肌力和耐力，改善呼吸功能。

缩唇呼吸：目的是增加气道阻力，防止细支气管由于失去放射牵引和胸内高压引起的塌陷，以利于肺泡通气。方法：患者取端坐位，双手扶膝，舌尖放在下颌牙齿内底部，舌体略弓起靠近上颌硬腭、软腭交界处，以增加呼气时的气流阻力，口唇缩成"吹口哨"的嘴形。吸气时闭嘴用鼻吸气，呼气时缩唇，慢慢轻轻呼出气体，吸气与呼气之比为 1∶2，慢慢呼气达到 1∶4。吸气时默数 1、2，呼气时默数 1、2、3、4。缩唇口型大小以能使距嘴唇 15～20cm 处蜡烛火焰随气流倾斜但不熄灭为度。呼气是腹式呼吸组成部分，应配合腹式呼吸锻炼。每天 3～4 次，每次 15～30min。

腹式呼吸：目的为锻炼膈肌，增加肺活量，提高呼吸耐力。方法：根据病情采取合适体位，初学者以半卧位为宜。

仰卧位的腹式呼吸：让患者髋关节、膝关节轻度屈曲，全身处于舒适的肢位。患者一手放在腹部上，另一只手放在上胸部，此时治疗师的手与患者的手重叠放置，进行缩唇呼吸。精神集中，让患者在吸气和呼气时感觉手的变化，吸气时治疗师发出指令让患者放置于腹部的手轻轻上抬，治疗师在呼气的结束时，快速地徒手震动并对横膈膜进行伸张，以促进呼吸肌的收缩。此训练是呼吸系统物理治疗的基础，要对患者进行充分的指导，每次训练的时间为 5～10min，训练的效果随次数增加显现。训练时注意：把握患者的呼吸节律。顺应患者的呼吸节律进行呼吸指导可避免加重患者呼吸困难程度。开始时不要进行深呼吸：腹式呼吸不是腹式深呼吸，在开始时期指导患者进行集中精力的深呼吸，可加重患者的呼吸困难。腹式呼吸的指导应在肺活量 1/3～2/3 通气量的程度上进行练习。应理解腹式深呼吸是充分的腹式呼吸。应了解横膈的活动：横膈在吸气时向下方运动，腹部上升。了解横膈的运动，易理解腹式呼吸。

坐位的腹式呼吸：坐位的腹式呼吸的基础是仰卧位的腹式呼吸。患者采用的体位是坐在床上或椅子上足跟着地，让患者的脊柱伸展并保持尽量前倾坐位。患者一手放在膝外侧支撑体重，另一手放在腹部。治疗师一手放在患者的颈部，触及斜角肌的收缩。另一手放在患者的腹部，感受横膈的收缩。这样能够发现患者突然出现的意外和不应出现的胸式呼吸。正确的腹式呼吸是吸气时横膈膜开始收缩，然后斜角肌等呼吸辅助肌使收缩扩大，呼气时吸气肌放松处于迟缓状态。

立位的腹式呼吸：患者用单手扶床栏或扶手支撑体重。上半身取前倾位。治疗师按照坐位的腹式呼吸指导法指导患者训练。

用药护理：按医嘱给予支气管舒张气雾剂、抗生素等药物，并注意用药后的反应。使用氨茶碱后，患者在 21 日出现心率增快的症状，停用氨茶碱加用倍他乐克减慢心率治疗后好转。

2.清理呼吸道无效

与呼吸道炎症、阻塞、痰液过多有关。

(1)减少尘埃与烟雾刺激,避免诱因,注意保暖。

(2)补充水分:饮水(保持每天饮水1.5L以上)、雾化吸入(每日2次,每次20min)及静脉输液,有利于痰液的稀释便于咳出。

(3)遵医嘱用药,口服及静滴沐舒坦祛痰,静滴氨茶碱扩张支气管。

(4)注意无菌操作,加强口腔护理。

(5)定时巡视病房,加强翻身、叩背、吸痰。指导患者进行深呼吸和有效的咳嗽、咳痰,定期(每2h)进行数次随意的深呼吸(腹式呼吸),吸气末屏气片刻,然后进行咳嗽;嘱患者经常变换体位以利于痰液咳出,保证呼吸道的通畅,防止肺不张等并发症。

3.焦虑

与日常活动时供氧不足、疲乏有关。

(1)入院时给予热情接待,注意保持病室的整洁、安静,为患者创造一个舒适的周围环境。

(2)鼓励家属陪伴,给患者心理上带来慰藉和亲切感,消除患者的焦虑。

(3)随时了解患者的心理状况,多与其沟通,讲解本病有关知识及预后情况,使患者对疾病有一定的了解,说明不良情绪对病情有害无利,积极配合会取得良好的效果。

(4)加强巡视病房,在患者夜间无法入睡时适当给予镇静治疗。

4.营养失调

营养低于机体需要量,与长期咳痰、呼吸困难致食欲下降或感染机体代谢加快有关。

(1)评估营养状况并了解营养失调原因,宣传饮食治疗的意义和原则。

(2)制订适宜的饮食计划,呼吸困难可使热量和蛋白质消耗增加,因此应制订高热量、高蛋白、高维生素的饮食计划,不能进食或输注过多的糖类,以免产生大量CO_2,加重通气负担。改善患者进食环境,鼓励患者进食。少量多餐,进软食,细嚼慢咽,避免进食易产气食物。

(3)便秘者给予高纤维素食物和水果,有心衰或水肿者应限制水钠的摄入。

(4)必要时静脉补充营养。

5.健康教育

(1)COPD的预防主要是避免发病的高危因素、急性加重的诱发因素以及增强机体免疫力。戒烟是预防COPD的重要措施,也是最简单易行的措施,在疾病的任何阶段戒烟都有益于防止COPD的发生和发展。

(2)控制职业和环境污染,减少有害气体或有害颗粒的吸入,可减轻气道和肺的异常炎症反应。

(3)积极防治婴幼儿和儿童期的呼吸系统感染,可能有助于减少以后COPD的发生。流感疫苗、肺炎链球菌疫苗、细菌溶解物、卡介菌多糖核酸等对防止COPD患者反复感染可能有益。

(4)指导患者进行呼吸功能锻炼,防寒保暖、锻炼身体、增强体质、提高机体免疫力。

(5)对于有COPD高危因素的人群,应定期进行肺功能监测,以尽可能早期发现COPD并及时予以干预。

第二节 支气管哮喘

支气管哮喘简称哮喘,是多种细胞(如嗜酸粒细胞、肥大细胞、淋巴细胞、中性粒细胞和气道上皮细胞等)和细胞组分参与的气道慢性炎症疾病。这种慢性炎症导致气道高反应性和广泛多变的可逆性气流受限,并引起反复发作性喘息、气急、胸闷或咳嗽等症状,常在夜间和(或)清晨发作、加剧,多数患者可自行缓解或经治疗缓解。

一、病因和发病机制

(一)病因与诱因

病因是导致正常人发生哮喘的因素,诱因是引起哮喘患者的哮喘症状急性发作的因素。目前导致哮喘发病的病因不完全清楚,患者个体过敏性体质及环境因素的影响是发病的危险因素。哮喘与多基因遗传有关,同时受遗传和环境的双重影响。已知的哮喘诱因如表 1-2-1。

表 1-2-1 哮喘的常见诱因

常见诱因	举例
吸入性过敏原	尘螨、动物、花粉、真菌、羽毛等
理化刺激因素	烟雾、冷空气、刺激性气体等
药物	阿司匹林、普萘洛尔等
呼吸道感染	病毒、细菌、支原体等
精神因素	紧张、情绪变化等
内分泌因素	月经、妊娠等
运动、气候变化	尘螨、动物、花粉等

(二)发病机制

哮喘的发病机制尚未完全清楚。变态反应、气道炎症、气道反应性增高及神经等因素及其相互作用被认为与哮喘的发病关系密切。

二、临床表现与诊断

(一)临床表现

1.症状

哮喘发作前可有干咳、打喷嚏、流泪等先兆,典型表现为发作性呼气性呼吸困难、喘息、胸闷。患者被迫采取坐位或呈端坐呼吸。

2.体征

发作期间,可表现为胸廓饱满、心率增快,辅助呼吸肌参与呼吸运动,说话困难。肺部听诊可闻及广泛的哮鸣音,尤以呼气相为明显,一般哮鸣音随哮喘的严重程度而加重,但当气道极度收缩加上黏痰阻塞时,哮鸣音反而减弱,甚至完全消失,是病情危重的表现,应积极予以抢救。发作缓解后可无任何症状及体征,但常反复发作。

3.辅助检查

(1)痰液检查:部分患者痰涂片显微镜下可见较多嗜酸粒细胞。

(2)胸部 X 线检查:肺部透亮度升高,并发感染时可见肺纹理增多及炎症阴影。

(3)血常规检查:合并感染时白细胞计数和中性粒细胞升高。

(4)肺功能检查:①通气功能检测,哮喘发作时呈阻塞性通气功能障碍表现,用力肺活量(FVC)正常或下降,FEV_1、FEV_1/FVC 以及最高呼气流量(PEF)均下降;残气量及残气量与肺总量比值增加。其中,以 $FEV_1/FVC\% < 70\%$ 或 FEV_1 低于正常预计值的 80% 为判断气流受限的最重要指标。缓解期上述通气功能指标可逐渐恢复。病变迁延、反复发作者,其通气功能可逐渐下降。②支气管激发试验(BPT),用以测定气道反应性。常用吸入激发剂为乙酰胆碱和组胺,其他激发剂包括过敏原、单磷酸腺苷、甘露醇、高渗盐水等,也有用物理激发因素如运动、冷空气等作为激发剂。观察指标包括 FEV_1、PEF 等。结果判断与采用的激发剂有关,通常以使 FEV_1 下降 20% 所需吸入乙酰胆碱或组胺累积剂量($PD20-FEV_1$)或浓度($PC20-FEV_1$)来表示,如 FEV_1 下降 $\geqslant 20\%$,判断结果为阳性,提示存在气道高反应性。BPT 适用于非哮喘发作期、FEV_1 在正常预计值 70% 以上患者的检查。③支气管舒张试验(BDT):用以测定气道的可逆性改变。常用的吸入支气管舒张药有沙丁胺醇、特布他林。当吸入支气管舒张药 20min 后重复测定肺功能,FEV_1 较用药前增加 $\geqslant 12\%$,且其绝对值增加 $\geqslant 200mL$,判断结果为阳性,提示存在可逆性的气道阻塞。④PEF 及其变异率测定:哮喘发作时 PEF 下降。由于哮喘有通气功能昼夜节律变化的特点,监测 PEF 日间、夜间变异率有助于哮喘的诊断和病情评估。若昼夜 PEF 变异率 $\geqslant 20\%$,提示存在可逆性的气道变化。

(5)动脉血气分析:严重发作时可有动脉血氧分压(PaO_2)降低,由于过度通气可使动脉血二氧化碳分压($PaCO_2$)下降,pH 值上升,表现为呼吸性碱中毒;如气道阻塞时,可出现 CO_2 潴留,$PaCO_2$ 上升,表现为呼吸性酸中毒;如缺氧明显可合并代谢性酸中毒。

(6)过敏原测试:①用放射性过敏原吸附法可直接测定特异性血清 IgE,哮喘患者的血清 IgE 常升高 2～6 倍。②在哮喘缓解期用可疑的过敏原做皮肤划痕或皮内试验,可呈阳性反应结果。

(二)诊断标准

(1)反复发作喘息,呼吸困难,胸闷或咳嗽,多与接触过敏原、病毒感染、运动或某些刺激物有关。

(2)发作时双肺可闻及散在或弥散性、以呼气期为主的哮鸣音,呼气相延长。

(3)上述症状可经治疗缓解或自行缓解。

(4)对症状不典型者(如无明显喘息或体征),应最少具备以下一项试验阳性:①若基础 FEV_1(或 PEF)$< 80\%$ 正常值,吸入 β_2 受体激动药后 FEV_1(或 PEF)增加 15% 以上;②PEF 变异率(用呼气峰流速仪测定,清晨及入夜各测 1 次)$\geqslant 20\%$;③支气管激发试验(或运动激发试验)阳性。

（三）支气管哮喘的临床分类与分期

1.临床分类

（1）按发作时间可分为速发型哮喘和迟发型哮喘。速发型哮喘反应在接触过敏原后哮喘立即发作,迟发型哮喘反应在接触过敏原数小时后哮喘才发作或再次发作加重。

（2）按致病因素可分为外源型哮喘、内源型哮喘和混合型哮喘。外源型哮喘多见于有遗传过敏体质的青少年,患者常有过敏病史和明显的过敏原接触史,一般有明确的致病因素。而对一些无明确致病因素者,则称为内源型哮喘。但近来认为任何哮喘都是外因和内因共同作用的结果。哮喘在长期反复发作过程中,外源性哮喘和内源性哮喘可相互影响而混合存在,使症状复杂或不典型,称为混合型哮喘。

（3）其他类型:咳嗽型哮喘、运动型哮喘、药物型哮喘等。咳嗽型哮喘大多有个人或家族过敏史,春秋季节多发。常以咳嗽为主要症状,多表现为刺激性干咳,听诊无哮鸣音,对止咳药和抗生素治疗无效,而对平喘药有效,可发现气道反应性升高,支气管舒张试验阳性。运动性哮喘一般在运动6～10min 和停止运动10～15min 出现胸闷、气急、喘息和哮鸣音,30min 内逐渐缓解,少数持续2～4h。药物性哮喘为无哮喘病史者应用某药物后引起哮喘或哮喘患者应用某药物诱发哮喘或使哮喘加重。常为使用非甾体抗炎药如阿司匹林、吲哚美辛、安乃近和布洛芬等诱发哮喘发作。

2.临床分期

根据临床表现哮喘可分为急性发作期、慢性持续期和缓解期。

哮喘急性发作期是指喘息、气急、咳嗽、胸闷等症状突然发生或原有症状急剧加重,常有呼吸困难,以呼气流量降低为其特征,常因接触过敏原等刺激物或治疗不当等所致。其程度轻重不一。病情加重可在数小时或数天内出现,偶尔可在数分钟内危及生命,故应对病情做出正确评估,以便给予及时有效的紧急治疗(表 1-2-2)。

表 1-2-2　哮喘急性发作时病情严重程度的分级

临床特点	轻度	中度	重度	危重
气短	步行、上楼时	稍事活动	休息时	—
体位	可平卧	喜坐位	端坐呼吸	—
讲话方式	连续成句	单词	单字	不能讲话
精神状态	可有焦虑,尚安静	时有焦虑或烦躁	常有焦虑、烦躁	嗜睡或意识模糊
出汗	无	有	大汗淋漓	
呼吸频率	轻度增加	增加	常超过 30 次/分	
辅助呼吸肌活动及三凹征	常无	可有	常有	胸腹矛盾运动
哮鸣音	散在,呼吸末期	响亮,弥漫	响亮,弥漫	减弱,乃至无
脉率(次/分)	<100	100～120	>120	脉率变慢或不规则
奇脉	无,<10mmHg	可有,10～25mmHg	常有,>25mmHg	无,提示呼吸肌疲劳

续表

临床特点	轻度	中度	重度	危重
使用 β₂ 受体激动药后 PEF 预计值或个人最佳值（%）	＞80％	60％～80％	＜60％或＜100L/min 或作用时间＜2h	—
PaO_2（吸空气，mmHg）	正常	≥60	＜60	—
$PaCO_2$（mmHg）	＜45	≤45	＞45	—
SaO_2（吸空气，%）	＞95	91～95	≤90	—

慢性持续期是指在相当长的时间内，每周均有不同频度和（或）不同程度地出现症状（喘息、气急、胸闷、咳嗽等），其病情严重程度分级见表1-2-3。

表 1-2-3　哮喘慢性持续期病情严重程度的分级

分级	临床特点
间歇（第一级）	症状＜每周1次，短期出现，夜间哮喘症状≤每月2次，FEV_1≥80％预计值或 PEF≥80％个人最佳值，PEF 或 FEV_1 变异率＜20％
轻度持续（第二级）	症状≥每周1次，但少于每天1次，可能影响活动和睡眠，夜间哮喘症状＞每月2次，但少于每周1次，FEV_1≥80％预计值或 PEF≥80％个人最佳值，PEF 或 FEV_1 变异率20％～30％
中度持续（第三级）	每天有症状，影响活动和睡眠，夜间哮喘症状≥每周1次，FEV_1 占预计值为60％～79％或 PEF 60％～79％个人最佳值，PEF 或 FEV_1 变异率＞30％
严重持续（第四级）	每天有症状，频繁出现，经常出现夜间哮喘症状，体力活动受限，FEV_1＜60％或 PEF＜60％个人最佳值，PEF 或 FEV_1 变异率＞30％

缓解期是指经过治疗或未经治疗症状、体征消失，肺功能恢复到急性发作前水平，并维持4周以上。

危重哮喘一般多指哮喘的急性严重发作，常规的吸入和口服平喘药物，包括静脉滴注氨茶碱等药物，仍不能在24h内缓解者。

三、治疗原则

治疗原则为消除病因、控制发作及预防复发，同时应加强对患者的教育和管理。对于危重哮喘，应给予氧疗，补液，糖皮质激素、沙丁胺醇（舒喘灵）雾化吸入或注射，异丙托溴铵溶液雾化吸入，氨茶碱静脉滴注或静脉注射，同时应注意电解质平衡、纠正酸中毒和二氧化碳潴留。

（一）脱离过敏原

脱离过敏原是治疗哮喘最有效的方法。如能找出引起哮喘发作的过敏原或其他非特异性刺激因素，应立即使患者脱离过敏原的接触。

（二）药物治疗

1.缓解哮喘发作

此类药物的主要作用是舒张支气管，故又称为支气管舒张药。

（1）β₂肾上腺素受体激动药：主要通过舒张支气管平滑肌，改善呼吸道阻塞，是控制哮喘急性发作的首选药物。常用短效 β₂ 肾上腺素受体激动药有沙丁胺醇、特布他林和非诺特罗，作用时间为 4～6h。长效 β₂ 肾上腺素受体激动药有丙卡特罗、沙美特罗和福莫特罗，作用时间为 12～24h，β₂ 肾上腺素受体激动药的缓释型和控制型制剂疗效维持时间较长，适用于防治反复发作性哮喘和夜间哮喘。

（2）茶碱类：为黄嘌呤类生物碱。可通过抑制磷酸二酯酶，提高平滑肌细胞内 cAMP 浓度，拮抗腺苷受体，刺激肾上腺素分泌，扩张支气管，增强呼吸肌收缩，增强呼吸道纤毛清除功能等。小于呼吸道扩张作用的低血浓度茶碱（5～10μg/mL）具有明显抗炎、免疫调节和降低呼吸道高反应性的作用，是目前治疗哮喘的有效药物。

（3）抗胆碱药：为 M 胆碱受体拮抗药。异丙托溴铵雾化吸入约 5min 起效，维持 4～6h。吸入后阻断节后迷走神经通路，降低迷走神经兴奋性而使支气管扩张，并有减少痰液分泌的作用。与 β₂ 肾上腺素受体激动药联合协同作用，尤其适用于夜间哮喘和痰多者。

2.控制哮喘发作

此类药物主要治疗哮喘的呼吸道炎症，又称为抗炎药。

（1）糖皮质激素：主要通过多环节阻止呼吸道炎症的发展及降低呼吸道高反应性，是当前防治哮喘最有效的抗炎药物。其可采用吸入、口服和静脉用药。

（2）色甘酸钠及尼多酸钠：一种非糖皮质激素抗炎药。其主要通过抑制炎症细胞释放多种炎症介质，能预防过敏原引起速发和迟发反应，以及过度通气、运动引起的呼吸道收缩。因口服本药胃肠道不易吸收，宜采取干粉吸入或雾化吸入。妊娠妇女慎用。

（3）白三烯（LT）调节剂：通过调节 LT 的生物活性而发挥抗炎作用。同时，也具有舒张支气管平滑肌的作用。常用半胱氨酰 LT 受体拮抗药，如扎鲁司特、孟鲁司特。

（三）急性发作期的治疗

治疗目的：①尽快缓解呼吸道阻塞；②纠正低氧血症；③恢复肺功能；④预防哮喘进一步加重或再次发作；⑤防止并发症。临床根据哮喘分度进行综合性治疗。

1.轻度

每天定时吸入糖皮质激素。出现症状时吸入短效 β₂ 受体激动药，可间断吸入。如症状无改善可加服 β₂ 受体激动药控释片或小剂量茶碱控释片或加用抗胆碱药（如异丙托溴铵）气雾剂吸入。

2.中度

糖皮质激素吸入剂量增大，规则吸入 β₂ 受体激动药或口服其长效药。症状不缓解者加用抗胆碱药气雾剂吸入或加服 LT 拮抗药或口服糖皮质激素＜60mg/d。必要时可用氨茶碱静脉滴注。

3.重度至危重度

β₂ 受体激动药持续雾化吸入或合用抗胆碱药；或沙丁胺醇或氨茶碱静脉滴注，加用口服 LT 受体拮抗药。糖皮质激素（琥珀酸氢化可的松或甲泼尼龙）静脉滴注，病情好转，逐渐减量，改为口服。适当补液，维持水、电解质、酸碱平稳。如氧疗不能纠正缺氧，可行机械通气。目前，预防下呼吸道感染等综合治疗是治疗重、危重症哮喘的有效措施。

(四)哮喘非急性发作期的治疗

哮喘经急性发作期治疗症状好转后,其慢性炎症病理生理改变仍存在,必须制订长期的治疗方案,防止哮喘再次急性发作。注意个体差异,以最小量、最简单的联合应用,不良反应最少和最佳控制症状为原则,根据病情评价,按不同程度选择合适的治疗方案。

1.间歇至轻度

根据个体差异,采用 β_2 受体激动药吸入或口服以控制症状。或小剂量氨茶碱口服或定量吸入糖皮质激素。

2.中度

定量吸入糖皮质激素。按需吸入 β_2 受体激动药,效果不佳时加用吸入型长效 β_2 受体激动药,口服 β_2 受体激动药控释片、小剂量茶碱控释片或 LT 受体拮抗药等,亦可加用抗胆碱药。

3.重度

吸入糖皮质激素。规则吸入 β_2 受体激动药或口服 β_2 受体激动药、茶碱控释片或 β_2 受体激动药合用抗胆碱药或加用 LT 受体拮抗药口服。如症状仍存在,应规律口服泼尼松或泼尼松龙,长期服用者,尽可能使用维持剂量≤10mg/kg。

(五)免疫疗法

1.特异性免疫疗法(又称为脱敏疗法或减敏疗法)

采用特异性过敏原(如尘螨、花粉等制剂)做定期反复皮下注射,剂量由低至高,以产生免疫耐受性,使患者脱敏。

2.非特异性免疫疗法

如注射卡介苗、转移因子等生物制品抑制过敏原的过程有一定辅助疗效。目前,采用基因工程制备的人重组抗 IgE 单克隆抗体治疗中重度过敏性哮喘已取得较好疗效。

四、常见护理问题

1.焦虑/恐惧

与哮喘发作时伴濒死感有关。

2.低效性呼吸型态

与支气管平滑肌痉挛、气道炎症和高反应性有关。

3.清理呼吸道无效

与支气管平滑肌痉挛、痰液黏稠、无效咳嗽有关。

4.气体交换受损

与支气管痉挛致低氧血症有关。

5.活动无耐力

与发作时呼吸困难有关。

五、护理措施

1.一般护理

提供安静、舒适的休息环境。保持空气流通,室温维持在 18~22℃,保持病室湿度在

50％～70％,定期空气加湿;室内避免放置花草、地毯、皮毛,整理床铺时避免尘埃飞扬等。根据病情提供舒适体位,如为端坐呼吸者提供床旁桌以作支撑,减少体力消耗。提供清淡、易消化、足够热量的饮食,避免进食硬、冷、油煎食物,不宜食用鱼、虾、蟹、蛋类、牛奶等易过敏食物。鼓励患者多饮水,饮水量＞2500mL/d,以补充丢失的水分,稀释痰液,防止便秘。

2.氧疗

急性期给氧,有二氧化碳潴留的,应低流量氧气吸入,保持呼吸道湿化。重症哮喘患者鼻导管、面罩吸氧无效时,尽快给予人工呼吸机辅助呼吸。

3.病情观察

观察患者神志、面容、出汗、发绀、呼吸困难程度、血气分析、血电解质、肺功能等,监测呼吸音、哮鸣音变化,了解病情和治疗效果。加强对急性发作患者的监护,及时发现危重症状或并发症,如自发性气胸、肺不张、酸碱失衡、电解质紊乱、呼吸衰竭、肺性脑病等。

4.协助排痰

使用蒸汽吸入,遵医嘱给予祛痰药物,并定期为患者翻身、拍背,促使痰液排出。

哮喘患者不宜用超声雾化吸入,因雾液刺激可使支气管痉挛,使哮喘症状加重。禁用吗啡和大量镇静剂,以免抑制呼吸。

5.按医嘱使用支气管解痉药物和抗炎药物

(1)β₂ 受体激动剂的不良反应是心悸、肌颤,停药或坚持用药一段时间后症状可消失。久用可能会产生耐药性,停药 1～2 周可恢复敏感性。

(2)静点氨茶碱时,速度不宜过快,防止出现不良反应,主要有恶心、呕吐、腹泻等症状,药量过大时会出现心律失常和癫痫样发作。

(3)糖皮质激素,静脉用药应注意全身不良反应。激素吸入的主要不良反应是口咽部真菌感染和咽部不适,吸药后漱口可减轻或避免发生。

六、健康指导

(1)发作时指导:告诉患者哮喘发作前的先兆,发现有先兆,立即吸入短效、速效 β₂ 受体激动剂。应随身携带药物。气雾剂的使用方法为:①移去套口的盖,使用前轻摇贮药罐使之混匀。②头略后仰并缓慢地呼气,尽可能呼出肺内空气。③将吸入器吸口紧紧含在口中,并屏住呼吸,以示指和拇指紧按吸入器,使药物释出,并同时做与喷药同步的缓慢深吸气,最好大于5s(有的装置带笛声,没有听到笛声则表示未将药物吸入)。④尽量屏住呼吸 5～10s,使药物充分分布到下气道,以达到良好的治疗效果。若要再次吸入,应至少间隔 1min,使吸入的药物扩张狭窄的气道,利于再次吸入的药物达到更远的气管。⑤将盖子套回喷口上。⑥用清水漱口,去除上咽部残留的药物。

(2)调整环境,避免接触过敏原和刺激因素,避免吸入花粉、烟尘、异味气体等,必要时采用脱敏疗法或迁移治疗。对日常生活中存在的诱发因素,如情绪紧张、温度突变、煤气、油烟、室内地毯、油漆、家庭中饲养的宠物等,均应尽量避免。不宜摄入能诱发哮喘的食物,如鱼虾、胡椒、生姜等。指导患者摄入营养丰富的清淡饮食,鼓励多饮水,积极参与适当的体育锻炼,增强体质,预防上呼吸道感染。

(3)记录哮喘日记:通过记录哮喘日记,观察每日病情变化、峰流速变化以及服药情况。峰流速通过袖珍式峰速仪来测定,便于携带,适用于患者在家每日客观监测气流受限情况。峰流速仪的使用方法为:①取站立位,手拿峰流速仪,注意不要妨碍游标移动,并确认游标位于标尺的基底部。②深吸气后将峰流速仪放入口中,用嘴唇包住吹气口,尽可能快而用力地呼气,注意不要将舌头放在吹气口内。③再重复检查 2 次,选择 3 次的最高数值。如果在 2～3 周内结果不能达到 PEF 预计值(正常值)的 80%,则需要及时就诊。

第三节　心律失常

正常心律起源于窦房结,频率为 60～100 次/分(成人),较规则。心律失常指心脏冲动的频率、节律、起源部位、传导速度或激动次序的异常。

一、概述

(一)病因

1.病理性因素

(1)心脏因素:各种器质性心脏病最常见。

(2)全身因素:如电解质紊乱、药物、甲状腺功能亢进。

(3)其他因素:如心脏介入性诊疗。

2.生理性因素

生理性因素包括剧烈运动、精神因素、烟酒、刺激性食物等。

(二)心肌电生理特性

心肌组织具有兴奋性、自律性、传导性和收缩性四种生理特性。心肌的收缩性是指心肌能够在肌膜动作电位的触发下产生收缩反应的特性,它是以收缩蛋白质之间的生物化学和生物物理反应为基础的,是心肌的一种机械特性。兴奋性、自律性和传导性,则是以肌膜的生物电活动为基础的,故又称为电生理特性。心肌组织的这些生理特性共同决定着心脏的活动。

1.心肌的兴奋性

所有心肌细胞都具有兴奋性,即具有在受到刺激时产生兴奋的能力。衡量心肌的兴奋性,同样可以采用刺激的阈值作指标,阈值大表示兴奋性低,阈值小表示兴奋性高。

2.心肌的自动节律性

组织、细胞能够在没有外来刺激的条件下,自动地发生节律性兴奋的特性,称为自动节律性,简称自律性。具有自动节律性的组织或细胞,称为自律组织或自律细胞。组织、细胞单位时间(每分钟)内能够自动发生兴奋的次数,即自动兴奋的频率,是衡量自动节律性高低的指标。

3.心肌的传导性和心脏内兴奋的传导

心肌在功能上是一种合胞体,心肌细胞膜的任何部位产生的兴奋不但可以沿整个细胞膜传播,并且可以通过闰盘传递到另一个心肌细胞,从而引起整块心肌的兴奋和收缩。动作电位沿细胞膜传播的速度可作为衡量传导性的指标。

心脏传导系统包括窦房结、结间束、房室结、房室束、浦肯野纤维。

(三)发生机制

1.冲动形成障碍

(1)异位节律点自律性增高:正常时,窦房结自律性最高,控制全心的活动。而心房传导系统、房室结、浦肯野纤维虽为自律细胞,但自律性较低,它们为潜在的起搏点。如果窦房结的功能降低或潜在起搏点的自律性增高,均可导致冲动形成异常,出现心律失常。另外,心房肌、心室肌这些非自律细胞,当其静息电位水平减小到$-60\mathrm{mV}$以下时,也可出现自律性,引起心律失常。

此外,最大舒张电位,4相除极斜率及阈电位也可以影响自律性的高低。低血钾、β受体激活、心肌纤维牵张、酸中毒、心肌部分除极(如损伤)等引起4相除极斜率的增加,也可提高自律性。迷走神经兴奋及一些抗心律失常药可以导致最大舒张电位负值加大及降低4相除极的斜率来降低自律性;β受体拮抗药也可降低4相除极的斜率。

(2)后除极和触发自律性:后除极是指在一个动作电位中继0相除极以后所发生的除极,其频率较快,振幅较小,膜电位不稳定,一旦这种振荡性除极引起可扩布的动作电位,则产生异常冲动发放,即所谓触发自律性。根据后除极发生的时间不同,可将其分为早后除极和迟后除极。

早后除极多发生在AP的2相或3相,主要是由于Ca^{2+}内流增多所致。复极化时间过长易于发生早后除极,在心率减慢时加重,与长Q-T间期引起的心律失常有关,如尖端扭转型心律失常。钙通道阻滞药可以通过阻滞钙通道,抑制Ca^{2+}内流,消除早后除极引起的触发自律性。利多卡因则通过促进3相K^+外流,加速复极化过程,预防和消除早后除极。

迟后除极发生在完全复极化的4相,是细胞内Ca^{2+}超载而诱发Na^+短暂内流所致。心率加快时可使之恶化。与强心苷中毒、儿茶酚胺及心肌缺血引起的心律失常有关。钙通道阻滞药(如维拉帕米)和钠通道阻滞药(如奎尼丁)可以抑制迟后除极。

2.冲动传导障碍

(1)传导障碍:包括传导减慢、传导阻滞,如房室结传导或房室束支传导阻滞。由于房室传导主要由副交感神经控制,因此一些房室传导阻滞可采用阿托品来纠正。

(2)折返:另一种常见的传导异常是折返形成,指一个冲动沿着环形通路传播,返回到其起源的部位,并可再次激动而继续向前传播的现象。它也是引起心律失常的重要机制之一。

以下几个因素可以促成折返的形成:①心肌组织在解剖上存在环形传导通路。②在环形通路的某一点上形成单向传导阻滞,使该方向的传导终止,但在另一个方向上,冲动仍能继续传导。③回路传导的时间足够长,逆行的冲动不会进入单向阻滞区的不应期。④邻近心肌组织ERP长短不一。冲动的折返途径可能限定在非常小的心肌组织区域,如房室结或邻近心肌,也可发生在包括心房或心室壁的大部分区域。

(四)疾病分类

根据速率和部位分类:心律失常按速率和部位不同进行的分类见表1-3-1。

表 1-3-1 心律失常按速率和部位分类

快速性心律失常	缓慢性心律失常
· 期前收缩	· 窦性缓慢性心律失常
· 心动过速	窦性心动过缓
窦性心动过速、室上性心动过速、室性心动过速	窦性停搏
· 扑动和颤动	病态窦房结综合征
心房扑（颤）动、心室扑（颤）动	· 传导阻滞
· 预激综合征	窦房传导阻滞、房室传导阻滞、束支传导阻滞
	· 心室自主心律

二、窦性心律失常

源于窦房结的心脏激动为窦性心律。其心电图表现为：窦性 P 波在 I、II、aVF 导联直立，aVR 倒置；P-R 间期 0.12～0.20s。同一导联的 P-P 间期差值＜0.12s；频率为 60～100 次/分。窦性心律的频率因年龄、性别、体力活动等不同有显著的差异。由于窦房结冲动形成过快、过慢或不规则或窦房结冲动传导障碍所致的心律失常称为窦性心律失常。

（一）窦性心动过速、窦性心动过缓

1.心电图特征

心电图表现符合窦性心律特征，如成人窦性心律的频率＞100 次/分，称为窦性心动过速；心率＜60 次/分，称为窦性心动过缓，常同时伴窦性心律不齐（不同 P-P 间期差异＞0.12s）。

2.病因

窦性心动过速可见于健康人吸烟、饮茶或咖啡、饮酒、体力活动及情绪激动时。某些病理状态如发热、贫血、甲状腺功能亢进、休克、心肌缺血、充血性心力衰竭以及应用肾上腺素、阿托品等药物时亦可出现窦性心动过速。窦性心动过缓常见于健康青年人、运动员及睡眠状态。其他原因如颅内出血、甲状腺功能减退、低温、严重缺氧、阻塞性黄疸，以及应用胺碘酮等抗心律失常药物。窦房结病变及急性下壁心肌梗死亦常伴发窦性心动过缓。

3.临床表现

窦性心动过速可无症状或有心悸感。窦性心动过缓一般也无症状，但心率过慢时可出现胸闷、头晕、晕厥等心排血量不足表现。

4.治疗

窦性心动过速应先针对病因治疗，同时去除诱因。如治疗甲状腺功能亢进、充血性心力衰竭等。必要时给予 β 受体阻滞剂或非二氢吡啶类钙通道拮抗剂，以减慢心率。

无症状的窦性心动过缓无需治疗。如因心率过慢出现心排血量不足症状时，可应用阿托品或异丙肾上腺素等药物治疗，但长期应用易产生严重不良反应，宜考虑心脏起搏治疗。

（二）病态窦房结综合征

此病简称病窦综合征，是指由于窦房结病变导致其功能减退，产生多种心律失常的综合表

现。患者可出现一种以上的心律失常。主要特征为窦性心动过缓,当伴快速性心动过速时称心动过缓-心动过速综合征(简称慢-快综合征)。

1.病因

(1)诸多病变如冠心病、心肌病、心肌淀粉样变、风心病或外科手术损伤等原因均可损害窦房结,导致窦房结起搏及传导功能受损。

(2)窦房结周围神经及心房肌的病变,窦房结动脉供血减少亦是其病因。

2.心电图特征

①持续而显著的窦性心动过缓,心率在 50 次/分以下,并非由药物引起,且用阿托品不易纠正;②窦性停搏(较长时间内无 P 波与 QRS 波群出现,长的 P-P 间期与基本的窦性 P-P 间期无倍数关系)或窦房传导阻滞;③窦房传导阻滞及房室传导阻滞并存;④慢-快综合征;⑤交界性逸搏心律。

3.临床表现

患者可出现与心动过缓相关的脑、心、肾等重要脏器供血不足表现,如发作性头晕、黑蒙、乏力、胸痛、心悸等,严重者可发生晕厥,甚至发生阿-斯综合征。

4.治疗

治疗原则为:无症状者无需治疗,但要定期随访。对于有症状的病窦综合征患者应行起搏治疗。慢-快综合征心动过速发作者,单独应用抗心律失常药物可能加重心动过缓,应先起搏治疗后再应用抗心律失常药物治疗。

三、房性心律失常

房性心律失常包括房性期前收缩(房早)、房性心动过速(房速)、心房扑动(房扑)、心房颤动(房颤)。房颤是成人最常见的持续性心律失常,在此将主要介绍。房颤是指规律有序的心房电活动丧失,代之以快速且无序的颤动波,是最严重的心房电活动紊乱。患病率随年龄的增长而增多,60 岁以上的人群中,房颤的发生率占 6% 以上,因此,房颤是老年人最常见的心律失常之一。

(一)病因

房颤主要见于器质性心脏病患者,如风湿性心瓣膜病、冠心病、高血压性心脏病、甲状腺功能亢进等,正常人情绪激动、运动或大量饮酒时后亦可发生。有不到 1/3 的患者无明确心脏病依据,称为特发性(孤立性、良性)房颤。

(二)心电图特征

①P 波消失,代之以小而不规则的 f 波,频率为 350～600 次/分,扑动波间的等电位线消失。②心室率极不规则,一般在 100～160 次/分,交感神经兴奋、甲状腺功能亢进等可加快心室率,洋地黄可延长房室结不应期而减慢心室率。③QRS 波形态基本正常,伴有室内差异性传导可增宽变形。

(三)临床表现

临床表现取决于心室率。房颤不伴快心室率时,患者可无症状;伴快心室率(>150 次/分)时可诱发心绞痛、心力衰竭。血栓栓塞和心力衰竭是房颤最主要的并发症。房颤时心房丧失收缩功能,血液容易在心房内淤滞而形成血栓,栓子脱落可导致体循环栓塞,其中以脑动脉栓塞发生率最高。二尖瓣狭窄或脱垂伴房颤时脑栓塞的发生率更高。房颤时心房收缩功能丧失和长期心率增快可导致心力衰竭,增加死亡率。

房颤时心脏听诊示第一心音强弱不等,心律极不规则,心室率快时可出现脉搏短绌。一旦房颤患者的心室率变得规则,应考虑以下几种可能:①恢复窦性心律。②转变为房速或房扑。③发生房室交界性心动过速或室性心动过速。④如心室律变得慢而规则(30～60 次/分),提示可能出现完全性房室传导阻滞。

(四)治疗

1.积极治疗原发病

对于某些疾病如甲亢、急性酒精中毒、药物所致的房颤,在祛除病因之后,房颤可能自行消失,也可能持续存在。

2.恢复窦性心律

这是房颤治疗的最佳结果。只有恢复窦性心律(正常心律),才能达到完全治疗房颤的目的,所以对于任何房颤患者均应该尝试恢复窦性心律的治疗方法。可采取直流电复律或药物复律,常用和证实有效的药物有胺碘酮、伊布利特、多非利特等。射频消融可根治房颤。

3.控制快速心室率

对于不能恢复窦性心律的房颤患者,可以应用药物减慢较快的心室率。常用药物包括:①β受体阻滞剂,是最有效、最常用的药物,可单独应用;②钙通道拮抗剂,如维拉帕米和地尔硫革也可有效用于房颤时的心室率控制,尤其对于运动状态下的心室率的控制优于地高辛,和地高辛合用的效果也优于单独使用。尤其多用于无器质性心脏病或左室收缩功能正常以及伴有慢性阻塞性肺疾病的患者;③洋地黄,一直被认为是在紧急情况下控制房颤心室率的一线用药,目前临床上多用于伴有左心衰时的心室率控制;④胺碘酮,在其他药物控制无效或禁忌时、在房颤合并心力衰竭需紧急控制心室率时可首选胺碘酮与洋地黄合用。

4.抗凝治疗

慢性房颤患者不能恢复窦性心律,有较高的栓塞发生率。过去有栓塞史、瓣膜病、高血压、糖尿病、左心房扩大、冠心病者,及老年患者发生栓塞的危险性更大。存在上述任何一种情况者均应接受抗凝治疗。口服华法林使凝血酶原时间国际标准化比率(INR)维持在 2.0～3.0,能有效预防脑卒中的发生。不宜用华法林及无以上危险因素者,可用阿司匹林 100～300mg/d;抗凝治疗时应严密监测有无出血倾向。

四、房室交界性心律失常

房室交界性心律失常包括房室交界区性期前收缩(交界早)、房室交界区性逸搏与逸搏心律、非阵发性房室交界区性心动过速、与房室交界区相关的折返性心动过速、预激综合征。与房室交界区相关的折返性心动过速或称为阵发性室上性心动过速(PSVT),简称室上速。室上速由折返机制引起者多见,以房室结内折返性心动过速最常见。室上速常无器质性心脏病表现,不同性别及年龄均可发病。

(一)心电图特征

①心率 150～250 次/分,节律规则。②QRS 波形态与时限正常,如发生室内差异性传导,

QRS 波时间与形态异常。③P 波为逆行性，常埋于 QRS 波内或位于其终末部分，且两者保持固定关系。④起始突然，通常由一个房性期前收缩触发，其下传的 P-R 间期显著延长，随之出现心动过速发作。

（二）临床表现

心动过速发作呈突然发生与终止，持续时间长短不一。患者可有心悸、胸闷、焦虑、头晕，少数有晕厥、心绞痛等症状，症状轻重取决于发作时心室率的快速程度及持续时间，亦与原发病严重程度有关。体检心尖区第一心音强度恒定，心律绝对规则。

（三）治疗

1.急性发作期

根据患者的基础心脏情况，既往发作史，对心动过速耐受程度进行适当处理以终止发作。

（1）刺激迷走神经。如患者心功能正常，可先尝试刺激迷走神经的方法：①诱导恶心、冰水敷面。②Valsalva 动作（深吸气后屏气，再用力呼气的动作）。③按摩一侧颈动脉窦或压迫一侧眼球（青光眼或高度近视者禁用）5～10s。可终止心动过速的发作，但停止刺激后有时又恢复原来的心率。

（2）药物治疗。①腺苷及钙通道阻滞剂：首选腺苷 6～12mg 快速静脉推注，起效迅速。无效者可改用维拉帕米治疗，低血压或心力衰竭者不应选用钙拮抗剂。②洋地黄与 β 受体阻滞剂：房室结折返性心动过速伴心功能不全时首选洋地黄，其他患者已少用此药。β 受体阻滞剂也能终止发作，但应注意禁忌证，如避免用于失代偿的心力衰竭、支气管哮喘患者。③其他：可选用普罗帕酮 1～2mg/kg 静脉注射。

（3）非药物治疗。食管心房调搏术亦可有效终止发作。直流电复律可用于患者发作时伴有严重心绞痛、低血压、充血性心力衰竭表现。

2.预防复发

（1）射频消融术可有效根治心动过速，应优先考虑使用。

（2）药物可选用洋地黄、钙通道阻滞剂及 β 受体阻滞剂。

五、室性心律失常

室性心律失常主要包括室性期前收缩、室性心动过速、心室扑动与颤动。由于室性心律失常易导致心肌收缩不协调等，相对而言对机体所造成的危害更大。

（一）室性期前收缩

室性期前收缩也称室性早搏，简称室早，是最常见的心律失常，为提早出现的、源于窦房结以外心室任何部位的异位心律。

1.病因

正常人与各种心脏病患者均可发生室早。正常人发生室早的机会随年龄增长而增加，心肌缺血缺氧、麻醉、心肌炎等亦可发生室早。洋地黄等中毒发生严重心律失常前，常先有室早出现。另外，电解质紊乱、焦虑、过量烟酒及咖啡可为室早的诱因。

2.心电图特征

①提前发生的宽大畸形的 QRS 波群，时限＞0.12s，其前无 P 波，ST-T 波与主波方向相

反；②其后有完全性代偿间歇，即包含室性期前收缩在内的、前后两个下传的窦性 R-R 间期，等于两个窦性 R-R 间期。二联律是指每个窦性搏动后跟随一个室早；三联律是每两个正常搏动后跟随一个室早。连续两个室早称为成对室早。同一导联内室早形态相同者为单形性室早；形态不同者为多形性或多源性室早。室性期前收缩的 QRS 波群起始部落在前面的 T 波上，称为"RonT"现象。

3.临床表现

患者可无症状或有心悸、心前区不适和乏力等。听诊时，室早的第二心音减弱或听不到，第一心音后出现较长的停顿。患者是否有症状及症状的严重程度与期前收缩的频发程度常常不直接相关。频发性、成对出现、多源性、RonT 现象的室性期前收缩，因有进一步发展为室速甚至室颤的可能，又称为危险性室性期前收缩，应引起重视。

4.治疗

应考虑有无器质性心脏病，是否影响心排血量以及发展为严重心律失常的可能性来决定治疗原则。

(1)无器质性心脏病：如无明显症状常无需用药治疗。如症状明显，宜做好解释，说明良性预后，消除顾虑；避免诱因如情绪紧张、劳累、吸烟、喝咖啡等。药物可选用镇静剂、β 受体阻滞剂、普罗帕酮、美西律等。

(2)急性心肌缺血：急性心梗初期一旦出现室早与室性心动过速，应立即静脉使用利多卡因，以防室颤发生；若患者发生窦性心动过速与室早，早期应用 β 受体阻滞剂也可能减少室颤的危险。但室颤与室早之间并无必然联系，无需预防性使用抗心律失常药。

(3)慢性心脏病变：心肌梗死后与心肌病患者常伴室早，若无禁忌证，可用 β 受体阻滞剂或胺碘酮治疗。

(二)室性心动过速

室性心动过速简称室速。

室速常发生于各种器质性心脏病患者，最常见的是冠心病急性心肌梗死。发作时间稍长，则常出现严重血流动力学的改变，心脑器官供血不足明显，因此，临床上都表现较为紧急，是心血管病常见急症之一。

1.心电图特征

①3 个或 3 个以上的室性期前收缩连续出现；②QRS 波群宽大畸形，时限＞0.12s，ST-T 波与 QRS 主波方向相反；③心室率通常 100～250 次/分，节律规则或略不规则；④心房波与 QRS 无固定关系，形成房室分离，可有心室夺获和室性融合波；⑤发作通常突然开始。

2.临床表现

临床症状的轻重与室速发作时的心室率、持续时间、基础心脏病变和心功能状况有关。发作时间＜30s、能自行终止的非持续性室速的患者常无症状。持续性室速(发作时间＞30s，需药物或电复律方能终止)常伴血流动力学障碍和心肌缺血，患者可有血压下降、少尿、晕厥、心绞痛等症状。听诊时心率轻度不规则，第一、二心音分裂。

3.治疗

治疗原则为有器质性心脏病或有明确诱因者首先给予针对性治疗；无器质性心脏病者发

生非持续性室速,如无症状或无血流动力学障碍,处理原则同室早。持续性室速发作者,无论有无器质性心脏病,都应给予治疗。兴奋迷走神经的方式大多不能终止室速的发作。

(1)急性发作期的处理:急性发作期的处理原则为终止室速发作。

同步直流电复律:已出现低血压、休克、心绞痛、充血性心力衰竭或脑血流灌注不良等症状,应首选迅速施行电复律,但洋地黄中毒引起者不宜用电复律。

药物治疗:血流动力学尚稳定时,可先用抗心律失常药物治疗,无效再行电复律。首选利多卡因,其他药物可选用:普罗帕酮、胺碘酮、普鲁卡因胺等。

(2)预防复发:治疗原则包括治疗基础疾病和消除诱因、抗心律失常药物治疗(如 β 受体阻滞剂、胺碘酮、普罗帕酮等)、外科治疗、射频消融治疗及植入式心脏复律除颤仪(IDC)治疗等。

(三)心室扑动与心室颤动

心室扑动与心室颤动简称室扑与室颤,是致命性的心律失常,如不治疗 3~5min 可致命。室扑是室颤的前奏,室颤是导致心源性猝死的常见心律失常,也是临终前循环衰竭的心律改变。引起室扑与室颤的常见原因是缺血性心脏病,如冠心病、心肌病、瓣膜病;另外,抗心律失常药特别是引起长 QT 间期延长的药物(如奎尼丁)、严重缺血缺氧、预激综合征合并房颤等亦可引起室扑或室颤。

1.心电图特征

室扑:无正常的 QRS-T 波群,代之以连续快速的正弦波图形,波幅大而规则,频率为150~300 次/分。

室颤:出现波形、振幅及频率均极不规则的低小波($<0.2mv$),无法辨别 QRS-T 波群,频率达 200~500 次/分。

2.临床表现

包括抽搐、意识丧失、呼吸停顿甚至死亡。听诊心音消失,测不到脉搏及血压。无泵衰竭或心源性休克的急性心肌梗死患者出现的原发性室颤,预后较佳,抢救成功率较高,复发很低。反之,非伴随急性心梗的室颤,一年内复发率高达 20%~30%。

3.治疗

应争分夺秒进行抢救,尽快恢复有效心室收缩。最有效的方法是立即非同步直流电除颤,无条件电除颤的应即刻给予胸外心脏按压。

六、房室传导阻滞

房室传导阻滞是指由于生理或病理的原因,窦房结的冲动经心房传至心室的过程中,房室交界区出现部分或完全的传导阻滞。按阻滞的严重程度可将传导阻滞分三度:一度、二度为不完全性房室传导阻滞。三度为完全性传导阻滞,所有冲动都不能传导至心室。

(一)病因

(1)正常人或运动员可发生莫氏Ⅰ型(文氏型)房室阻滞,夜间多见,与迷走神经张力增高有关。

(2)器质性心脏病:是房室传导阻滞最常见的病因,如高血压性心脏病、冠心病、心脏瓣膜病。

(3)其他：心脏手术、电解质紊乱、药物中毒、甲状腺功能低下等都是房室阻滞的病因。

（二）心电图特征

1.一度房室传导阻滞

一度房室传导阻滞仅有房室传导时间的延长，时间＞0.20s，无 QRS 波群脱落。

2.二度房室传导阻滞

(1)Ⅰ型：又名文氏阻滞，较常见，极少发展为三度房室传导阻滞。心电图表现为：①P-R 间期进行性延长，直至一个 P 波受阻不能下传心室；②包含受阻 P 波在内的 R-R 间期小于正常窦性 P-P 间期的两倍；③QRS 波群大多正常。最常见的房室传导比例为 3:3 或 5:4。

(2)Ⅱ型：又称莫氏现象，易转变成三度房室传导阻滞。心电图特征为：①下传的搏动中，P-R 间期固定不变，时限可正常亦可延长；②有间歇性 QRS 波群脱落，常呈 2:1 或 3:1；③QRS 波形态正常，则阻滞可能位于房室结内。

P-R 间期逐渐延长，直至 P 波后的 QRS 波脱落，出现长间歇，为文氏型传导阻滞。P 波规律出现，P-R 间期固定，P 波与 QRS 波之比为(2:1)～(3:2)，为莫氏Ⅱ型房室传导阻滞。

3.三度房室传导阻滞

心电图特征为：①心房和心室的激动各自独立，互不相关；②心房率快于心室率，心房冲动来自窦房结或异位心房节律；③心室起搏点通常在阻滞部位以下，如为希氏束及其近邻，则频率 40～60 次/分，QRS 波正常；如位于室内传导系统的远端，则心室率在 40 次/分以下，QRS 波增宽。

（三）临床表现

一度房室传导阻滞的患者常无症状。二度房室传导阻滞可有心悸，也可无症状。三度房室传导阻滞的症状取决于心室率快慢与原发病变，可有疲倦、乏力、头晕，甚至晕厥、心肌缺血和心力衰竭的表现。突发的三度房室传导阻滞常因心室率过慢导致急性脑缺血，患者可出现意识丧失，甚至抽搐等症状，称为阿-斯综合征，严重者可发生猝死。

听诊时，一度房室传导阻滞可有第一心音减弱；二度房室传导阻滞文氏型可有第一心音逐渐减弱，并有心搏脱落；莫氏型有间歇性心搏脱落，但第一心音强度恒定。三度房室传导阻滞的第一心音强度经常变化，可闻及大炮音，心率多在 40～60 次/分，伴有低血压。

（四）治疗

针对不同病因、不同阻滞程度及症状轻重进行不同的治疗。

1.一度与二度Ⅰ型房室阻滞

心室率不太慢，故无需特殊治疗。

2.二度Ⅱ型与三度房室阻滞

心室率显著减慢，伴有明显症状与血流动力学障碍，甚至出现阿-斯综合征，应及时提高心室率。

(1)药物治疗：阿托品(0.5～2.0mg，静脉注射)，适用于房室结阻滞的患者。异丙肾上腺素(1～4μg/min，静脉滴注)适用于任何部位的房室阻滞，但急性心肌梗死患者易产生严重室性心律失常，故此类患者应慎用。上述药物不应长期使用。

（2）心脏起搏治疗：心室率低于 40 次/分，症状严重，特别是有阿-斯综合征发作者，应首选临时或埋藏式心脏起搏治疗。

七、心律失常的护理

（一）非介入治疗的护理问题

1.活动无耐力

（1）相关因素：与心律失常导致心悸或心排血量减少有关。

（2）临床表现：患者主诉疲乏、无力，生活不能自理，活动持续时间短。

（3）护理措施。

体位与休息：嘱患者当心律失常发作导致胸闷、心悸、头晕等不适时采取高枕卧位、半卧位或其他舒适体位，尽量避免左侧卧位，因左侧卧位时患者常感觉到心脏的搏动而使不适感加重。对患者做好心理护理，使其保持稳定的情绪，嘱患者保证充分的休息与睡眠。

给氧：伴呼吸困难、发绀等缺氧表现时，给予 2～4L/min 氧气吸入。

制订活动计划：评估患者心律失常的类型及临床表现，与患者及其家属共同制订活动计划。对无器质性心脏病的良性心律失常患者，鼓励其正常工作和生活，建立正确的生活方式，保持心情舒畅，避免过度劳累。窦性停搏、二度Ⅱ型或三度房室传导阻滞、持续性室性心动过速等严重心律失常患者或快速心室率引起血压下降者，应卧床休息，以减少心肌耗氧量。卧床期间加强生活护理。

2.潜在并发症：心排血量减少

（1）相关因素：与心律失常引起心率异常（心率增快及心率减慢）、心律异常有关。

（2）临床表现：血压下降、昏厥、尿量减少、皮肤湿冷、脉搏细速或缓慢、烦躁不安、胸闷、气急等。

（3）护理措施：监测心电图和生命体征，及时发现心律失常变化和危急征兆。根据不同性格患者，做好心理安慰，减轻其心理压力，避免情绪紧张。遵医嘱正确给予各种抗心律失常药物。根据心律失常类型，准备药物和抢救仪器：①室性心动过速患者备好利多卡因、除颤器。②房性、结性心律失常患者备好洋地黄、β受体拮抗药。③心动过缓患者备好阿托品、异丙肾上腺素。④心率＜45 次/分、药物疗效不佳的患者准备安装起搏器。⑤心室颤动患者立即进行电除颤和心肺复苏。

发现下列情况应报告医师：①室性期前收缩 RonT 型、二联律、连发性室性期前收缩、多发性多源性室性期前收缩。②室性心动过速。③心动过缓，心率为 45 次/分以下。④二度以上房室传导阻滞。

3.潜在并发症：猝死

（1）相关因素：与患者存在冠心病、心力衰竭、心肌病、心肌炎、药物中毒、电解质紊乱（如低钾血症）和低氧血症、酸碱平衡失调等危险因素有关。

（2）临床表现：患者意识突然丧失或伴短暂抽搐；呼吸断续、喘息，随之呼吸停止；颈动脉搏动消失；心音消失。

(3)护理措施:加强对患者心率的监测,对频发室性期前收缩,立即行心电监护,给予氧疗,并报告医师,遵医嘱静脉滴注利多卡因 100～200mg,以防室性心动过速的发生。重视避免引起猝死的高危因素,纠正电解质紊乱及酸碱平衡失调,积极治疗心绞痛、控制血压、降血脂、戒烟限酒及控制糖尿病等,以降低心源性猝死。加强心理护理,保持安静和谐的生活环境,使患者心情愉快,情绪稳定,以降低猝死发生率。准备好抗心律失常药物,以及除颤仪、临时起搏器等,对于突然发生心室扑动或心室颤动的患者,立即配合医师进行抢救。

4.焦虑

(1)相关因素:与疾病疗效欠佳、患者缺乏支持有关。

(2)临床表现:患者烦躁不安,害怕疾病复发。缺乏自信,容易激动。

(3)护理措施:鼓励患者及其家属表达对本病的感受。向患者及其家属介绍心律失常治疗及新进展,使其获取有关信息。为患者安排安静、舒适的环境,避免不良刺激,使患者心情愉快。心律失常复发时,及时采取有效措施使患者产生安全感。针对患者及其家属的顾虑,耐心做好解释,并告诉患者及其家属保持适当警惕,坚持治疗,避免过度紧张,以防诱发心律失常。

5.知识缺乏(特定的)

(1)相关因素:与患者不了解心律失常相关的疾病保健知识有关。

(2)临床表现:患者主诉对心律失常病因、治疗、用药、诱因缺乏了解;患者出现心律失常时不知应对措施。

(3)护理措施:讲解心律失常诱发因素。告诉患者自测脉搏的方法,每天早、晚和出现不适时测量脉搏,并做好记录。告诉患者及其家属心律失常复发时,如何采取适当措施。心动过缓的患者需保持大便通畅,避免排便时屏气。指导患者家属学习心肺复苏知识。告诉患者及家属出现下列情况时应及时就诊:①脉搏＜60 次/分,并有头晕、目眩感。②脉搏＞100 次/分,休息及放松后仍不减慢。③脉搏节律不齐,有漏搏、期前收缩现象,达 5 次/分以上。④原本整齐的脉搏出现节律不齐、强弱不等。⑤应用抗心律失常药物后出现不良反应,如美西律引起恶心、呕吐、心动过缓。

(二)行介入治疗——射频消融

1.潜在并发症:心脏压塞

(1)相关因素:与放置冠状窦电极及标测导管时操作不当、钩挂消融导管用力过大或导管张力过大等因素有关。

(2)临床表现:急性心脏压塞是射频消融术最严重的并发症。术后 4h 是心脏压塞的高发期。发生急性心脏压塞时,由于静脉回流受阻明显,致心排血量锐减,患者立即出现恶心、呕吐、头晕、血压明显下降。早期心率增快、呼吸急促,后出现心室颤动、抽搐、昏迷、心脏停搏。

(3)护理措施:及时判断与发现心脏压塞的发生。患者一旦出现胸闷、脸色苍白、脉搏细速、血压下降等症状或患者先出现迷走反射、治疗效果不明显、症状加重时要高度怀疑心脏压塞的发生。

出现心脏压塞时,应做好以下几方面:①配合心包穿刺。一旦出现心脏压塞需积极做好心包穿刺的各项准备工作,协助医师行心包穿刺术以引流出心包内的血液,增加心搏出量,缓解症状。抽出心包内的血液后需继续留置引流管,注意引流物的量及颜色,判断有无继续出血。

出血量多且持续出血者,需立即做好外科手术的准备工作。②快速输液、输血。迅速开放静脉通道,快速输液,以补充血容量,升高血压,同时抽血急查血型及交叉配血,做好输血的各项准备工作,根据出血情况予以输血。③密切观察病情。严密观察患者面色、血压、脉搏、心律、尿量的变化,了解心脏压塞症状有无改善,血容量补充是否适当。在出血停止、拔除引流管后需继续监护 2～3 日,并密切观察体温的变化。④一般护理。给予患者平卧位,避免患者体位移动。吸氧,氧流量为 4～6L/min。安慰患者,稳定患者的情绪,避免加重心肌耗氧。出血停止、拔除引流管后需卧床 3 日,遵医嘱使用抗生素,以预防感染。⑤停用抗凝药物。停止使用肝素,对已用肝素者,可用鱼精蛋白对抗,以减少出血。出血不止者,禁服阿司匹林等抗凝药。

2.潜在并发症:迷走神经反射

(1)相关因素:与患者精神过度紧张有关;与术中术后液体灌注量不足有关;与患者疼痛有关。

(2)临床表现:患者于术后,尤其是拔除动脉鞘管时突然出现低血压、心动过速或心动过缓、出冷汗、胸闷、心悸、面色苍白、恶心、呕吐、头晕、视物模糊等一系列临床症状,甚至出现一过性意识丧失。

(3)护理措施:术前做好心理护理,向患者讲解手术的必要性、疗效及术前、术中、术后注意事项,尽可能给患者提供更多的信息,并给予安慰和鼓励,消除其紧张恐惧心理。必要时遵医嘱术前 30min 给予地西泮 10mg 肌内注射,以放松患者紧张心理。

拔除鞘管时护理:①护士在拔除鞘管前应向患者说明拔管方法和可能出现的不适,嘱其放松,消除紧张心理。②进行预见性护理.动脉鞘管拔除前,保留一条静脉输液通道,以便发生并发症时能够及时用药。备齐各种抗心律失常药和抢救仪器并能熟练使用,一旦发生严重血管迷走神经反射,立即投入抢救。③拔管前用利多卡因对鞘管周围进行局部麻醉,以减轻疼痛和阻断神经,拔管时按压伤口力度要适宜,以能触摸到足背动脉为度,切忌大面积重力压迫,以防迷走神经张力过高引起反射性低血压。④拔管后 30min 内,护士应密切观察患者的血压、心率、面色及表情,主动询问有无头晕、心悸、恶心、胸闷等情况,一旦有低血压状态出现,应立即通知医师进行抢救。⑤拔除鞘管后患者卧床 24h,术侧肢体平伸、穿刺处压沙袋 4～6h,以免发生穿刺部位血肿,增加患者疼痛,使血管迷走神经兴奋性反射性加强。

患者术后出现尿潴留,诱导排尿失败后立即导尿时,一次放尿不超过 1000mL,避免充盈的膀胱过度回缩,而一次大量的进水进食等因素均可刺激压力感受器,反射性引起血管迷走神经反射的发生。

观察到患者出现迷走神经反射现象后,立即给予对症处理,将呕吐患者立即取去枕平卧位,头偏向一侧,防止呕吐物误吸造成窒息。并给予 0.9％氯化钠 500mL 快速静脉滴注,滴速为 80～100 滴/分。给予中流量吸氧。若血压正常,可给阿托品 1mg 静脉注射。若有血压降低(除去因血容量不足给予大量输液),可给予多巴胺 180mg 加生理盐水用微泵缓慢静脉注射,直至血压恢复到正常为止。同时安慰患者,解释引起反应的原因,消除患者恐惧心理,使患者并发症得到及时控制。

3.潜在并发症:出血

(1)相关因素:与介入治疗后股动脉穿刺处按压时间、位置不当或患者未按常规肢体制动、术后抗凝药物使用不当相关。

（2）临床表现：股动脉穿刺处皮肤青紫、淤血、血肿出现，患者出现脉搏增快，甚至低血压等症状。

（3）护理措施：术后未拔鞘管前及时观察伤口局部有无皮肤青紫、淤血、血肿情况出现，每30min 观察 1 次，连续 6 次，并同时测血压，如出现血压下降，及时报告医师。严密监测血压、心率、血肿的变化。出现皮下血肿者，观察血肿是否扩大，每班用软皮尺测量血肿表面积，做好标记和交班记录。观察血肿有无变硬，疼痛有无增加。皮下血肿导致出血性休克者，应立即汇报医师进行抢救。伤口护理：如穿刺为动脉伤口，告知患者术后肢体制动 12h，卧床休息 24h；如穿刺为静脉伤口，告知患者术后肢体制动 6h，卧床休息 12h。拔除鞘管后伤口予以沙袋压迫，动脉为 4～6h，静脉为 2～4h。及时巡视，密切观察患者伤口有无渗血渗液，并指导患者及家属观察方法。协助生活护理，指导其活动量和活动幅度，以免引起伤口出血。患者使用抗凝药物期间，及时观察患者有无全身出血倾向，防止抗凝过度引起的牙龈、皮肤黏膜、胃肠道、眼底等部位出血。

（三）起搏器安置术的护理问题

1.潜在并发症：感染

（1）相关因素。患者自身原因：伴有其他疾病，如身体其他部位感染；年老体弱，机体免疫力低下。手术因素：如无菌操作、囊袋大小及位置、囊袋异物。术中止血不彻底。术后抗生素使用时间较短。

（2）临床表现：术后 3～5 日切口红肿，可伴有少量渗血渗液，囊袋局部红肿疼痛。感染后导致切口延迟愈合或不愈合或者暂时愈合数周后仍可能再次出现囊袋破溃。严重者感染可经血行传播引起心内膜炎乃至全身感染。

（3）护理措施：术前备皮应注意保持局部皮肤的完整。患者如使用阿司匹林、氯吡格雷、低分子量肝素、华法林等影响凝血的药物，术前应停用 3～5 日，如不能停用者，术中适当使用凝血酶。严格无菌操作，尽量避免发生血肿，一旦发生应予以妥善处理。术前、术中及术后遵医嘱预防性应用抗生素。术中选择囊袋大小应与脉冲发生器形状、大小适当，防止过紧。术后密切观察伤口渗血、渗液和囊袋局部皮肤情况。术后严密观察患者的体温和白细胞变化，如有异常及时汇报医师。对瘦弱的老人在术后应加强营养支持治疗，促进伤口愈合，并嘱其局部减少摩擦，防止皮肤破溃。如术后并发细菌性心内膜炎，尤其是超声检查发现在电极处有赘生物时，应考虑外科手术治疗。一旦引起囊袋感染：①必须延长抗生素使用时间。②切口处每天换药，严格无菌包扎。对囊袋破溃者，需要对囊袋进行彻底清创，拔出电极，在对侧重新置入起搏器。③清创原位囊袋：感染局部清创后，外露电极段和起搏器用碘仿持续处理 30min 后，放入原囊袋位置缝合。④清创移位囊袋：感染局部清创后，在同侧或对侧的健康组织处再造一囊袋，通过隧道将电极引到新囊袋，连接起搏器后放入囊袋缝合，外露电极段和起搏器在进入新囊袋前用碘仿持续处理 30min。⑤完全撤出感染的起搏电极和（或）起搏器：起搏电极置入时间在 1 个月以内者，采用外力牵拉取出电极，时间在 3 个月以上者需外科开胸取出电极。

2.潜在并发症：起搏器电极移位

（1）相关因素：与患者术后治疗依从性不强，未按要求制动有关。与部分患者高龄肌小梁萎缩,电极不易牢固附着有关。

（2）临床表现：术前的异常心电图,如传导阻滞、病态窦房结综合征,心率突然明显低于起搏器设定的心率等情况再次出现。患者主诉胸闷、心悸,甚至出现昏厥、阿-斯综合征。

（3）护理措施：对消瘦的患者,应将起搏器埋入皮下组织较深的部位或埋入胸大肌下。术毕要注意测试腔内 ECG 和起搏阈值,可让患者深呼吸、咳嗽,在透视下证实电极固定情况,以保证患者安全。

休息与活动：术后置入起搏器者需保持平卧位或略向左侧卧位 8～12h,避免右侧卧位。如患者平卧极度不适,可抬高床头 30°～60°。术后 7 日内嘱患者避免置入侧上肢大幅度活动,避免用力咳嗽,以防电极移位脱落,如出现咳嗽症状,尽早用镇咳药。安装临时起搏器患者需绝对卧床休息,术侧肢体避免屈曲或活动过度,卧床期间协助患者做好生活护理。

伤口护理：术后穿刺部位严格加压包扎,沙袋局部压迫止血 6～12h,压迫部位应在切口下方囊袋上而不是在皮肤切口缝合处,以确保压迫位置准确无误。

术后予以患者佩戴心电遥测,监测脉搏、心率、心律、心电图变化,关注患者的自觉症状,及时发现有无电极移位现象。

3.潜在并发症：静脉血栓或静脉狭窄

（1）相关因素：与患者起搏器置入后,患侧肢体不宜活动而减少活动有关。

（2）临床表现：表现为早期置入侧上肢静脉回流不畅,轻者肢体下垂时出现肢体颜色较对侧偏深,严重者出现上肢肿胀。

（3）护理措施：做好患者的心理护理,消除其顾虑,告知患者术后伤口轻微疼痛属正常情况,不能因为疼痛而保持肢体长时间制动。术后指导：患者健侧肢可适当活动,而患侧肢适当按摩以促进血液循环,并密切观察患肢皮温、颜色、血供情况。术后 1 周逐渐加大幅度做抬臂、扩胸或"爬墙"等运动,直到手臂可举过头顶摸到对侧耳垂。尽早恢复正常肢体功能,但要以循序渐进为原则。避免术后 1 周内术肢负重,或进行过度上举、后背等动作,以免造成囊袋伤口裂开、出血。禁止从患肢上输液,避免无菌性静脉炎而促使血栓的形成。遵医嘱对症使用活血化瘀药物。

八、健康教育

（一）心理指导

出现严重心律失常时,通常需要连续心电监测以帮助诊断和治疗,患者往往对监护室的环境及多种的监测设备感到恐惧及忧虑,甚至担心自己疾病加重。护士应向患者详细讲解监护对心律失常诊断和治疗的指导意义,以及介绍监测设备及使用方法,消除患者的陌生感和恐惧感,同时告诉患者稳定的情绪和平静的心态对心律失常的治疗是必不可少的,使患者乐意接受和配合治疗。

（二）饮食指导

养成良好的饮食习惯,宜清淡,避免饱餐,戒烟酒,不饮浓茶或咖啡。嘱患者多食纤维素含量丰富的食物,保持排便通畅,避免排便时过度屏气导致迷走神经兴奋而加重病情。

(三)作息指导

无器质性病变的心脏病患者应积极参加体育锻炼,调整自主神经功能。器质型心脏病者根据心功能情况适当活动,劳逸结合。

(四)用药指导

为了维持抗心律失常药物的有效血液浓度,必须遵医嘱严格掌握用药剂量和间隔时间,这样才能达到有效治疗的目的。若患者出现明显不良反应时应及时报告医护人员,并配合调整用药。

1.美西律

美西律主要用于治疗室性心律失常。不良反应有恶心、呕吐、便秘、头晕、目眩、震颤等,严重时可出现共济失调、感觉异常,甚至抽搐等神经系统症状。

2.普罗帕酮

普罗帕酮为广谱抗快速心律失常药物,用于室性期前收缩、室上性和室性心动过速的治疗。口服给药一般每6h或每8h一次。本药有局部麻醉作用,并可产生恶心、呕吐等胃肠道症状,故应在餐中或餐后吞服,不得嚼碎;本药还有血压短暂下降、头晕、舌麻、传导阻滞等不良反应。

3.胺碘酮

胺碘酮用于快速心律失常的治疗。口服后可能会出现恶心、呕吐、便秘、房室传导阻滞、窦性心动过缓等不良反应,应在医师指导下服用。

4.阿托品类药物

阿托品类药物主要用于心动过缓的患者,有提高心率的作用,但因其有扩瞳作用,故青光眼患者禁用。不良反应有尿潴留、视近物模糊、幻觉、口干、直立性低血压等。

(五)特殊指导

(1)掌握测量脉搏的方法。测量部位:动脉;方法:示指、中指、环指三指并拢,以指腹轻轻按压所触脉搏,以能清楚触到脉搏为宜;测量时间:至少1min。

(2)若发现以下体征时应及时报告医护人员。①脉率<60次/分,并有头晕或黑蒙。②脉率持续>100次/分,并有心悸、胸闷。③脉搏节律不齐,每分钟间歇达5次以上时,应及时报告医护人员。心动过缓患者避免排便时屏气,以免迷走神经兴奋而加重心动过缓。

(3)阵发性室上性心动过速患者,可自行刺激迷走神经使其终止。具体方法为:①深吸气后屏气,再用力呼气。②用手指刺激咽部引起恶心、呕吐。

(4)室性心动过速患者需配合心电监护。如果患者突然意识丧失,抽搐,无呼吸或无正常呼吸(即仅有喘息),颈动脉搏动消失,脉搏测不出,强压痛无反应时则是心搏骤停。在旁人员应立即呼救及处理。具体方法为:①用拳捶击心前区1~2次。②如果心脏未见恢复,应立即予以胸外按压,成人按压部位是两乳头连线中点,胸骨下压至少5cm,按压频率至少为100次/分。③开放气道。④口对口人工呼吸。⑤除颤。

(六)出院指导

(1)劳逸结合,避免过度劳累。

(2)有器质性心脏病患者应坚持服药,不能自行减药或换药。

（3）密切观察心率、心律变化，如果脉搏有较多的停搏，应及时就诊。

（4）有昏厥史患者避免从事驾驶、高空作业等工作，有头晕、黑蒙时立即平卧，以免昏厥发作而摔伤。

（5）患者出现心搏骤停时，应立即抢救。

（6）如安置永久性心脏起搏器，应向患者宣教如下。

使用知识指导：告知患者起搏器的设置频率（一般情况下均设置为 70 次/分）及平均使用年限。指导患者妥善保管好起搏器卡（有起搏器型号、有关参数、安装日期、品牌等），外出时随身携带，便于出现意外时为诊治提供信息。

指导患者自我监测：教会患者每天早、晚各测 1 次脉搏，出现脉率比设置频率低 10% 或再次出现安装起搏器前的症状（如感到胸闷、头晕），应立即到医院就医随访；术后随访分为 3 个阶段，主要行心电图检查，观察心率、起搏信号及 QRS 波形。

第一阶段：置入起搏器最初半年内，应每月检查 1 次，评估起搏器效果及患者症状改善情况，判断和检查有无电极移位等。

第二阶段：置入起搏器半年后，如病情稳定可 3 个月或半年随访 1 次。接近起搏器限定使用年限时，要缩短随访时间或经常检查调节程控参数，使之保持最佳状态。

第三阶段：预计快到起搏器电池寿命耗竭时，应加强随访，可每月 1 次。每次随访都应详细记录所有检查结果并妥善保存。若自觉心悸、胸闷、头晕、黑矇或自测脉搏缓慢，应立即就医。

防止社会环境对起搏器的影响。

医院环境的干扰：医院内多种诊断和治疗仪器都可能对起搏器功能造成一定的干扰和影响，若不慎重，可造成严重后果，如磁共振、手术电刀、直线加速器、碎石震波焦点、透热理疗、电灼器治疗等。因此，为了保证起搏器的功能，置入起搏器者原则上禁止接受以上检查和治疗。确实需要者，要在严格的心电监护下，并与起搏器保持一定距离方可进行。

家庭及工作环境的干扰：多数家用电器是安全的，如电吹风、电动剃须刀、电烤箱、电熨斗、电风扇、电视机、电冰箱、电脑、吸尘器、洗衣机、食品加工机等只要没有漏电，一般不会影响起搏器，可以放心使用。新式微波炉只要操作正常，一般也不会影响起搏器。另外，雷达、高压电场、移动电话对起搏器均有影响，因此安装起搏器者应避免接近此类设备。

在置入起搏器后的早期，患者仍然不宜做过量的体力活动。埋置脉冲发生器一侧的上肢，早期运动幅度不宜过大（如打网球、举重物等），以免导致电极脱位。患者可以旅游、乘坐汽车、火车、飞机或轮船等。机场安全检查仪器对起搏器没有影响，但起搏器能触动金属探测报警器，患者应事先向安检人员出示起搏器 ID 卡。

起搏器的保护：注意保持安装起搏器置入处皮肤清洁、干燥，避免撞击，洗澡时勿用力搓撞。出院后指导患者在自我皮肤护理时，注意用三指法：即一只手固定起搏器，另一只手清洗皮肤，其目的是为了防止早期用力后造成起搏器移位。

雷雨天不在户外活动或逗留，不使用电热毯、电按摩器、电烙铁等，防止发生触电而使起搏器发生故障。仍需服用原治疗心脏疾病的药物，不能因安装起搏器就不再服药，应继续按常规剂量服药。

第四节　胃食管反流

胃食管腔因过度接触（或暴露于）胃液而引起的临床胃食管反流症和食管黏膜损伤的疾病称为胃食管反流。胃食管反流及其并发症的发生是多因素的。其中包括食管本身抗反流机制的缺陷，如食管下括约肌功能障碍和食管体部运动异常等；也有食管外诸多机械因素的功能紊乱。

一、临床表现

（一）胃灼热和反酸

胃灼热是指胸骨后和剑突下烧灼感，多在餐后 1h 出现，平卧、弯腰或腹压增高时易发生。反流入口腔的胃内容物常呈酸性称为反酸，反酸常伴胃灼热，是本病最常见的症状。

（二）吞咽疼痛和吞咽困难

有严重食管炎或食管溃疡时可出现吞咽疼痛，是由酸性反流物刺激食管上皮下的感觉神经末梢所引起。反流物也可刺激机械感受器引起食管痉挛性疼痛，严重时可为剧烈刺痛，向背、腰、肩、颈部放射，酷似心绞痛。由于食管痉挛或功能紊乱，部分患者又可吞咽困难，且发生食管狭窄时，吞咽困难持续加重。

（三）其他

反流物刺激咽部黏膜可引起咽喉炎，出现声嘶，咽部不适或异物感。吸入呼吸道可发生咳嗽、哮喘。这种哮喘无季节性，常在夜间发生阵发性咳嗽和气喘。个别患者反复发生吸入性肺炎，甚至出现肺间质纤维化。

二、诊断

胃食管反流临床表现复杂且缺乏特异性，仅凭临床表现难以区分生理性胃食管反流或病理性胃食管反流。目前必须采用综合诊断技术。凡临床发现不明原因反复呕吐、咽下困难、反复发作的慢性呼吸道感染、难治性哮喘、生长发育迟缓，以及反复出现窒息、呼吸暂停等症状时都应考虑到胃食管反流存在的可能性，必须针对不同情况，选择必要的辅助检查，以明确诊断。

三、治疗

（一）一般治疗

生活方式的改变应作为治疗的基本措施。抬高床头 15～20cm 是简单而有效的方法，这样可在睡眠时利用重力作用加强酸清除能力，减少夜间反流。巧克力、茶、咖啡等会降低 LES 压力，宜适当限食。胃食管反流患者应戒烟戒酒。避免睡前 3h 饱食，同样可以减少夜间反流。25％的患者经改变上述生活习惯后症状可获改善。

（二）药物治疗

如果通过改变生活方式不能改善反流症状者，应开始系统的药物治疗。

1.H_2 受体阻滞剂

H_2 受体阻滞剂（H_2RA）是目前临床治疗胃食管反流的主要药物。此类药物与组胺竞争胃壁细胞上 H_2 受体并与之结合，抑制组胺刺激壁细胞的泌酸作用，减少胃酸分泌，从而降低反流液对食管黏膜的损害作用，缓解症状及促进损伤食管黏膜的愈合。

目前有四种 H_2 受体阻滞剂在临床上广泛应用，即西咪替丁、雷尼替丁、法莫替丁及尼扎替丁。

2.质子泵抑制剂

质子泵抑制剂（PPI）通过非竞争性不可逆的对抗作用，抑制胃壁细胞内的质子泵，产生较 H_2 受体阻滞剂更强更持久的抑酸效应。目前临床上常用的此类药物有奥美拉唑、兰索拉唑和泮托拉唑。

3.促动力药

胃食管反流是一种动力障碍性疾病，常存在食管、胃运动功能异常，H_2RAS 及 PPI 治疗无效时，可应用促动力药。促动力药治疗 GERS 的疗效与 H_2RA 相似，但对于伴随腹胀、嗳气等动力障碍症状者效果明显优于抑酸剂。比如甲氧氯普胺、多潘立酮、西沙必利、左舒必利、红霉素等。

4.黏膜保护剂

硫糖铝是一种局部作用制剂。服用硫糖铝对胃食管反流症状的控制和食管炎的愈合与标准剂量的 H_2RA 的疗效相似。但亦有学者认为，硫糖铝对胃食管反流无效。

铝碳酸镁能结合反流的胆酸，减少其对黏膜的损伤，并能作为物理屏障黏附于黏膜表面。现已在临床上广泛应用。

5.其他药物

现认为 TLESR 是造成反流的主要病理生理基础，很多研究者正致力于寻找能降低 TLESR 的药物用于治疗胃食管反流。其中阿托品和吗啡是最早针对 TLESR 的药物。Baclofen 有望成为胃食管反流治疗的有效药物。

6.联合治疗

抑酸剂治疗无效，且经食管测压证实有食管动力异常的患者可试用促动力药联合抑酸剂治疗。2～3 级食管炎患者经西咪替丁联合西沙必利治疗后，症状的缓解及食管炎的愈合均较单用西咪替丁更佳。

（三）并发症的治疗

胃食管反流常见的并发症有食管狭窄、食管溃疡、食管缩短及 Barrett's 食管等。对于轻微的食管狭窄，可以通过饮食限制及药物（PPI）治疗改善。短期单纯性狭窄可以用 Teflon 扩张器治疗，必要时可行支架置入治疗。部分患者亦可行外科抗反流手术。

对于食管溃疡，通常需要大剂量 PPI 和黏膜保护剂的治疗。Barrett's 食管是胃食管反流严重的并发症。因其有恶变的可能，应进行内镜随访及活检以早期发现异型增生及腺癌。当患者有低度异型增生时，可采用大剂量的 PPI 治疗。中重度异型增生或出现结节状增生时可行内镜下激光、电凝、离子凝固术,甚至局部食管切除。

(四)外科手术治疗

凡长期服药无效者、需终身服药者、不能耐受扩张者、需反复扩张者都可考虑行外科手术。

腹腔镜下抗反流手术的问世为临床医师提供了一种新的手术治疗方法,有些临床医师已将腹腔镜手术作为抗反流手术的首选方法之一。

四、常见护理问题

(一)疼痛

1.相关因素

胃酸反流刺激食管中下段黏膜。

2.临床表现

胸骨后发热、胃灼热样疼痛,患者出现不同程度的泛酸、吞咽不适等,抑酸药可以不同程度地缓解这些症状。

3.护理措施

(1)向患者及其家属讲解疼痛的原因,消除患者的紧张心理。帮助患者减少或去除加重或诱发疼痛的因素:①避免服用促反流或刺激黏膜的药物如非甾体抗炎镇痛药、抗胆碱药物等。②避免食用刺激性食物,如过冷、过烫、辛辣食物等,避免食用会加重对黏膜的刺激的食物,如降低 LES 压力的食物(咖啡、巧克力、薄荷、汽水)及高酸性食物(如柠檬汁、番茄汁)。③对嗜好烟酒者,劝其戒除。④餐后保持直立,睡眠时将床头抬高 15~20cm,利用重力作用改善平卧位食管的排空功能。

(2)注意观察及详细了解患者疼痛的性质、部位及持续时间,做好疼痛的评估及干预。

(3)指导患者减轻疼痛的方法:①疼痛时尽量深呼吸,以腹式呼吸为主,减轻胸部压力刺激。②取舒适的体位。患侧卧位及半卧位,可减轻腹壁紧张,减轻疼痛。③饮食应选清淡、高蛋白、低脂、无刺激的易消化食物,不宜过饱,少量多餐。④保持情绪稳定,焦虑的情绪易导致疼痛加重。⑤疼痛发作时调整舒适的体位或分散患者的注意力,如听轻音乐,嚼口香糖,看小说、漫画等。

(4)根据医嘱给予黏膜保护药、制酸药或硝苯地平等药。按三级镇痛的方法应用镇痛药。从非阿片类镇痛药开始,如阿司匹林、布桂嗪(强痛定)、奈福泮(平痛新)、吲哚美辛(消炎痛)栓等;若不能缓解,在此基础上,加弱阿片类镇痛药,如可卡因、丙氧酚等;若疼痛剧烈,则可用强阿片类镇痛药,如哌替啶(度冷丁)、美施康定等或贴剂多瑞吉,镇痛效果可达到 72h。

(5)保持环境安静舒适,执行保护性医疗制度,耐心听取患者倾诉,给予适当安慰,减轻患者心理负担,提高痛阈。

(二)焦虑

1.相关因素

病程长、症状持续、生活质量受影响。

2.临床表现

由于病程长、不适症状持续伴随、治疗效果个体差异大,引起患者对预后及经济等方面的担忧,造成患者对治疗产生消极、不信任的心理。

3.护理措施

(1)正确评估患者的心理状态,了解已出现或潜在的心理问题,有针对性地解决。

(2)深入浅出地讲解本疾病的相关知识,使患者对本病的病因及发病机制有所认识,加深对诱发因素的了解,进一步提高自我保健。

(3)使患者认识到情绪也是诱发因素之一,保持好的心态也是治疗的关键。

(4)根据病情选择合适、经济的治疗方案。

(5)护理过程中护士应充分体现耐心、细心、爱心,学会倾听、宽慰患者。

(三)呼吸困难

1.相关因素

神经肌肉障碍。

2.临床表现

部分患者会出现反复发作的哮喘、咳嗽、夜间呼吸暂停。

3.护理措施

(1)保持室内空气新鲜,每天通风 2 次,每次 15～30min,并注意保暖。

(2)鼓励患者有效地咳嗽,清除痰液,以保持呼吸道通畅。

(3)指导患者避免穿过紧的衣服,以免影响呼吸。

(4)摆好患者体位,有利于呼吸。

(5)必要时给予氧气吸入。

(6)夜间睡眠时有人陪伴,使其得到安全感,以减少焦虑。

(7)遵医嘱给药,注意观察药物疗效和不良反应。

(四)误诊为不稳定型心绞痛

1.相关因素

反流性食管炎的发病是由多种因素引起,被认为是一种酸和动力性疾病。食管下端括约肌障碍、胃酸反流及食管清除能力下降是反流性食管炎发病的关键。由于食管与心脏的神经支配一致,当食管黏膜上的感受器受到机械性、化学性和细菌性刺激时,可引起酷似心绞痛样胸痛。

2.临床表现

以胸痛为首发症状,住院后经 ECG 动态观察,心肌酶学和肌钙蛋白I检查、超声等检查无冠心病证据。经胃镜检查诊断为反流性食管炎。心绞痛与胃食管反流病疼痛的区别见表 1-4-1。

表 1-4-1　心绞痛与胃食管反流病疼痛区别

项目	心绞痛	胃食管反流病
原因	心肌缺血缺氧	炎症刺激
部位	胸骨后、心前区	胸骨后
性质	压榨样	灼痛或灼热感
诱因	劳累、强体力劳动、紧张等	吞咽食物时出现或加剧

项目	心绞痛	胃食管反流病
缓解方式	含服硝酸甘油可缓解	服用抗酸剂和促动力药物后减轻或消失
伴随症状	常伴高血压、动脉硬化	常伴吞咽困难

3.护理措施

(1)在确立诊断时,应首先排除心源性胸痛。心源性胸痛是由心脏疾病引起的,临床上通过心电图、心肌灌注及冠状动脉造影检查确诊。典型的心源性胸痛为冠心病心肌缺血所引起的心绞痛,表现为胸骨下压榨性疼痛。

(2)注意观察及详细了解患者疼痛的性质、部位及持续时间,进行疼痛评估与干预。日常生活中尽量避免增加腹压导致反流的因素,如弯腰、举重、过饱等,避免前述降低 LES 压力的药物和饮食因素等。

(3)药物治疗。

黏膜保护剂:当 GERD 引起食管黏膜糜烂、溃疡时,黏膜保护剂可覆盖在受损黏膜上,形成保护膜,促进愈合。硫糖铝:覆盖于溃疡面,形成保护膜,促进内源性前列腺素合成,刺激表皮生长因子分泌。不良反应可出现便秘;铋制剂:如胶体次枸橼酸铋(德诺,丽珠得乐)、果胶铋。其作用同硫糖铝,还有抗幽门螺杆菌作用。但可出现舌苔发黑,大便色黑等现象;铝碳酸镁:覆盖于溃疡面,形成保护膜,中和胃酸,结合胆汁酸;米索前列醇:抑制胃酸分泌,增加胃、十二指肠黏膜黏液/碳酸氢盐分泌,增加黏膜血流;膜固斯达:主要用于服用非甾体抗炎药物后的黏膜保护。

促动力药:通过促进胃排空减轻胃内压力,防止胃酸反流,如多潘立酮(吗丁啉)、外周多巴胺受体拮抗药。

抑酸药:主要制剂为 H_2 受体拮抗药(表 1-4-2)和质子泵抑制药(表 1-4-3)。

表 1-4-2 常用 H_2 受体拮抗药抑酸作用比较

药物	抑酸相对强度	抑酸等效剂量(mg)	常用剂量	维持剂量(mg/d)
西咪替丁	1	600~800	400mg,每日 2 次	400
雷尼替丁	4~10	150	150mg,每日 2 次	150
法莫替丁	20~50	20	20mg,每日 2 次	20

表 1-4-3 几种常用质子泵抑制剂

药物	别名	常用剂量、使用方法
奥美拉唑	奥克、奥美、洛赛克	20~40mg,静脉注射,每天 2 次
兰索拉唑	达克普隆	30mg,静脉注射,每天 2 次
泮托拉唑	泮托洛克	40mg,静脉注射,每天 2 次
埃索美拉唑	耐信	40mg,口服,每天 2 次
雷贝拉唑	波力特	10mg,静脉注射,每天 2 次

（五）治疗不配合

1.相关因素

不了解 GERD 相关的特殊检查及介入治疗的经过和意义。

2.临床表现

不能配合特殊检查及介入治疗。

3.护理措施

反复、耐心地向患者讲解各种特殊检查及介入治疗的必要性和重要性。采取口头、书面或由已经检查和介入的患者以"现身说法"的形式来让患者了解经过及注意事项。

（1）特殊检查：24h 食管 pH 监测的配合。监测过程中，受检者日常活动力求接近生理状态，按日常习惯进餐，但不得进 pH 值<5 的饮食，如酸性食物橘子、橙子，碳酸、酸性或含乙醇饮料，如感到胃灼热、胸痛等，均按记录仪上的记事键，做出标记，以便分析症状、活动与酸反流的关系。

（2）内镜介入治疗：内镜缝合术治疗目标在于减轻临床症状及预防相关并发症，成为继外科手术之后的一种新的治疗方法。其优点在于能避免抑酸治疗及外科手术的高额费用。

内镜手术后护理需注意以下几点：①休息。术后卧床休息 6h，避免剧烈活动；②饮食护理。术后禁食 24h，如无异常可进流质或半流质饮食，忌食粗纤维、生硬、辛辣等刺激性食物，少食多餐，细嚼慢咽，切勿囫囵吞食；③术后并发症的观察。经口内镜缝合治疗胃食管反流病的并发症有出血、吞咽困难、食管穿孔、缝针处脓肿，因此要注意观察大便的颜色、性状和量，观察有无腹痛及腹痛的性质，注意体温、血压等生命体征变化。

五、健康教育

（一）改变生活方式

改变生活方式或生活习惯对多数患者都能起到一定的疗效。例如，衣带宽松可以减少衣服和饰品造成的腹压增高；餐后保持直立、睡眠时将床头抬高 10～15cm，利用重力作用改善平卧位食管的排空功能；戒烟、避免大量饮酒，避免摄入过多促进反流和胃酸过量分泌的高脂肪食物；鼓励患者咀嚼口香糖，通过正常的吞咽动作改善食管清除功能，增加唾液分泌以中和反流物，通过唾液刺激下的吞咽功能锻炼协调食管的运动功能；鼓励患者适当控制体重，减少由于腹部脂肪过多引起的腹压增高。平时应避免重体力劳动和强度较大的体育锻炼，如搬重物和屏气均可增加 GER 的发生次数。

（二）饮食的要求

避免过多进食刺激胃酸分泌的食物，如巧克力、薄荷、浓茶、碳酸饮料、某些果汁等；睡前避免进食，以减少睡眠期间的胃酸分泌和 LES 一过性松弛；细嚼慢咽，避免饱食及进食大量高脂肪类食物；饮食宜清淡，烧菜方式应采用焖、煮、炖。

（三）用药指导

尽量避免服用促进反流或黏膜损伤的药物，如抗胆碱药物、茶碱、地西泮、麻醉药、钙通道阻滞药、非甾体抗炎镇痛药等；应用制酸剂的患者，建议治愈后逐渐减少剂量直至停药或者改用缓和的其他制剂再逐渐停药,如有复发征兆可提前使用制酸药预防。碱性药物可以通过中和作用对抗胃酸反流,如胃达喜、硫糖铝等,因此患者有不适症状时可家庭备药。

(四)门诊随访

当患者出现胸骨后胃灼热痛、吞咽不适等症状加重时及时就诊,以排除病症进一步向Barrett 食管、食管癌发展。

GERD 的预后个体差异大。内科治疗可以缓解大多数患者的症状,预后良好,但易复发,需长期服药。告知患者一定要保持良好的心态,避免心理紧张和过度劳累。胃食管反流病并发食管狭窄、Barrett 食管的患者有发展为食管腺癌的危险性,因此应定期随访,早期发现异性增生和癌变,早期治疗。

第五节 贲门失弛缓症

贲门失弛缓症又称贲门痉挛、巨食管,是由于食管贲门部的神经肌肉功能障碍所致的食管功能障碍引起食管下端括约肌弛缓不全,食物无法顺利通过而滞留,从而逐渐使食管张力、蠕动减低及食管扩张的一种疾病。其主要特征是食管缺乏蠕动,食管下端括约肌高压和对吞咽动作的松弛反应减弱。临床表现为吞咽困难、胸骨后疼痛、食物反流以及因食物反流误吸入气管所致咳嗽、肺部感染等症状。

一、病 因

贲门失弛缓症的病因迄今不明。一般认为是神经肌肉功能障碍所致。其发病与食管肌层内 Auerbach 神经节细胞变性、减少或缺乏以及副交感神经分布缺陷有关。神经节细胞退变的同时,常伴有淋巴细胞浸润的炎症表现。或许病因与感染、免疫因素有关。

二、临床表现

(一)咽下困难

无痛性咽下困难是本病最常见最早出现的症状。起病多较缓慢,但亦可较急,初起可轻微,仅在餐后有饱胀感。咽下困难多呈间歇性发作,常因情绪波动、发怒、忧虑惊骇或进食过冷和辛辣等刺激性食物而诱发。病初咽下困难时有时无,时轻时重,后期则转为持续性。少数患者咽下液体较固体食物更困难。

(二)疼痛

可为闷痛、灼痛、针刺痛、割痛或锥痛。疼痛部位多在胸骨后及中上腹,也可在胸背部、右侧胸部、右胸骨缘以及左季肋部。疼痛发作时有时酷似心绞痛,甚至舌下含硝酸甘油片后可获缓解。随着咽下困难的逐渐加剧,梗阻以上食管的进一步扩张,疼痛反而逐渐减轻。

(三)食物反流

随着咽下困难的加重,食管的进一步扩张,相当量的内容物可潴留在食管内数小时或数日之久,而在体位改变时反流出来。从食管反流出来的内容物因未进入过胃腔,故无胃内呕吐物的特点,但可混有大量黏液和唾液。在并发食管炎、食管溃疡时,反流物可含有血液。

(四)体重减轻

体重减轻与咽下困难影响食物的摄取有关。对于咽下困难,患者多采取选食、慢食、进食时或进食后多饮汤水将食物冲下或食后伸直胸背部、用力深呼吸或屏气等方法以协助咽下动作。病程长久者可有体重减轻、营养不良和维生素缺乏等表现。

(五)出血和贫血

患者常可有贫血,偶有由食管炎所致的出血。

(六)其他

由于食管下端括约肌张力的增高,患者很少发生呃逆,乃为本病的重要特征。在后期病例,极度扩张的食管可压迫胸腔内器官而产生干咳、气急、发绀和声音嘶哑等。

三、检查

(一)食管钡餐 X 线造影

吞钡检查见食管扩张,食管蠕动减弱,食管末端狭窄呈鸟嘴状,狭窄部黏膜光滑,是贲门失弛缓症患者的典型表现。Henderson 等将食管扩张分为三级:Ⅰ级(轻度),食管直径小于4cm;Ⅱ级(中度),食管直径 4～6cm;Ⅲ级(重度),食管直径大于 6cm,甚至弯曲呈 S 形。

(二)食管动力学检测

食管下端括约肌高压区的压力常为正常人的两倍以上,吞咽时下段食管和括约肌压力不下降。中上段食管腔压力亦高于正常。食管蠕动波无规律、振幅小,皮下注射氯化醋甲胆碱5～10mg,有的病例食管收缩增强,中上段食管腔压力显著升高,并可引起胸骨后剧烈疼痛。

(三)胃镜检查

胃镜检查可排除器质性狭窄或肿瘤。在内镜下贲门失弛缓症表现特点有:①大部分患者食管内见残留中到大量的积食,多呈半流质状态覆盖管壁,且黏膜水肿增厚致使失去正常食管黏膜色泽。②食管体部见扩张,并有不同程度扭曲变形。③管壁可呈节段性收缩环,似憩室膨出。④贲门狭窄程度不等,直至完全闭锁不能通过。应注意的是,有时检查镜身通过贲门感知阻力不甚明显时易忽视该病。

四、诊断

(1)临床表现:间歇性食物停滞、受阻感,非进行性吞咽困难。部分患者进液体食物比固体食物困难,有反食,为刚咽下的食物。可有胸部钝痛及夜间食物反流所致呼吸道症状。营养状态尚可。

(2)钡餐检查。

(3)食管内窥镜检查。

(4)食管压力测定。

具备以上各项或(1)、(2)、(4)者可确诊。仅具备(2)、(4),但可排除硬皮病、食管贲门癌及淀粉样变等情况者亦可确诊。

五、鉴别诊断

（一）心绞痛

多由劳累诱发，而贲门失弛缓症为吞咽所诱发，并有咽下困难，此点可资鉴别。

（二）食管神经官能症（如癔球症）

大多表现为咽至食管部位有异物阻塞感，但进食并无哽噎症状。食管良性狭窄和由胃、胆囊病变所致的反射性食管痉挛。食管仅有轻度扩张。

（三）食管癌、贲门癌

癌性食管狭窄的 X 线特征为局部黏膜破坏和紊乱；狭窄处呈中度扩张，而贲门失弛缓症常致极度扩张。

（四）继发性贲门失弛缓症

贲门失弛缓症有原发和继发之分，后者也称为假性贲门失弛缓症，指由胃癌、食管癌、肺癌、肝癌、胰腺癌、淋巴瘤等恶性肿瘤、南美锥虫病、淀粉样变、结节病、神经纤维瘤病、嗜酸细胞性胃肠炎、慢性特发性假性肠梗阻等所引起的类似原发性贲门失弛缓症的食管运动异常。

六、并发症

（一）吸入性呼吸道感染

食管反流物被呼入气道时可引起支气管和肺部感染，尤其在熟睡时更易发生。约 1/3 患者可出现夜间阵发性呛咳或反复呼吸道感染。

（二）食管本身的并发症

本病可继发食管炎，食管黏膜糜烂、溃疡和出血，压出型憩室，食管-气管瘘，自发性食管破裂和食管癌等。

（三）食管癌或贲门癌

发生率为 0.3%～15%。原因可能为食管黏膜长期受到潴留物刺激，发生溃疡，黏膜上皮增生恶变等。

七、治疗

（一）内科疗法

服用镇静解痉药物，如口服 1% 普鲁卡因溶液，舌下含硝酸甘油片，以及近年试用的钙拮抗剂硝苯地平等可缓解症状。为防止睡眠时食物溢流入呼吸道，可用高枕或垫高床头。

（二）内镜治疗

近年来，随着微创观念的深入，新的医疗技术及设备不断涌现，内镜下治疗贲门失弛缓症得到广泛应用，并取得很多新进展。传统内镜治疗手段主要可包括内镜下球囊扩张和支架植入治疗、镜下注射 A 型肉毒杆菌毒素以及内镜下微波切开及硬化剂注射治疗等。

（三）经口内镜下肌切开术（POEM）

治疗贲门失弛缓症，取得了良好的效果。POEM 手术无皮肤切口，通过内镜下贲门环形肌层切开,最大限度地恢复食管的生理功能并减少手术的并发症,术后早期即可进食,95%的患者术后吞咽困难得到缓解,且反流性食管炎发生率低。由于 POEM 手术时间短,创伤小,恢复特别快,疗效可靠,或许是目前治疗贲门失弛缓症的最佳选择。

(四)手术治疗

对中、重度及传统内镜下治疗效果不佳的患者应行手术治疗。贲门肌层切开术(Heller 手术)仍是目前最常用的术式。可经胸或腹手术,也可在胸腔镜或者腹腔镜下完成。远期并发症主要是反流性食管炎,因而有不少人主张附加抗反流手术,如胃底包绕食管末端 360 度(Nissen 手术)、270 度(Belsey 手术)、180 度(Hill 手术)或将胃底缝合在食管腹段和前壁(Dor 手术)。

八、常见护理问题

(一)疼痛

1.相关因素

与胃酸、大量食物和分泌物长期滞留食管,刺激食管黏膜导致食管炎和食管溃疡发生及基底内暴露的神经末梢(这些神经末梢因食管炎症而使痛阈降低)有关;与食管黏膜的抗反流防御机制降低有关。

2.临床表现

胸骨后及上腹剑突下疼痛。疼痛常在进食后突然发生,并时常迫使患者停止进食。疼痛持续时间一般约数分钟,呈隐痛,可放射至颈部或背部,酷似心绞痛,服用硝酸甘油制剂或进食热饮可缓解。

3.护理措施

(1)向患者及其家属讲解疼痛的原因,消除患者的紧张心理。帮助患者减少或去除加重或诱发疼痛的因素:①对嗜好烟酒者,劝其戒除。②避免过冷、过硬及刺激性食物。③晚餐七成饱,不宜进食高脂肪食物,不吃宵夜,以防食物滞留时间过长反流入食管。

(2)注意观察及详细了解患者疼痛的性质、部位及持续时间,与心绞痛相鉴别,并进行疼痛评估,根据疼痛的程度和特点,进行干预。如呈隐痛,放射至颈部或背部,调整舒适的卧位或给予局部按摩或进食热饮;如酷似心绞痛,遵医嘱服用硝酸甘油制剂;如果疼痛加剧或由剑突下疼痛转为全腹疼痛,尤其是在介入治疗后,应疑为并发急性穿孔,应给予积极处置。

(二)营养失调

1.相关因素

与吞咽困难,因胸骨后不适惧怕进食有关。

2.临床表现

消瘦、体重减轻。

3.护理措施

(1)早期患者应注意饮食习惯,宜少量多餐,以进食柔软而富于热量的饮食为主。晚期患者因食管极度扩张,应适当禁食,并冲洗食管,补充必要的热量、维生素、水和电解质,保证每天摄入足够热量。

(2)鼓励患者进餐,细嚼慢咽,保持愉快心情。进餐时伴以汤水,以便食物顺利通过食管,减少哽噎。进餐时可采取站立位,餐后 30min 忌卧躺。

(3)经常评估患者的饮食和营养状况,包括每天的进食量、体重和实验室检查有关指标的变化。

(4)患者胸骨后不适症状明显时,遵医嘱给予黏膜保护剂或制酸剂。

(5)避免过度劳累,饭后散步有助于促进胃的排空。

(6)在进食期间保持安静,避免分散患者注意力。

(7)进食时,嘱患者不要说话,以免引起误吸。

(8)协助患者做口腔护理,使之进食前后保持口腔清洁卫生。

(三)焦虑

1.相关因素

与病程长,症状反复,生活质量低下有关。

2.临床表现

消极,不信任,不配合治疗。

3.护理措施

(1)正确评估患者的心理状态,了解已出现或潜在的心理问题,有针对性地解决。

(2)深入浅出地讲解本疾病的相关知识,使患者对本病的病因及发病机制有所认识,加深对诱发因素的了解,进一步提高自我保健。

(3)使患者认识到情绪也是诱发因素之一,保持好的心态也是治疗的关键。

(4)让治疗效果明显的患者"现身说法",树立治疗信心。

(5)护理过程中护士应充分体现耐心、细心、爱心,学会倾听、宽慰患者。

(6)家属的参与和支持,是对患者最好的精神支柱。

(7)给患者创造一个整洁、舒适、安全、安静的诊治环境。

(四)窒息

1.相关因素

主要是食物难以通过狭窄的贲门,食物积聚到一定容量即可发生呕吐,食物反流误入气管可致窒息。

2.临床表现

夜间食物从口、鼻喷出所致呛咳。

3.护理措施

(1)晚餐七成饱,不宜进食高脂肪食物,不吃宵夜,以防食物滞留时间过长反流入食管。

(2)睡眠时床头抬高 30cm,甚至取半卧位。

(3)最好不要单独睡,取侧卧位,保持气道通畅。

(4)严重者床边备吸引器。

(5)遵医嘱给予促胃动力药。

（五）内镜下肉毒素注射治疗后护理

对于进行内镜下肉毒素注射的术后患者应注意：①观察病情。术后行心电监护 24h，观察生命体征的变化，注意有无胸痛、呕血、黑粪等现象，随时巡视病房，发现问题及时报告医师。术后有反流胃灼热症状者，口服多潘立酮后可缓解。②饮食。术后禁食 24h，由静脉补充足够的水和电解质，如无不适，术后第 2 日可进食温热流质饮食，逐渐向软食过渡，禁食刺激性和粗糙食物，少食高脂肪、高热量的食物，且少食多餐，进食时细嚼慢咽。③术后卧床休息 24h，睡眠时抬高上身 30°，避免腹部过高。

（六）内镜下气囊扩张治疗后护理

术后注意有无剧烈胸痛、呕血、发热等。一般禁食 2h，如无不适可进流质饮食，次日可进半流质饮食，以后逐步增加饮食中固体含量。术后潜在并发症有穿孔、出血、感染等。可能由于气囊扩张过度，使食管下段肌肉断裂。患者可出现胸骨后疼痛剧烈，由剑突下疼痛转为全腹疼痛，查体有皮下捻发音；痰中带血或呕吐咖啡色液体；咳嗽、高热；血常规示白细胞计数升高。尽量做到积极防治并发症，早期发现、早期治疗并发症。护理措施包括：①了解介入治疗过程，以便对患者的术后症状做出客观评价。②注意观察及详细了解患者疼痛的性质、部位及持续时间，如果疼痛加剧或由剑突下疼痛转为全腹疼痛，尤其是在介入治疗 2h 内，应疑为并发急性穿孔，应给予积极处置，如禁食、半卧位、胃肠减压等。③倾听患者的主诉，观察患者的呕吐物颜色、量及性状，并做好护理记录，及时跟医师汇报，并遵医嘱用止血药。④患者呕吐频繁时注意体位，防止呕吐物的误吸；娴熟的护理技术、亲切的话语也能给予患者安慰。⑤观察患者的体温变化，如体温过高时做好高热护理。

（七）经口内镜下肌切开

术后护理重点：①POEM 整个手术过程中应用 CO_2 供气，所以术后应检查血气分析，并与术前做比较，同时严格观察患者的血氧饱和度、心率、血压、呼吸、神志。②术后当天禁食、禁水，静脉给予质子泵抑制剂和抗生素 3 日，术后 3 日如无特殊情况可进食少量冷流质饮食，术后 2 周进食半流质饮食再逐渐过渡到普食，少食多餐。

术后并发症包括穿孔、出血和感染。①穿孔：食管穿孔是 POEM 的主要并发症，主要表现为颈部和胸前区皮下气肿和气胸。一旦发生穿孔，由于 POEM 术中食管黏膜创面经金属夹完整对缝，术后没有气体继续进入胸腔和纵隔，而术中全程使用 CO_2 灌注，气体可以很快得到吸收。因此，患者如果呼吸平稳，血氧饱和度为 95%，一般可采用非手术治疗，如果出现呼吸困难，血氧饱和度降低，应及时行胸腔置管引流。②出血：术后出血是 POEM 常见的并发症，严密观察患者有无呕血、便血及生命体征的变化，必要时行内镜下电凝止血，并留置胃肠减压管观察引流液的颜色和量。③感染：主要包括黏膜下"隧道"感染、纵隔感染和肺部感染，是 POEM 术后可能发生的并发症，但发生率低。感染的发生可能与出血和积液相关，所以术后常规使用抗生素，夹闭"隧道"入口前反复用无菌生理盐水冲洗，金属夹夹闭切口时应严密缝合。

九、健康教育

（一）改变生活方式

改变生活方式或饮食习惯在多数患者都能起到一定的疗效。如衣带宽松可以减少衣服和饰品造成的腹压增高;餐后保持直立、睡眠时将床头抬高10～15cm,利用重力作用改善平卧位食管的排空功能;戒烟、避免大量饮酒,避免摄入过多促进反流和胃酸过量分泌的高脂肪食物;鼓励患者咀嚼口香糖,通过正常的吞咽动作改善食管清除功能,增加唾液分泌以中和反流物,通过唾液刺激下的吞咽功能锻炼可协调食管的运动功能。

(二)饮食要求

注意饮食习惯,宜少食多餐,以进食柔软而富于热量的饮食为主。避免过多进食刺激胃酸分泌的其他食物,如巧克力、薄荷、浓茶、碳酸饮料、某些果汁等;睡前避免进食,细嚼慢咽,避免饱食及进食大量脂肪类食物;保持愉快心情,进餐时伴以汤水,以便食物顺利通过食管,减少哽噎。进餐时可采取坐位,餐后30min忌卧躺。

(三)用药须知

尽量避免促进反流或黏膜损伤的药物,如抗胆碱药物、茶碱、地西泮、麻醉药、钙通道阻滞药、非甾体抗炎镇痛药等;应用制酸剂的患者,建议治愈后逐渐减少剂量直至停药或者改用缓和的其他制剂再逐渐停药,如有复发征兆可提前使用制酸药预防。碱性药物可以通过中和作用对抗胃酸反流,如胃达喜、硫糖铝等,因此患者有不适症状时可家庭备药。

(四)门诊随访

当患者出现吞咽困难、反酸、胸骨后疼痛等症状加重时应及时就诊,以排除病症进一步加重、向食管癌发展。介入治疗术后患者应遵医嘱定期随访。

第六节　胃癌

胃癌系源于上皮的恶性肿瘤,即胃腺癌。它是我国最常见的恶性肿瘤之一,居消化道肿瘤死亡原因的首位。胃癌是全球性疾病,在不同人种中,不同地区间和同一地区不同时期发病率都有较大差异。男性居多,男女之比约为2:1。发病以中老年居多,55～70岁为高发年龄段。

一、病因与发病机制

胃癌的确切病因尚未阐明,但已认识到多种因素影响了胃黏膜上皮细胞的增殖与凋亡之间的动态平衡,即癌基因被激活,抑癌基因被抑制。

1.环境和饮食因素

某些环境因素,如火山岩地带、高泥炭土壤、水土含硝酸盐过多、微量元素比例失调或化学污染可直接或间接经饮食途径参与胃癌的发生。流行病学研究提示,多吃新鲜水果和蔬菜、乳品、蛋白质,可降低胃癌的发生。经常食用霉变食品、咸菜、腌制烟熏食品,以及过多摄入食盐,可增加发生胃癌的危险性。

2.幽门螺杆菌(Hp)感染

胃癌可能是Hp长期感染与其他因素共同作用的结果,Hp导致的慢性炎症有可能成为一种内源性致突变原;Hp的某些代谢产物可能促进上皮细胞变异;Hp还原亚硝酸盐,而N-亚硝基化合物是公认的致癌物。

3.遗传因素

胃癌有明显的家族聚集倾向,家族发病率高于人群 2～3 倍。浸润型胃癌有更高的家族发病倾向,这提示致癌物质对有遗传易感者更易致癌。

4.癌前状态

分为癌前疾病和癌前病变。前者是指与胃癌相关的胃良性疾病,如慢性萎缩性胃炎、胃息肉、胃溃疡、残胃炎等有发生胃癌的危险性;后者是指较易转变为癌组织的病理学变化,如肠型化生、异型增生。

二、临床表现

根据胃癌的进程可分为早期胃癌和进展期胃癌。早期胃癌是指病灶局限且深度不超过黏膜下层的胃癌而不论有无局部淋巴结转移。进展期胃癌深度超过黏膜下层,已侵入肌层者称中期,侵及浆膜或浆膜外者称晚期胃癌。

1.早期胃癌

早期胃癌多无症状或者仅有一些非特异性消化道症状,无明显体征。因此,仅凭临床表现,诊断早期胃癌十分困难。

2.进展期胃癌

随着病情的进展可出现由于胃癌引起的症状和体征。

(1)上腹痛:最早出现。腹痛可急可缓,开始仅为上腹饱胀不适,餐后更甚,继之有隐痛不适,偶呈节律性溃疡样疼痛,但这种疼痛不能被进食或服用制酸剂缓解。在上腹部可扪及肿块,有压痛,肿块多位于上腹偏右相当于胃窦处。

(2)食欲减退:此症状多伴随上腹痛症状发生,常很明显,表现为缺乏食欲、厌食、体重进行性减轻。胃壁受累时,患者常有早饱感及软弱无力。

(3)其他:贲门癌累及食管下段时可出现吞咽困难,溃疡型胃癌出血时可引起呕血或黑便,胃窦癌可引起幽门梗阻。胃癌转移至肝脏可引起肝区疼痛、黄疸和腹水;转移至肺及胸膜可发生咳嗽、胸痛、呼吸困难等或出现胸腔积液;肿瘤透入胰腺时可出现背部放射性疼痛。某些胃癌患者可以出现副癌综合征,包括反复发作的表浅性血栓静脉炎(Trousseau 征)及黑棘皮症,皮肤褶皱处有过度色素沉着,尤其是双腋下;皮肌炎、膜性肾病、累及感觉和运动通路的神经肌肉病变等。胃癌的转移有 4 条途径,通常以淋巴转移和直接蔓延为主,在晚期也可经血行转移。此外,癌细胞可以直接种植于腹腔内。淋巴结转移是胃癌扩散的重要途径,而且发生较早,胃的淋巴系统与左锁骨上淋巴结相连接,转移到该处时特称 Virchow 淋巴结。

3.并发症

胃癌可出现大出血、贲门或幽门梗阻以及胃穿孔等主要并发症。

三、辅助检查

1.内镜检查

内镜检查结合黏膜活检,是目前最可靠的诊断手段。对早期胃癌,内镜检查更是最佳的诊断方法。

2.X 线钡餐检查

特别是气-钡双重对比造影技术对胃癌的诊断仍然有较大的价值。

3.血常规检查

缺铁性贫血较常见,系长期失血所致。

4.粪便隐血试验

常呈持续阳性,有辅助诊断意义。

5.肿瘤血清学检查

如血清癌胚抗原(CEA)可能出现异常,对诊断胃癌的意义不大,也不作为常规检查。但这些指标对于监测胃癌术后情况有一定价值。

四、诊断要点

胃癌的诊断主要依据内镜检查加活检以及 X 线钡餐。早期诊断是根治胃癌的前提。对下列情况应及早和定期内镜检查:①40 岁以上,特别是男性,近期出现消化不良、呕血或黑便者;②慢性萎缩性胃炎伴胃酸缺乏,有肠化或不典型增生者;③良性溃疡但胃酸缺乏者;④胃溃疡经正规治疗 2 个月无效,X 线钡餐提示溃疡增大者;⑤X 线发现大于 2cm 的胃息肉者,应进一步做内镜检查;⑥胃切除术后 10 年以上者。

五、治疗要点

1.手术治疗

外科手术切除加区域淋巴结清扫是目前唯一有可能根治胃癌的手段。手术效果取决于胃癌的分期、浸润的深度和扩散范围。早期胃癌首选手术,对那些无法通过手术治愈的患者,部分切除仍然是缓解症状最有效的手段。

2.内镜下治疗

早期胃癌可在内镜下行电凝切除或剥离切除术(EMR 或 EPMR)。如癌变累及到根部或表浅型癌肿侵袭到黏膜下层,需追加手术治疗。

3.化学治疗

化学治疗是胃癌综合性治疗的重要组成部分,主要作为手术的辅助治疗及晚期、复发患者的姑息治疗。化疗药物有氟尿嘧啶及氟尿嘧啶衍生物、丝裂霉素 C、阿霉素、顺铂、阿糖胞苷、依托泊苷、卡培他滨、奥沙利铂、伊立替康等。目前多采用联合化疗,联合化疗方案种类繁多,一般以氟尿嘧啶和丝裂霉素 C 为基本药,可以采取口服或静脉途径给药。

4.疼痛治疗

疼痛治疗的目的不仅是缓解疼痛,还要预防疼痛的发生(即持续地控制疼痛)。治疗疼痛有药物治疗和非药物治疗两大类。

5.其他治疗方法

体外实验提示,生长抑素类似物及 COX-2 抑制剂能抑制胃癌生长,但对人类治疗尚需进一步临床研究。支持、免疫治疗能够增强患者体质,提高免疫力。

六、常见护理问题

(一)疼痛

1.相关因素

癌细胞的浸润。

2.临床表现

可出现上腹部隐痛不适,也可呈节律性溃疡样痛,最终疼痛持续而不能缓解。

3.护理措施

(1)倾听患者主诉,密切观察患者腹痛的部位、性质和特点,做好疼痛评估。

(2)教会患者减轻疼痛的方法:①帮助患者取舒适的卧位。②饮食应选择清淡、高蛋白质、低脂肪、无刺激、易消化的食物,不宜过饱,可少食多餐。避免服用对胃黏膜刺激的药物,如阿司匹林、保泰松、吲哚美辛、泼尼松、利血平等,如确实需要服用,应避免空腹,也可添加胃黏膜保护剂。③保持情绪稳定,焦虑的情绪易加重疼痛感觉。④转移注意力,可看些书报、漫画等分散注意力。⑤保持环境安静舒适,给予鼓励和安慰,减轻患者心理负担,提高痛阈。⑥遵医嘱使用镇痛药物,用药后注意观察镇痛疗效。

(二)营养失调:低于机体需要量

1.相关因素

胃癌造成吞咽困难、消化吸收障碍,化疗所致恶心、呕吐、癌肿消耗等。

2.临床表现

消瘦,贫血,体重进行性下降,恶病质。

3.护理措施

(1)让患者了解充足的营养支持对机体恢复有重要作用。

(2)为患者提供足够的蛋白质、糖类和丰富的维生素,保证足够热量,以改善患者的营养状况。

(3)对能进食者鼓励其尽可能进食易消化、营养丰富的流质或半流质饮食,对食欲缺乏者,选择适合患者口味的食物和烹调方法,并注意变换食物的色、香、味,以增进食欲。

(4)对需要管饲给予营养时,应保证营养液的卫生,注意避免污染,并严格掌握好营养液适宜的浓度、温度、输注速度等,每隔8h以生理盐水冲洗管道,防止营养液残留致堵管。管饲期间,注意监测患者的血糖、血脂等指标。做好口腔护理,保持口腔清洁,防止发生口腔炎或感染。

(5)需胃肠外营养时,要注意维护好静脉置管,如PICC、CVC等,同样在应用期间要注意监测患者的血糖等变化。

(6)定期评价,测量患者体重,监测人血白蛋白、血红蛋白等营养指标以评价患者的营养状态。

(三)有感染的危险

1.相关因素

化疗致白细胞计数减少、免疫功能降低。

2.临床表现

表现为抵抗力弱,容易出现口腔感染、呼吸道感染甚至肺炎,女性容易发生泌尿系统感染。

3.护理措施

(1)加强营养。

(2)病房定期消毒,减少探视,保持室内空气流通、新鲜。

(3)严格遵循无菌原则进行各项操作,防止交叉感染。

(4)注意患者口腔、会阴处的清洁卫生。对于生活不能自理者,应每天行口腔、会阴护理。一旦发生真菌感染,应给予相应措施,也可预防性给予 2.5% 碳酸氢钠溶液或制霉菌素漱口液漱口。

(5)长期卧床患者,应加强生活护理。勤翻身叩背,教会患者有效咳嗽,促进痰液排出,必要时可按医嘱给予雾化吸入。

(6)密切观察患者的生命体征及血常规检查的变化,询问患者有无咽痛、尿痛等不适,及时发现感染迹象。

(四)活动无耐力

1.相关因素

疼痛、贫血。

2.临床表现

患者主诉疲乏,活动后感气促、呼吸困难、胸闷,活动量减少,持续时间缩短。

3.护理措施

(1)嘱患者减少活动,注意卧床休息。

(2)给予患者生活上的帮助,将常用的用品置于患者容易取放处。

(3)根据病情与患者共同制订适宜的活动计划,以患者的耐受性为标准。

(4)根据具体情况逐渐增加活动量,教会患者对活动反应(生命体征的变化,有无头晕、目眩、疲乏、晕厥,有无气促、呼吸困难、胸闷等)进行自我监测。

(5)注意患者安全的防护。

(五)预感性悲哀

1.相关因素

肿瘤晚期,对预后感到绝望。

2.临床表现

患者沉默寡言,伤心哭泣,有自杀念头,拒绝与人交谈和交往,不能配合治疗和护理。

3.护理措施

(1)给予耐心、细致的护理,经常与患者交谈,关心、体贴患者,取得患者的信赖。

(2)给患者提供一个安全、舒适和单独的环境,鼓励患者表达情绪。在患者悲哀时,应表示理解,并注意维护患者自尊,请治疗成功的患者现身说法,鼓励患者重新鼓起生活的勇气。

（3）注意培养个人爱好和兴趣，如养花、阅读等。

（4）鼓励家属、亲友、同事给予支持、关心和陪伴。

（5）鼓励患者和其家属参与护理计划的实施。

（六）潜在并发症：出血

1.相关因素

溃疡型胃癌，化疗后骨髓抑制。

2.临床表现

易发生出血现象，大便隐血试验阳性，出现呕血和黑粪。

3.护理措施

（1）给予高热量、易消化饮食，避免过冷、过热、粗糙、辛辣食物及刺激性饮料，如浓茶、咖啡等。

（2）密切监测患者的生命体征及有无出血症状，如呕血、黑粪等。

（3）如患者出现出血症状时，首先安慰患者保持镇静，及时清理床旁血迹，倾倒呕吐物或排泄物，避免不良刺激，消除紧张情绪。记录呕血、黑粪的性状、颜色、量、次数及出血时间。出血量大时，暂予以禁食。监测血压、脉搏、呼吸、尿量、血红蛋白值等指标。遵医嘱抽血验血型及交叉配血、备血，迅速建立静脉通道输液、输血，补充血容量。遵医嘱给予制酸剂和止血药物。

七、健康教育

（一）生活指导

指导患者建立规律的作息时间，保证充足的睡眠，根据病情和体力，适量活动，增强机体抵抗力。保持良好心理状态，以积极的心态面对疾病。注意个人卫生，特别是体质衰弱者，应做好口腔、会阴、皮肤黏膜等的护理，防止继发性感染。

（二）饮食指导

选择高热量、高蛋白质、高维生素的饮食，饮食应易消化，避免刺激性。提倡多食富含维生素的新鲜水果、蔬菜，多食肉类、鱼类、豆制品和乳制品。避免高盐饮食，少进咸菜、烟熏和腌制品。食品储存要科学，不食霉变食物。

（三）用药指导

疼痛患者应按"定时服药"的原则用药，避免不痛时不服，痛时过量服用，导致不良反应的发生。使用透皮贴剂时，应教会正确的使用方法。例如，在使用镇痛药的过程中，出现头晕、嗜睡、恶心、呕吐、烦躁等不适时应及时就医。

（四）定期复诊

胃癌患者应定期来院随访。随访包括血液学、影像学、内镜等检查项目，目的是监测疾病有无复发或治疗相关不良反应、评估营养状况等。随访频率为治疗后 3 年内每 3～6 个月 1 次，3～5 年为每 6 个月 1 次，5 年后每年 1 次。内镜检查每年 1 次。对全胃切除术后发生大细胞性贫血者，应当补充维生素 B_{12} 和叶酸。

第七节 肝性脑病

肝性脑病(HE)是由于急性或慢性肝细胞功能衰竭或广泛门-体静脉分流所并发的大脑功能障碍,表现为神经和精神系统异常症状和体征,涵盖多种临床综合征,包括:肝性昏迷、肝性昏迷先兆、轻微肝性脑病和慢性间歇性门-体分流性脑病等,临床上主要表现为意识障碍、行为失常和昏迷。

一、病因与发病机制

(一)病因

各种严重的急性和慢性肝病均可伴发 HE。急性肝病时 HE 的病因是由于大量的肝细胞坏死,常为病毒、药物或毒素引起的肝炎;也可因大量肝细胞变性引起,如妊娠脂肪肝、瑞氏综合征等。慢性肝病,如肝硬化和重症慢性活动性肝炎导致 HE 的原因是由于有功能的肝细胞总数减少和肝血流改变,其发病与广泛的门-体静脉分流有关,多有明显诱因,常见的诱因有:①上消化道出血。②摄入过高的蛋白质饮食。③感染。④大量利尿和放腹水。⑤镇静安眠药或麻醉药使用。⑥电解质、酸碱平衡紊乱,如低血钾、低血钠以及酸中毒、碱中毒等。⑦便秘。⑧外科手术。⑨饮酒和突然戒酒等。⑩大量静脉输液。

(二)发病机制

肝性脑病的发病机制尚未完全明了,众多学说中,以 Sherlock 等 1954 年创立的"门-体分流性脑病"的概念来解释 HE 的发病机制,至今对理解 HE 有重要的意义。这一概念认为:HE 的发生主要是由于肠道和体内的一些有害的代谢产物,不能被肝脏解毒和清除,进入体循环,透过血脑屏障,导致大脑功能紊乱。关于肝性脑病发生机制的学说主要有:

1.氨中毒学说

氨代谢紊乱引起肝性脑病,特别是门-体分流性脑病的重要发生机制。

(1)氨的存在形式:血氨有两种存在形式,离子化氨(NH_4^+)和非离子氨(NH_3)。在生理 pH 值情况下,前者占 99%,后者占 1%。NH_3 为脂溶性,有毒性,能自由地透过血脑屏障和脑细胞膜而影响脑的功能。NH_4^+ 相对无毒,不容易被吸收、也不易透过血脑屏障。NH_4^+ 和 NH_3 的相对浓度主要取决于血中的 pH 值。在酸性环境下,血中 NH_3 与 H^+ 结合转化成 NH_4^+;在碱性环境下,血中 NH_3 增加。

(2)氨的代谢:正常人体内血氨主要来自肠道(胃肠道每天产氨约 4g),并主要以非离子型氨在结肠部位弥散进入肠黏膜;其次,肾脏、骨骼肌、心肌等处有谷氨酰胺酶分解谷氨酰胺成谷氨酸及氨。正常情况下血氨的清除主要是在肝脏通过鸟氨酸循环形成尿素经由肾脏排出和经肠壁渗入肠腔或脑、肝、肾等组织消耗部分氨合成谷氨酸与谷氨酰胺或通过肺呼气排出,从而使氨的代谢保持动态平衡。各种原因所致氨的生成增多及清除减少均可引起高血氨。

(3)血氨升高的原因:①产氨增多。蛋白质消化后的氨基酸以及从血中弥散入结肠的尿素,可被大肠细菌产生的酶分解而生成氨,然后又被结肠吸收入血。肝硬化患者由于门脉高压,使肠道淤血、水肿,导致消化、吸收和排泄功能减弱,肠道内未经消化的蛋白质成分增多,致使产氨增加。上消化道出血致胃肠道积血也是血氨升高的重要因素(100mL血液约含蛋白质20g)。严重肝病患者常伴有肾功能下降,尿素由肾排出减少而弥散入肠腔增多,经细菌分解后产氨增加;此外,肝性脑病患者因精神神经症状而致的肌肉活动增加,也使产氨增多。②氨清除不足。自肠道吸收的氨,经门静脉进入肝脏,在肝内通过鸟氨酸循环合成尿素,再由肾排出体外。肝功能严重障碍时,鸟氨酸循环发生障碍,尿素合成减少,氨清除不足而血氨升高。再者,肾小管上皮细胞内的谷氨酰胺酶能水解谷氨酰胺而产生氨,这些氨在尿pH值较低时,大部分进入肾小管腔内,与H^+结合成NH_4^+后随尿排出,小部分弥散入血。严重肝病患者常伴有呼吸性碱中毒或低钾性碱中毒,尿液pH值偏高,氨以NH_4^+的形式自尿中排出减少,而向血中弥散增加。③肝硬化时门静脉与腔静脉的吻合支建立,使一部分自肠道吸收的氨,绕过肝脏而直接进入体循环,造成血氨进一步升高。

(4)血氨升高对脑的毒性作用:氨对大脑的毒性作用主要是干扰脑的能量代谢。氨在大脑中与α-酮戊二酸结合生成谷氨酸,再与谷氨酸生成谷氨酰胺,消耗大量辅酶、ATP、α-酮戊二酸、谷氨酸等,并产生大量谷氨酰胺。这一过程引起高能磷酸化合物浓度降低,使脑细胞能量供应不足,不能维持正常功能。谷氨酸是大脑重要的兴奋性神经递质,谷氨酸减少,大脑则处于抑制状态。谷氨酰胺是一种有机渗透质,可导致脑水肿。此外,氨还可与抑制性神经递质γ-氨基丁酸(GABA)受体结合,直接抑制中枢神经系统的功能。

2.假神经递质学说

神经冲动的传导是通过递质来完成,兴奋性神经递质与抑制性神经递质保持生理平衡。在肠管内,一部分氨基酸经肠菌的氨基酸脱羧酶作用而形成胺类,如苯丙氨酸及酪氨酸脱羧分别形成苯乙胺及酪胺,正常情况下可被肝内单胺氧化酶分解而清除。肝功能不全时,由于肝内单胺氧化酶活性降低或门体侧支循环的形成,苯乙胺及酪胺直接经体循环入脑,经脑内非特异羟化酶作用,苯乙胺羟化而生成苯乙醇胺,酪胺经羟化而生成蟑胺(β-羟酪胺)。由于苯乙醇胺及蟑胺与儿茶酚胺递质(多巴胺、去甲肾上腺素)结构相似,又不能正常传递冲动,故称假性神经递质。如假性神经递质被脑细胞摄入而取代正常的神经递质,则神经传导发生障碍。假神经递质释放后引起神经系统某些部位(如脑干网状结构上行激动系统)功能发生障碍,使大脑发生深度抑制而昏迷。黑质、纹状体通路中的多巴胺被假性递质取代后,使乙酰胆碱的作用占优势,因而出现扑翼样震颤。

3.γ-氨基丁酸/苯二氮䓬(BZ)复合体学说

大脑的主要抑制性神经递质γ-氨基丁酸也可由肠道细菌产生,在肝功能衰竭时肝对γ-氨基丁酸的清除减低,血浆内浓度明显增高,透过血脑屏障,激活脑内GABA受体,造成大脑功能紊乱。GABA受体还可与BZ类药物结合形成复合体,激活该复合体,使机体对苯二氮䓬类和巴比妥类药物的敏感性增高,易造成昏迷。

4.氨基酸代谢不平衡学说

肝功能不全时,血中芳香族氨基酸(AAA)浓度升高,支链氨基酸(BCAA)下降,AAA/BCAA比值升高(正常是1/4),在两组氨基酸的相互竞争和排斥过程中,AAA更多地进入脑组织而形成假性递质,从而抑制神经冲动的传导,引起肝性脑病。

5.其他

其他可能会造成肝性脑病的毒性物质还有源于结肠特殊细菌所产生的苯二氮草类似物及神经毒性的短、中链脂肪酸、酚、硫醇等;肝病时锰不能正常清除,锰在基底神经节的沉积可诱导椎体外系统的症状。

综上所述,氨、假性神经递质(胺类)、芳香氨基酸、γ-氨基丁酸等多种因素被认为与造成HE有关,其中氨是最重要的因素,HE的发生是由于这些毒素相互协同的结果。上述物质主要来源于肠道,在肝内进行解毒消除,正常情况下,不进入循环和脑组织,对人体不构成危害。而急、慢性肝病时,由于肝细胞大量坏死或有效肝细胞总数急剧减少或存在肝内与肝外的门-体侧支循环,这些有害物质便无法被清除,直接进入体循环,导致大脑功能障碍。在门-体分流性脑病中,肠道细菌起着重要的作用,它可作用于肠道内的蛋白质或其他含氨物质,产生氨、胺类、γ-氨基丁酸、硫化物和硫醇类等有害物质。

二、临床表现

(一)症状

HE的起病常渐起或隐匿,初始不易被发现,但也有起病急骤,表现为急性精神异常、躁狂和谵妄。早期症状包括性格改变、精神欣快、智力减退、睡眠习惯改变、说话缓慢而含糊、发音单调而低弱、不适当的行为。慢性肝脏疾病导致的HE患者,个性方面的变化最明显,包括稚气、易怒以及家庭观念的丧失等。进一步发展,患者出现不同程度的意识障碍。

(二)体征

(1)扑翼样震颤:为HE最具有特征性的神经系体征。嘱患者伸出前臂,展开五指或腕部过度伸展并固定不动时,患者掌、指及腕关节可出现快速的屈曲及伸展运动,每秒钟常达5～9次者,且常伴有手指的侧位动作。

(2)肝臭:一种鱼腥味而带有芳香性甜味的气味,在患者的呼吸和尿液中有此臭味,可能是含硫氨基酸或甲基络氨酸的代谢产物。

(3)神经系统病理反射表现:肌腱反射亢进、踝阵挛、锥体束征、握持反应阳性等。

三、辅助检查

(一)血氨

正常人空腹静脉血氨值为12～59μmol/L,超过60μmol/L为异常。慢性HE,尤其是门-体分流性脑病血氨增高明显。有时HE静脉血氨可能正常,测动脉血氨更有价值。

(二)脑电图

频率减慢,从正常的α波列的每秒8～13周期,下降至δ波列的每秒4周期。警觉性刺激(如睁眼)不能减少基础节律的活动。脑电图的特征性改变不仅有助于诊断,而且可评价病情的程度和对判断预后均有一定意义。

(三)影像学检查

CT或MRI检查,急性肝衰竭脑病患者可显示脑水肿,慢性肝性脑病患者则可发现不同程度的脑萎缩。

（四）心理智能测验

对于诊断早期 HE 和轻微 HE 有实用价值，Ⅱ级以上 HE 不适用。最常用的有数字连接试验、签名试验、积木设计试验、轨迹描绘试验、连续打点试验和数字符号试验等。

（1）数字连接试验：随意把 25 位阿拉伯数字印在纸上，嘱患者用笔按自然大小用线连接起来，记录连接的时间，检查连接错误的频率。方法简便，能发现早期患者，其异常甚至可能早于脑电图改变，并可作为疗效判断的指标。

（2）签名试验：可让患者每天签写自己名字，如笔迹不整，可发现早期脑病。

（3）搭积木试验：如用火柴搭五角星或画简图或做简单的加法、减法。

四、诊断要点

HE 诊断主要根据患者有严重的肝病和（或）广泛门-体分流的存在，出现一系列精神神经症状，并且往往能找到一定的诱因；实验室肝功能损害或血氨增高；扑翼样震颤和典型的脑电图改变。

五、治疗要点

HE 的发病由多种因素共同促成，在治疗上应采取综合措施。而口服抗生素、乳果糖和益生菌可减少肠道菌群，调节肠道 pH 值常可使症状消失或减轻。

（1）确定和治疗诱发因素，包括控制蛋白质摄入、控制感染等。

（2）抑制肠道细菌，以减少来自肠道有害物质如氨的产生和吸收。包括：①应用肠道不吸收或难以吸收的抗菌药物，以抑制肠道产生氨等毒性物质的细菌，如新霉素、甲硝唑、氟喹诺酮、利福昔明等。②应用乳果糖、乳梨醇。口服后降低结肠 pH 值，酸化肠道，有利于肠道益生菌生长，减少产氨菌生长，使氨的产生减少；肠道呈酸性（pH 值＜6）使结肠内氨（NH_3）变为不易被吸收的胺（NH_4）；引起渗透性腹泻，促进氨和其他含氮物质的排泄；同时，增加细菌对氨的利用，使氨进入细菌的蛋白质中，从而使氨降低。③应用微生态制剂，如含有乳酸杆菌、双歧杆菌和粪链球菌的活菌制剂。

（3）促进有害物质的代谢与清除，纠正氨基酸失衡。包括：①应用降氨药物。门冬氨酸鸟氨酸注射液（雅博司）、苯甲酸钠。②口服或静脉输注以支链氨基酸为主的氨基酸混合液。③灌肠或导泻以清除肠内积食、积血或其他含氮物质，可用生理盐水或弱酸性溶液（例如稀醋酸液）灌肠或口服、鼻饲 25％硫酸镁 30～60mL 导泻。对门-体分流性脑病昏迷患者可用乳果糖与水按 1:1 比例配制灌肠作为首选治疗。④苯丙二氮受体拮抗剂（氟马西尼）静脉缓慢注射催醒。⑤其他治疗。谷氨酸钾、谷氨酸钠、醋谷酰和 γ 氨基丁酸等疗效不确定，其中谷氨酸钾、谷氨酸钠仅能暂时性地降低血氨，且不易透过血脑屏障，并可造成碱血症，效果差，已逐步退出临床应用。

（4）维持内环境稳定与各脏器的功能。①纠正水、电解质和酸碱平衡失调。②防治脑水肿，保护脑细胞功能。③纠正氮质血症。④保持呼吸道通畅。⑤防治出血与休克。

(5)其他治疗。①对于难治性门-体分流性脑病采用介入方法减少门-体分流。②人工肝脏支持治疗,包括以血液透析吸附为代表的物理型人工肝、以血浆置换为代表的中间型人工肝和基于培养肝细胞的生物型人工肝,均有一定的疗效。③有条件者行肝移植手术。

六、常见护理问题

(一)意识障碍

1.相关因素

①血氨升高,干扰脑的能量代谢。②假性神经递质被脑组织摄取取代正常递质,神经传导发生障碍。

2.临床表现

肝性脑病的临床分期及表现。

3.护理措施

(1)病情观察。①严重肝病、广泛门-体侧支循环、明显肝功能损害或血氨升高是肝性脑病发生的基础,对此类患者应提高预见性。②观察血氨的变化,采集血氨标本应该注意:止血带压迫时间不可过长,采血时不能紧握拳头,标本需要低温转运并在 2h 内检测。③简易智力测验是发现早期肝性脑病最简便、最有用的方法。测验内容包括书写、构词、画图、搭积木、用火柴搭五角星等。④行为异常、性格改变、精神错乱、睡眠型态改变等是早期观察的重要项目。⑤扑翼样震颤和典型的脑电图改变可作为重要的检测手段。⑥治疗期间,根据肝性脑病的临床分期做好动态评估,判断疗效。

(2)药物治疗。①谷氨酸钾、谷氨酸钠,谷氨酸钾、谷氨酸钠的比例根据血清钾、钠的浓度和病情而定。患者尿少时少用钾剂,明显腹水和水肿时慎用钠剂。谷氨酸盐为碱性,使用前可先注射 3～5g 维生素 C,碱血症者不宜使用。②精氨酸,滴注速度过快时可出现流涎、呕吐、面色潮红等反应。精氨酸呈酸性,不宜与碱性溶液配伍使用。③乳果糖,在肠道内产气较多,可引起腹胀、腹绞痛、恶心、呕吐及电解质紊乱,应从小剂量开始使用。④新霉素,少数可出现听力或肾功能损害。故用药不宜超过 1 个月,用药期间应做好听力和肾功能的监测。⑤禁止给予患者催眠药和镇静药,以免掩盖病情及加重对肝的损害。

(3)饮食护理。

热量:每天能量摄入为 35～40kcal/kg。

蛋白质:肝性脑病 1 级和 2 级患者非蛋白质能量摄入量为 104.6～146.4kJ/(kg·d),蛋白质起始摄入量为 0.5g/(kg·d),之后逐渐增加至 1.0～1.5g/(kg·d);肝性脑病 3 级和 4 级患者,非蛋白质能量摄入量为 104.6～146.4kJ/(kg·d),蛋白质摄入量为 0.5～1.2g/(kg·d)。控制饮食中蛋白质的摄入量是防止血氨水平升高的基本措施。食物蛋白质应注意选择产氨少和富含支链氨基酸的蛋白质,以植物性蛋白质特别是大豆蛋白质为主(含丰富的支链氨基酸而芳香族氨基酸含量少)。严重肝性脑病患者暂时不宜供给动物蛋白质。开始增加动物蛋白质时,应首选奶类,尤其是酸奶,可减少氨的产生和吸收,其次是鱼肉、鸡蛋、禽肉。①蛋白质膳食的使用:低蛋白饮食,20～30g/d。适用于血氨水平中度升高,无神经系统症状的患者,在 24～

48h 使用。②无动物蛋白质饮食:用于血氨水平明显升高,并有精神神经症状的患者,在 48～72h 或更长时间内使用。③逐步增加蛋白质供给:血氨水平不高,但有精神神经症状者,在 24h 内给予无动物蛋白质饮食,继续监测,若血氨水平不高,以 0.25～0.5g/(kg·d)逐步增加用量,并严密观察肝性脑病有无加重。④严格限制蛋白质摄入:肝性脑病伴有肝肾综合征者要严格限制蛋白质摄入,可适当由静脉补充支链氨基酸,但时间不宜过长,虽然它对调整支链氨基酸和芳香族氨基酸的比例有重要意义,但作为营养基础供给是不够的。

脂肪:肝衰竭的患者对脂肪的消化吸收能力降低,但脂肪可以供给必需脂肪酸和脂溶性维生素,增加食物美味,促进食欲,润肠通便。脂肪供给量可控制在 20～50g/d 或可由静脉补充 20% 中长链脂肪乳剂,100～250mL/d。

电解质:肝衰竭时,由于大量利尿容易出现血钾不平衡,应注意纠正。钠的日摄入量不应低于 60mmol,否则胃口不好可导致总能量和蛋白质摄入减少。低钠血症应缓慢地纠正。镁、钙、锌、铁等也要注意补充。

维生素:肝衰竭时,各种维生素摄取量低并出现吸收利用障碍,导致丢失增加和储存耗竭,因此要供给富含多种维生素的食物,特别是含维生素 C 丰富的食物,有利于解毒和肝功能的改善。

水:供水量一般在 1000mL/d。

膳食纤维:丰富的膳食纤维可减少氨的吸收,膳食纤维含量较高的有水果、海藻类食物。

昏迷者可经胃管供给食物,不能鼻饲者可经中心静脉给予静脉高营养。

(4)昏迷护理。①密切观察病情变化,监测生命体征及瞳孔大小、对光反射。经常呼唤患者,以了解意识情况,如有病情变化,应及时报告医师。②取仰卧位,协助患者头略偏一侧以防头皮压伤或舌后坠阻塞呼吸道,注意保持呼吸道的通畅。③注意安全防护,躁动不安者,应给予约束带约束,拉好床栏,以防坠床。慎用热水袋,防止烫伤。有活动义齿,应及时取出以防误入气管。有痉挛抽搐时,应用牙垫以防舌咬伤。经常修剪指甲,以防抓伤。④预防口腔感染,做好口腔护理。口唇干燥时,涂以润滑油。⑤预防角膜损伤,患者眼睑不能闭合时,应涂以抗生素软膏,加盖湿纱布,经常保持湿润及清洁。⑥预防肺炎,定时翻身叩背,并刺激患者咳痰或予以吸痰。患者取平卧位时,应将头转向一侧,口中有分泌物或呕吐物时,应及时吸出。注意保暖,避免受凉。⑦预防压疮,使用气垫床。每班检查皮肤情况,定时翻身叩背。每天用温水擦浴,保持皮肤的清洁,必要时按摩骨隆突处皮肤。床铺平整、洁净。⑧预防尿道感染,尿潴留患者给予留置导尿管,定时放尿并详细记录尿量、颜色、气味。对尿失禁的患者,男性患者可采用保鲜袋外接尿,女性患者可留置导尿管,加强会阴护理,保持会阴部清洁。⑨保护脑细胞功能,必要时使用冰帽,降低颅内温度,减少脑细胞消耗。

(5)避免其他诱发因素,防止病情加重。①合理安排好输液速度和次序,注意预防稀释性低血钠、脑水肿等,从而加重肝性脑病。②避免快速利尿和大量放腹水,防止水电解质和酸碱失衡。③防止感染,如发生感染应遵医嘱及时、准确给予抗生素,及时控制感染。④保持大便通畅,有利于清除肠道内含氮物质。肝性脑病患者由于肠蠕动减弱,易发生便秘。可给予:a.50% 硫酸镁 30～50mL 口服导泻;b.生理盐水或弱酸性溶液(生理盐水 100～150mL＋白醋 30mL)灌肠,弱酸性溶液灌肠可使肠腔呈酸性,从而减少氨的形成和吸收;c.乳果糖口服或生理盐水(100mL)＋乳果糖(60～90mL)灌肠,乳果糖在结肠中被细菌分解为乳酸和乙酸,也可使肠腔呈酸性;d.忌用肥皂水灌肠;e.每天理想大便:2～3 次 pH 值＜6 的软便。

(二)有受伤的危险

1.相关因素

操作能力和应急反应能力减低。

2.临床表现

表现为认知能力下降,在学习、理解、注意力、应急和操作方面存在缺陷。

3.护理措施

(1)对于能引起轻微肝性脑病的疾病如肝硬化或先天性门-体分流的患者,应仔细收集其工作、生活方面的资料,如患者的职业(司机、建筑工人、机械操作者、精细操作员等)、生活习惯等,对于从事危险活动的患者,应予干预。

(2)加强患者、家属对轻微肝性脑病的认识和重视。

(3)患者一旦出现学习、理解、注意力、应急和操作方面的缺陷时,应予以重视。

(4)一旦确诊,要避免患者单独活动,家属等应予陪伴。

(5)对于发生行为异常、精神错乱等表现的患者,要适当给予保护性措施,防止意外和损伤。

七、健康教育

(一)心理指导

1.正确看待

慢性肝病患者,特别是有广泛门-体侧支循环的患者,因为其病理基础,容易发生肝性脑病。一方面,患者应当认识到疾病的严重性;另一方面,也要建立足够的信心,通过正确的自我保健使疾病处于稳定状态。

2.积极防治

教会患者家属掌握肝性脑病早期表现及判断方法,如一旦出现征兆,能及时应对,使患者能够得到早期诊治,另外积极避免诱因是预防肝性脑病发生的重要措施。

(二)饮食指导

1.蛋白质的选择

肝性脑病患者不宜进食过量蛋白质,但由于蛋白质是维持人体正常功能的重要物质,因此患者营养治疗的重点并不在于限制蛋白质的摄入,过于限制蛋白质会导致负氮平衡,不利于治疗,因此重点在于选择蛋白质的种类,一般认为肉类、蛋类致病作用最大,牛乳次之,植物蛋白最小,故纠正负氮平衡,以用植物蛋白为最好。植物蛋白含蛋氨酸、芳香氨基酸较少,含支链氨基酸较多,且能增加粪氮排泄。此外,植物蛋白含非吸收性纤维,被肠菌酵解产酸有利于氨的排出,并有利于通便。

2.食物的选择

对于有食管-胃底静脉曲张者,粗糙的食物容易引发出血,并诱发肝性脑病,应避免食用。

要善用各种烹调方法使食物变得细软,可将新鲜的蔬菜、水果榨汁或制成果蔬泥,既不损失口味,又最大限度避免了各种维生素的破坏。

(三)生活指导

(1)亚临床肝性脑病患者应注意休息,仅限于室内活动,且必须有人照顾,绝不能单独外出,以免发生意外。

(2)出现精神症状和意识障碍的患者,必须卧床休息。必要时,床边要加防护栏或为患者系好约束带以防坠床或致伤。

(3)防治便秘。每天大便应保持2~3次为理想。对于有食管-胃底静脉曲张患者,如大便干结,切不可用力排便,应先用开塞露软化后再排便,避免腹内压突然升高引起曲张静脉破裂出血。

(4)避免感染。

(四)用药指导

(1)应用排钾利尿药利尿的患者,应定期复查电解质,可适当补充一些含钾高的食物,如柑橘、苹果等。

(2)长期口服乳果糖的患者,应按医嘱剂量使用,用量过大容易在肠道内产气过多,引起腹胀、腹绞痛、恶心、呕吐及电解质紊乱等。

(3)对于应用抗生素的患者,避免长期使用引起菌群失调,应在医师指导下合理应用。

(4)禁止使用催眠药和镇静药,以免掩盖病情并加重对肝脏的损害而诱发肝性脑病。

(5)慢性肝病者不可盲目投医,更不可随便使用加重肝功能损害的药物,应坚持接受正规治疗。

(五)定期随诊、复查

定期复查肝功能、生化等,如发现患者出现行为异常、睡眠紊乱、精神错乱、反应迟钝等早期肝性脑病的表现应及时就诊。

第二章 外科常见疾病的护理

第一节 颅内压增高

颅内压增高(ICP)指各种疾病如颅脑损伤、脑出血、脑肿瘤、脑积水等使颅腔内容物体积增加或颅腔容积减少超过颅腔可代偿的容量,导致颅内压持续在 $1.96kPa(200mmH_2O)$ 以上,并出现头痛、呕吐和视盘水肿等临床表现的综合征。持续颅内压增高可导致部分脑组织被挤嵌入颅腔裂隙或孔道,形成脑疝,是颅脑疾病致死的重要原因。

一、病因和分类

(一)病因

1.颅腔内容物体积或量增加

(1)脑体积增加:脑组织损伤、炎症、缺血缺氧、中毒导致脑水肿。

(2)脑脊液增多:脑脊液分泌增加、吸收障碍或脑脊液循环受阻导致脑积水。

(3)脑血流量增加:如恶性高血压、颅内动静脉畸形、体内二氧化碳潴留、高碳酸血症,脑血管扩张导致脑血流量增加。

2.颅内空间或颅腔容积缩小

(1)先天因素:如狭颅症、颅底凹陷症等先天性畸形使颅腔容积变小。

(2)后天因素:颅内占位性病变如颅内血肿、脑肿瘤、脑脓肿等,或大片凹陷性骨折,导致颅内空间相对变小。

(二)分类

1.根据病因分类

(1)弥散性颅内压增高:如颅腔狭窄或脑实质体积增大,颅腔内各部分及分腔内压力增高,无压力差,脑组织无明显移位。如弥散性脑水肿、弥漫脑膜炎等。

(2)局灶性颅内压增高:局部病变导致病变部位压力首先增高,周围脑组织受压移位,颅内各个腔隙出现压力差,导致脑组织移位,局部受压。局部受压过久导致该处血管的张力消失,血管壁肌群失去正常的舒缩力,当颅内压下降脑血管扩张,血管壁的通透性增加出现渗出,脑实质出现出血性水肿。

2.根据病情进展速度分类

(1)急性颅内压增高:病情进展快,生命体征变化明显,颅内压增高引起的症状和体征严重。如高血压性脑出血、急性硬膜下血肿等。

（2）亚急性颅内压增高：病情进展较快，颅内压增高反应较轻或不明显。如颅内恶性肿瘤、颅内炎症等。

（3）慢性颅内压增高：病情进展缓慢，时好时坏。如慢性硬膜下血肿、颅内良性肿瘤等。

二、病理生理

1. 颅内压的形成

颅内压是指颅腔内容物对颅腔壁所产生的压力。颅腔是由颅骨组成的半封闭，成年后总体积固定不变的体腔。颅腔内容物包括脑组织、脑脊液及供应脑的血液，它们的总体积和颅腔容积是相适应的，通过生理调节来维持动态的平衡。通常以脑脊液的静水压代表颅内压力。成人正常值为 $0.69\sim1.96kPa(70\sim200mmH_2O)$，儿童为 $0.49\sim0.98kPa(50\sim100mmH_2O)$。

2. 颅内压的调节

正常颅内压有一定的波动范围，随心脏搏动、血压、呼吸有细微波动，咳嗽、喷嚏、憋气、用力等均可引起颅内压明显的波动。颅内压调节主要依靠脑脊液量的增减来实现。当颅内压增高时，脑脊液被挤入蛛网膜下隙并被吸收，同时脑脊液的分泌减少，吸收增加；当颅内压降低时，脑脊液分泌增加，吸收减少，以维持颅内压。

3. 颅内压增高的后果

引发一系列中枢神经系统功能紊乱和病理生理改变。主要导致脑血流量减少，脑组织缺血、缺氧加剧颅内压的增高，导致脑灌注压下降。当脑灌注压低于 40mmHg，脑血流调节作用消失，当颅内压接近平均动脉压脑灌注几乎停止。组织缺血、缺氧，加重脑水肿和颅内压增高、脑疝形成，导致脑组织移位，压迫脑干、抑制循环和呼吸中枢。

三、临床表现

头痛、呕吐、视盘水肿是颅内压的"三主征"，但出现的时间有所不同。

1. 头痛

常见症状，是脑膜、血管或神经受牵扯或挤压所致。初始较轻，呈持续性疼痛，进行性加重。头痛的部位及特性与颅内原发病变的部位和性质有一定关系，多在前额、双颞，以及后颅窝占位性病变的后枕部疼痛。常呈搏动性，改变体位、咳嗽、喷嚏、用力、弯腰、低头，以及清晨或傍晚时头痛程度加重。

2. 呕吐

常在头痛剧烈时出现，多呈喷射性呕吐，与进食无关，但常在饭后发生，因迷走神经受激惹所致，呕吐后头痛可有所缓解。

3. 视盘水肿

为颅内压增高的客观征象。因神经受压、眼底静脉回流受阻导致。出现视盘充血、边缘模糊、中央凹陷变浅或消失，视网膜静脉怒张、迂曲、搏动消失。严重可致视盘周围火焰状出血。早期无明显视力障碍，仅有视野缩小。持续视盘水肿，可致视神经萎缩，甚至失明。

4.意识障碍及生命体征变化

慢性颅内压增高的患者会出现神志淡漠、反应迟钝;急性颅内压增高者常有进行性意识障碍甚至昏迷。患者可伴有典型的生命体征改变,出现库欣综合征,即血压升高、心跳和脉搏缓慢、呼吸减慢(两慢一高)。后期失代偿出现血压下降,脉搏细速,呼吸浅而不规则,甚至呼吸停止。

5.脑疝

脑疝是颅内压增高的严重后果。当颅腔内某一分腔存在占位性病变,该分腔压力就高于邻近分腔,脑组织从高压区向低压区移位,其中部分脑组织被挤入颅内生理空间或裂隙,出现相应的受压症状和体征,称为脑疝。常见的有小脑幕切迹疝、枕骨大孔疝及大脑镰下疝。

(1)小脑幕切迹疝:又称颞叶沟回疝,经小脑幕切迹缘颞叶的海马回和钩回疝入小脑幕裂孔下方。①颅内压增高:进行性加剧的头疼,伴频繁呕吐。②进行性意识障碍:脑干内网的上行激活系统被阻断,随着脑疝的加重患者出现进行性意识障碍。③瞳孔变化:初期患侧动眼神经受刺激出现患侧瞳孔缩小,随着脑疝加重受压动眼神经麻痹,患侧瞳孔开始散大,直接及间接对光反射消失;晚期,对侧动眼神经受压,出现类似改变。④运动障碍:沟回压迫大脑脚,导致锥体束受累。出现病变对侧肢体肌力下降或麻痹,病理呈阳性。⑤生命体征改变:如不及时解除脑疝,患者出现深昏迷,双侧瞳孔散大固定,去皮质强直,血压下降,脉搏细速,呼吸浅弱且不规则,相继出现呼吸、心跳停止而亡。

(2)枕骨大孔疝:又称小脑扁桃体疝。小脑扁桃体及延髓经枕骨大孔被挤入椎管内,脑脊液循环通路被堵塞,后颅窝体积较小,颅内压迅速增高,患者表现为后枕部剧烈头痛、频繁呕吐、颈项强直或强迫头位、肌张力减退、四肢呈弛缓性瘫痪。因脑干缺氧,瞳孔可忽大忽小。早期出现生命体征紊乱,意识障碍出现较晚。位于延髓的呼吸中枢严重受损,患者可早期突发呼吸骤停而亡。

(3)大脑镰下疝:又称扣带回疝。为一侧大脑半球扣带回经镰下孔被挤入对侧,出现对侧肢体轻瘫及排尿困难等。

6.其他症状

如头晕、复视、耳鸣、猝倒。婴儿头皮静脉怒张、囟门饱满及骨缝分离。

四、辅助检查

1.头颅 X 线

可发现骨缝分离、颅骨局部破坏或增生、颅骨内板变薄、蝶鞍扩大等。

2.CT 和 MRI

颅内占位性病变首选检查方法是 CT,能显示病变的部位和范围。当 CT 不能确诊时采用MRI,有助确诊。

3.脑血管造影

主要用于动脉瘤和脑血管畸形的诊断。

4.腰椎穿刺

可测量颅内压,同时取脑脊液检查。但颅内压增高症状体征明显者应禁做腰穿,以免发生脑疝。

五、治疗要点

原则是首先处理原发病,抢救生命。若发生急性脑疝应该立即手术。

1.非手术治疗

(1)脱水治疗:适用于暂不明原因的或明确病因但目前不能手术的患者。临床常用高渗性和利尿性脱水剂,通过渗透作用使脑组织水分进入血液循环经肾脏排出体外。首选的高渗性脱水剂为20%甘露醇,15~30min快速静脉滴注,2~4次/天。利尿剂有速尿(呋塞米)20~40mg,口服、肌内注射或静脉注射,2~4次/天。目前临床对降颅压、减轻脑水肿还使用20%白蛋白20~40mL静脉注射。

(2)糖皮质激素治疗:糖皮质激素可改善毛细血管通透性缓解脑水肿。地塞米松5~10mg静脉或肌内注射;氢化可的松100mg静脉注射;泼尼松5~10mg口服。注意观察有无消化性溃疡出血。

(3)抗感染:根据药敏试验选用合适的抗生素,伴颅内感染患者应早期使用抗生素控制感染。

(4)冬眠低温治疗:通过药物和物理降温来降低机体的温度,从而降低脑组织的代谢率、耗氧量和血流量,增加脑组织对缺氧的耐受力,防治脑水肿,降低颅内压。

(5)对症治疗:疼痛者可遵医嘱给予镇痛剂,但忌用吗啡和哌替啶等,防止呼吸中枢受抑制,导致患者死亡;抽搐患者,可给予抗癫痫药物;躁动患者可给予镇静剂。

2.手术治疗

对于颅内占位性病变应尽早手术切除;对暂时不能确诊的患者可采用脑脊液分流术、脑室穿刺外引流、颞肌下减压术等手术方式为降颅压争取时间,暂缓病情。

六、护理评估

(一)健康史

患者是否有颅脑外伤、颅内感染、脑肿瘤、高血压、脑动脉硬化、颅脑畸形等病史,初步判断颅内压增高的原因;有无呼吸道梗阻、咳嗽、便秘、癫痫等导致颅内压增高的诱因;询问症状出现的时间和病情进展情况,以及发病以来所做的检查和用药等情况。

(二)身体状况

1.颅内压增高"三主征"

包括头痛、呕吐、视盘水肿。

(1)头痛:最常见的症状,以早晨和晚间较重,多位于前额和颞部,程度可随颅内压增高而加重,当患者低头、弯腰、咳嗽、用力时加重。

(2)呕吐:呈喷射状,可伴有恶心,与进食无关,呕吐后头痛可有缓解。

(3)视盘水肿:颅内压增高的重要客观体征。因视神经受压,眼底静脉回流受阻所致。表现为视盘充血水肿、边缘模糊、中央凹陷消失,视网膜静脉怒张,严重时可伴视力减退,视野缩小。长期慢性颅内压增高可引起视神经萎缩而导致失明。

2.意识障碍

慢性颅内压增高的患者表现为神志淡漠、反应迟钝。急性颅内压增高时,常有进行性意识障碍甚至昏迷。

3.生命体征紊乱

血压增高,尤其是收缩压升高,脉压增大;脉搏慢而有力;呼吸深慢。严重患者可因呼吸循环衰竭而死亡。

4.脑疝

(1)小脑幕切迹疝:为颞叶海马回、钩回通过小脑幕切迹向幕下移位所形成,常由一侧颞叶或大脑外侧的占位性病变引起。在颅内压增高的基础上出现进行性意识障碍、患侧瞳孔先缩小后逐渐散大、病变对侧肢体瘫痪、生命体征紊乱,最后因呼吸循环衰竭而死亡。

(2)枕骨大孔疝:是小脑幕下的小脑扁桃体经枕骨大孔向椎管内移位所形成,故又称小脑扁桃体疝。常因幕下占位性病变或做腰椎穿刺放出脑脊液过快、过多引起。病情变化快、头痛剧烈、呕吐频繁、颈项强直,生命体征改变出现较早,而意识障碍和瞳孔改变出现较晚。当延髓的呼吸中枢受压时,患者早期可突发呼吸骤停而死。

(三)心理、社会状况

了解颅内压增高的患者有无因头痛、呕吐等引起烦躁不安、焦虑等心理反应,还应了解患者家属对疾病的认知和适应程度。

(四)辅助检查

1.腰椎穿刺

可以直接测量颅内压,同时取脑脊液做检查,但当颅内压明显增高时不应做腰椎穿刺,以免引发脑疝。

2.影像学检查

头部 X 线、CT、MRI、DSA 等检查有助于明确病因和病变部位。

(五)治疗要点

1.非手术治疗

包括限制液体入量,应用脱水药和糖皮质激素,冬眠疗法等治疗方法减轻脑水肿,降低颅内压。

2.手术治疗

对于颅内占位性病变,争取手术切除。有脑积水患者,先做侧脑室穿刺外引流术,暂时缓解颅内高压,待病因诊断明确后再手术治疗。一旦脑疝形成,立即应用高渗性脱水药、呋塞米、糖皮质激素等药物降低颅内压,争取时间尽快手术治疗。

七、护 理 问 题

1.疼痛

与颅内压增高有关。

2.潜在并发症

脑疝。

八、护理措施

(一)一般护理

1.体位

床头抬高 15°～30°,有利于脑静脉回流,减轻脑水肿。

2.吸氧

持续或间断吸氧,改善脑缺氧,使脑血管收缩,减少脑血流量。

3.控制液体摄入量

不能进食者,一般每日遵医嘱输液不超过 2000mL,其中等渗盐水不超过 500mL,保持每日尿量在 600mL 以上;控制输液速度,防止输液过快而加重脑水肿;保持体液代谢和营养平衡。

4.其他

加强生活护理,适当保护患者,避免意外发生。昏迷躁动不安者不能强制约束,以免患者挣扎导致颅内压增高。

(二)病情观察

观察患者意识、生命体征、瞳孔和肢体活动的变化。

1.意识

意识状态反映了大脑皮质和脑干的功能状态,目前通用的是格拉斯哥昏迷评分标准(GCS,表 2-1-1),对睁眼、语言及运动三方面的反应进行评分。以三者积分来表示意识障碍程度,最高 15 分,表示意识清醒,8 分以下为昏迷,最低 3 分。

表 2-1-1　格拉斯哥昏迷评分标准

睁眼反应	得分	语言反应	得分	运动反应	得分
自动睁眼	4	回答正确	5	遵嘱动作	6
呼唤睁眼	3	回答错误	4	刺痛定位	5
刺痛睁眼	2	胡言乱语	3	刺痛躲避	4
不能睁眼	1	只能发声	2	刺痛肢屈	3
		不能发声	1	刺痛肢伸	2
				不能活动	1

2.瞳孔对比

双侧是否等大、等圆,有无对光反应。伤后一侧瞳孔进行性散大,是原发性动眼神经损伤所致。伤后一侧瞳孔先缩小后进行性散大,是小脑幕切迹疝的眼征;如双侧瞳孔时大时小,变化不定,对光反射消失,伴眼球运动障碍(如眼球分离、同向凝视),常是脑干损伤的表现;双侧瞳孔散大、对光反射消失、眼球固定伴深昏迷,大多为临终表现。

3.生命体征

观察呼吸的频率、幅度和类型;脉搏的频率、节律及强度;血压、脉压等。为避免患者躁动影响准确性,应先测呼吸、脉搏,最后测血压。

4.肢体活动

原发性脑损伤引起偏瘫等局灶性症状；伤后出现一侧肢体运动障碍且进行性加重，同时伴有意识障碍和瞳孔变化，多为小脑幕切迹疝压迫中脑的大脑脚，损害其中的锥体束纤维所致。

（三）治疗配合

1.防治颅内压增高的护理

（1）脱水治疗的护理：遵医嘱应用高渗性脱水药和利尿药，减轻脑水肿，达到降低颅内压的目的。常用的高渗性脱水药是20%甘露醇，成人每次250mL，于15～30min快速静脉滴注，每日2～4次；用药后10～20min颅内压开始下降，可维持4～6h。同时使用利尿药如呋塞米（速尿）静脉注射，可重复使用。脱水药可使钠、钾等排出过多，引起电解质紊乱，脱水治疗期间记录24h出入液量，遵医嘱合理输液。

（2）应用糖皮质激素的护理：可改善毛细血管通透性，防治脑水肿，降低颅内压。遵医嘱常用地塞米松5～10mg，每日2～3次，静脉注射。要注意防止应激性溃疡和感染等并发症的发生。

（3）冬眠疗法的护理：通过冬眠药物，配合物理降温，使患者的体温维持于亚低温状态，以降低脑耗氧量和脑组织代谢率，提高其对缺氧耐受力，减轻脑水肿，降低颅内压。遵医嘱给予冬眠药物，通过调节滴速来控制冬眠深度，待患者进入冬眠状态，方可开始物理降温。降温速度以每小时下降1℃为宜，体温降至肛温31～34℃较为理想。在冬眠降温期间不宜翻身或移动体位，以防发生直立性低血压。停止治疗时先停物理降温，再逐渐停用冬眠药物。

2.对症护理

①有抽搐发作者，应给予抗癫痫药物疗法。②对头痛者，可遵医嘱应用镇痛药，但禁用吗啡和哌替啶。③患者躁动时，在排除颅内高压进展、气道梗阻、排便困难等前提下，可遵医嘱给予镇静药，切勿强制约束。

3.脑疝的急救与护理

保持呼吸道通畅并吸氧，快速静脉输入甘露醇、呋塞米等脱水药和利尿药，密切观察患者呼吸、心跳及瞳孔的变化。紧急做好手术前准备，发生呼吸骤停者立即进行气管插管及辅助呼吸。

4.脑室引流的护理

脑室引流术是经颅骨钻孔或椎孔穿刺侧脑室放置引流管，将脑脊液引流至体外从而降低颅内压的一种治疗和急救措施。其护理要点如下所述。

（1）妥善固定：患者手术返回病房后，应在严格无菌操作下连接引流瓶（袋）并妥善固定。引流管开口要高于侧脑室平面10～15cm，以维持正常的颅内压。搬动患者时应将引流瓶（袋）暂时夹闭，防止脑脊液反流引起逆行感染。

（2）注意引流速度和量：正常人每日脑脊液分泌量为400～500mL，故每日引流量以不超过500mL为宜。每日引流过多、过快可引起颅内压骤降，导致意外发生。可适当抬高或降低引流瓶（袋）的位置，以控制流量和速度。

（3）保持引流通畅：引流管不可受压、扭曲、成角及折叠；若怀疑引流管被血凝块或组织阻塞，可在严格消毒管口后，用无菌注射器轻轻向外抽吸，但不可向管内注入生理盐水冲洗，以免管内阻塞物被冲至脑室狭窄处引起脑脊液循环受阻。

（4）观察并记录脑脊液的颜色、量及性状：正常脑脊液无色透明。手术后 1～2 日可略呈血性，以后变淡并转为橙黄色。若脑脊液中有较多血液或血色逐渐加深，提示脑室内出血，要告知医生采取措施处理。感染后的脑脊液混浊，可有絮状物，同时患者有全身感染表现。引流时间一般不超过 5～7 日，否则有发生颅内感染可能。

（5）严格遵守无菌操作原则：每日更换引流瓶（袋），应先夹闭引流管以免脑脊液逆流入脑室内。注意保持引流装置的无菌状态。

（6）拔管：开颅手术后脑室引流管一般留置 3～4 日，待脑水肿逐渐消退，颅内压开始降低时，可考虑拔管。此前应试行抬高或夹闭引流管 24h，以了解脑脊液循环是否通畅，有无颅内压再次升高的表现。若患者出现头痛、呕吐等症状，要及时通知医生并降低引流瓶（袋）或开放夹闭的引流管。拔管后若伤口处有脑脊液流出，应告知医生处理。

（四）心理护理

及时发现患者的行为和心理异常，帮助其消除焦虑和恐惧，改善心理状态。帮助患者和家属消除因疾病带来的对生活的疑虑和不安，接受疾病带来的改变。

九、健康教育

（1）介绍疾病有关的知识和治疗方法，指导患者学习和掌握康复的知识和技能。

（2）防止剧烈咳嗽、便秘、提重物等使颅内压骤然增高的因素，以免发生脑疝。

（3）对有遗留神经系统功能障碍的患者，应遵循康复计划，循序渐进地进行多方面的训练，以最大程度恢复其生活自理能力。

第二节 甲状腺功能亢进

一、分类

按引起甲状腺功能亢进（甲亢）的原因，可分为以下三类。

（一）原发性甲亢

最常见，患者在甲状腺肿大的同时出现功能亢进症状。以 20～40 岁多见。腺体多呈弥散性肿大，两侧对称，常伴有眼球突出，故又称"突眼性甲状腺肿"。可伴胫前黏液性水肿。

（二）继发性甲亢

较少见，如继发于结节性甲状腺肿的甲亢，患者先有结节性甲状腺肿多年，以后逐渐出现功能亢进症状。年龄多在 40 岁以上。腺体呈结节状肿大，两侧不对称，无眼球突出，容易发生心肌损害。

（三）高功能腺瘤

少见，甲状腺内有单个的自主性高功能结节，结节周围的甲状腺组织呈萎缩改变。患者无眼球突出。放射性碘扫描显示结节的聚碘量增加，呈现"热结节"。

二、病因与病理

目前认为原发性甲亢是一种自身免疫性疾病。除了自身免疫以外，精神因素、遗传、交感神经刺激等均与本病的发生有关。继发性甲亢和高功能腺瘤的发病原因未完全明确，患者血中长效甲状腺刺激激素等的浓度不高，可能与结节本身自主性分泌紊乱有关。

三、临床表现

甲亢是全身性疾病，各个系统均可有异常。典型表现有甲状腺激素分泌过多综合征、甲状腺肿大及眼征三大主要表现。

（一）甲状腺激素分泌过多综合征

由于甲状腺激素分泌增多和交感神经兴奋，患者可出现高代谢综合征和各系统功能受累，表现为性情急躁、易激动、失眠、双手细微颤动、怕热多汗、皮肤潮湿；食欲亢进却体重减轻、肠蠕动亢进和腹泻；月经失调和阳痿；心悸、脉快有力（脉率常在 100 次/分以上，休息与睡眠时仍快）、脉压增大。其中脉率增快及脉压增大常作为判断病情程度和治疗效果的重要指标。如果合并甲状腺功能亢进性心脏病时，出现心律失常、心脏增大和心力衰竭。

（二）甲状腺肿大

呈弥散性、对称性，质地不等，无压痛，多无局部压迫症状。甲状腺触诊可有震颤，听诊时闻及血管杂音。

（三）眼征

原发性甲亢患者常伴有不同程度的突眼。典型者双侧眼球突出、眼裂增宽。严重者，上、下眼睑难以闭合，甚至不能盖住角膜。除此之外尚有瞬目减少；眼向下看时上眼睑不随眼球下闭；上视时无额纹出现；两眼内聚能力差，甚至伴眼睑肿胀、结膜充血水肿等表现。

四、辅助检查

（一）基础代谢率测定

用基础代谢率测定器测定，较为可靠。临床上常根据脉压和脉率计算，较简便，计算公式为：基础代谢率％＝（脉率＋脉压）－111。正常值为±10％，＋20％～＋30％为轻度甲亢，＋30％～＋60％为中度甲亢，＋60％以上为重度甲亢。为减小误差，测定时应在清晨、空腹和静卧时测定。

（二）甲状腺摄 ^{131}I 率测定

正常甲状腺 24h 内摄取的 ^{131}I 为人体总量的 30％～40％，如摄碘率增高，2h 大于 25％或 24h 大于 50％，且摄碘高峰提前出现，均可诊断为甲亢。

（三）血清中 T_3、T_4 的测定

有确诊价值。甲亢时 T_3 高于正常的 4 倍，T_4 仅为正常的 2.5 倍。T_3 测定对甲亢的诊断具有较高的敏感性。

五、治疗要点

1.甲亢治疗的基本方法

①以内科治疗为主;②手术治疗。

2.手术指征

①继发性甲亢或高功能腺瘤;②中度以上的原发性甲亢;③腺体较大,有压迫症状或胸骨后甲状腺肿等类型的甲亢;④内科治疗无效、复发或不能坚持长期服药;⑤妊娠早、中期的甲亢患者有上述指征者。

3.手术禁忌证

①症状轻者;②青少年患者;③老年人或不能耐受手术者。

六、护理评估

(一)健康史

患者是否有家族遗传史、是否有自身免疫性疾病。另外,精神刺激、病毒感染、严重应激和过度劳累等原因对本病的发病也有重要影响。

(二)身体状况

1.高代谢综合征

由于 T_3、T_4 分泌增多,导致交感神经兴奋性增高和新陈代谢加速,常有心悸、乏力、怕热、多汗、消瘦、食欲亢进、体重下降等。

(1)神经系统:神经过敏,多言好动,紧张焦虑,焦躁易怒,失眠不安,注意力不集中,记忆力减退,手、眼睑震颤,腱反射亢进等。

(2)心血管系统:心悸、胸闷、气短、第一心音亢进。心搏出量增加可致收缩压增高,外周血管扩张,血管阻力下降,可致舒张压下降,导致脉压增大。心动过速,心律失常以房性期前收缩最常见。合并甲状腺毒症心脏病时,可出现心脏增大和心力衰竭,心律失常则以心房颤动多见。

(3)消化系统:胃蠕动增快,食欲亢进,消瘦,排便频繁。重者可有肝大、肝功能异常,偶有黄疸。

(4)肌肉与骨骼系统:可伴发周期性瘫痪和近端肌肉进行性无力、萎缩。也可伴发重症肌无力及骨质疏松。

(5)生殖系统:女性常有月经减少或闭经。男性有勃起功能障碍,偶有乳腺发育。

(6)造血系统:淋巴细胞、单核细胞增高,但白细胞总数减低。伴发血小板减少性紫癜。

2.甲状腺肿

程度不等的甲状腺肿大,呈弥散性、对称性,质地中等,无压痛。甲状腺上下极可触及震颤,闻及血管杂音,为本病重要的体征。

3.眼征

可分为单纯性和浸润性突眼两类。①单纯性突眼:与甲状腺毒症导致的交感神经兴奋性增高有关。②浸润性突眼：称为 Graves 眼病，与眶周组织的自身免疫炎症反应有关。表现为眼内异物感、胀痛、畏光、流泪、视力下降。检查见突眼，眼睑肿胀，结膜充血水肿，眼球活动受限。严重者可形成角膜溃疡，全眼炎，甚至失明。

（三）辅助检查

1.基础代谢率测定

应在禁食 12h，睡眠 8h 以上，静卧空腹状态下进行。

2.FT_4、FT_3

甲亢时血清 FT_3、FT_4 增高，作为筛选检查。

3.促甲状腺激素（TSH）

血清 TSH 浓度的变化是反映甲状腺功能最敏感的指标，甲亢时 TSH 浓度降低。

4.三碘甲状腺原氨酸（T_3）抑制试验

用于鉴别单纯性甲状腺肿和甲亢。

5.TSH 受体抗体（TRAb）

早期有诊断意义，可作为判断病情活动、复发和停药的指标。

6.甲状腺摄^{131}I率

总摄碘率增高。

7.促甲状腺激素释放激素（TRH）兴奋试验

甲亢时 T_3、T_4 增高，反馈抑制 TSH，故 TSH 不受 TRH 兴奋；TRH 给药后 TSH 增高可排除甲亢。本试验安全，可用于老人及心脏病患者。

（四）治疗要点

针对甲亢有三种疗法，即抗甲状腺药物（ATD）、^{131}I 和手术治疗。

1.抗甲状腺药物

治疗甲亢的基础方法，抗甲状腺药物也用于手术和 ^{131}I 治疗前的准备阶段。常用的抗甲状腺药物分为硫脲类和咪唑类。硫脲类包括丙硫氧嘧啶（PTU）和甲硫氧嘧啶等，咪唑类包括甲巯咪唑（MMI）和卡比马唑等。

2.^{131}I 治疗

^{131}I 被甲状腺摄取后释放出 β 射线，破坏甲状腺组织细胞，从而减少甲状腺激素的合成与释放。

3.手术治疗

适应证包括：①中、重度甲亢，长期服用药物无效或停药复发或不能坚持服药者；②甲状腺肿大显著，有压迫症状；③胸骨后甲状腺肿；④多结节性甲状腺肿伴有甲亢。手术治愈率 95%左右，复发率为 0.6%～9.8%。

4.碘剂

小剂量碘剂是合成甲状腺激素的原料，可预防单纯性甲状腺肿；但大剂量碘剂可产生抗甲状腺作用，主要抑制甲状腺激素的释放，且作用迅速，还可以抑制其合成。碘剂还可以减少甲状腺的血流量，使腺体充血减少，因而缩小变硬。常用药物有复方碘化钾或复方碘化钠。

5.β 受体阻滞剂

改善甲亢所致心率增快、心肌收缩力增加等交感神经激活症状,还可以抑制外周 T_4 转化为 T_3。常用药物为普萘洛尔。

七、护理问题

1.焦虑或恐惧

与对手术有顾虑有关。

2.营养失调:低于机体需要量

与甲亢高代谢状况有关。

3.疼痛

与手术切口、不当的体位改变、吞咽有关。

4.潜在并发症

呼吸困难或窒息等。

八、护理措施

(一)一般护理

(1)给予高热量、高蛋白、高维生素饮食,限制含纤维素高的食物,应食用无碘盐,避免进食含碘丰富的食物,如海带、紫菜等。禁用对中枢神经有兴奋作用的浓茶、咖啡等刺激性饮料,戒烟、酒,注意补充水分。

(2)室温保持在 20℃ 左右,避免强光和噪声刺激。

(3)避免提供刺激、兴奋的消息,以减少患者激动、易怒的精神症状。

(4)让患者及家属了解其情绪、性格改变是暂时的,可因治疗而改善。

(5)活动以不感到疲劳为度,以免病情加重。有心力衰竭或严重感染者应严格卧床休息。

(二)症状护理

有突眼者,须经常点眼药,外出戴茶色眼镜,以避免强光与灰尘的刺激,睡前涂眼药膏,戴眼罩,并抬高头部,低盐饮食,以减轻眼球后软组织水肿。

(三)药物护理

抗甲状腺药物的常见不良反应:①粒细胞减少,严重者可致粒细胞缺乏症,主要发生在治疗后 2~3 个月,需要定期复查血常规,当白细胞低于 $3 \times 10^9 /L$ 或中性粒细胞低于 $1.5 \times 10^9 /L$ 时应停药;②皮疹;③中毒性肝病,用药前、后要检查肝功能。

(四)甲状腺术前、术后护理

1.完善术前检查

①颈部透视或摄片,了解气管有无受压或移位;②检查心脏有无扩大、杂音或心律失常等,并做心电图检查;③喉镜检查,确定声带功能;④测定基础代谢率,了解甲亢程度,选择手术时机;⑤检查神经肌肉的应激反应是否增高,测定血钙、血磷含量,了解甲状旁腺功能状态。

2. 术前药物准备

术前通过药物降低基础代谢率是甲亢患者手术准备的重要环节。有以下几种方法。

(1)单服碘剂:常用碘剂为复方碘化钾溶液,每日 3 次口服,第 1 日每次 3 滴,第 2 日每次 4 滴,依此逐日每次增加 1 滴至每次 16 滴为止,然后维持此剂量。碘剂具有刺激性,可在饭后经凉开水稀释服用或把碘剂滴在饼干、面包片上吞服,以减少对口腔和胃黏膜的刺激。服用碘剂 2~3 周后患者情绪稳定,睡眠良好,体重增加,脉率每分钟 90 次以下,脉压恢复正常,BMR 在 +20% 以下,便可进行手术。需要注意的是由于碘剂不能抑制 T_4 的合成,一旦停服,储存于甲状腺滤泡内的甲状腺球蛋白大量分解,将使甲亢症状重新出现甚至加重,因此,碘剂应仅在手术前和甲状腺危象时使用,凡不准备手术的患者不宜服用。

(2)硫脲类药物加用碘剂:先用硫脲类药物,待甲亢症状得到基本控制后停药,改服 2 周碘剂,再行手术。由于硫脲类药物能使甲状腺肿大充血,手术时极易发生出血,增加手术困难和危险,因此服用硫脲类药物后必须加用碘剂。

(3)普萘洛尔单用或合用碘剂:对于不能耐受碘剂或合并应用硫脲类药物或对此两类药物无反应的患者,主张与碘剂合用或单用普萘洛尔作术前准备。由于普萘洛尔在体内的有效半衰期不到 8h,故最后一次服用须在术前 1~2h,术后继续口服 4~7 日。另外,术前不用阿托品,以免引起心动过速。

3. 术后护理

(1)体位和引流:患者血压平稳或全麻后取半坐卧位,以利呼吸和引流切口内积血。手术野常规放置橡皮片或引流管引流 24~48h,引流积血可预防术后气管受压。

(2)活动:变换体位时用手置于颈后以支撑头部,避免颈部弯曲、过伸或快速的头部运动。

(3)饮食:先给予患者少量温水或凉水,若无呛咳、误咽等不适,可给予微温流质饮食,饮食过热可使手术部位血管扩张,加重渗血。以后逐步过渡到半流质饮食和软食。

(4)药物:患者术后继续服用复方碘化钾溶液,逐日减少,直至病情平稳。

(五)主要并发症的预防与护理

1. 术后呼吸困难和窒息

最常见原因为切口内出血压迫气管,其次是喉头水肿、气管塌陷、双侧喉返神经损伤。多发于术后 48h 内,是最危急的并发症。表现为进行性呼吸困难、发绀,甚至窒息,可有切口渗血。术后床旁应常规放置气管切开包。如发现患者呼吸困难、切口局部张力较大时须立即进行床旁抢救,及时剪开缝线,迅速除去血肿。对喉头水肿者立即用大剂量激素,呼吸困难无好转时行环甲膜穿刺或气管切开。

2. 喉上神经、喉返神经损伤

(1)喉返神经损伤:一侧喉返神经损伤,大多引起声音嘶哑;双侧喉返神经损伤,可出现失声或呼吸困难,甚至窒息,需立即行气管切开。

(2)喉上神经损伤:外支损伤(运动神经),引起环甲肌瘫痪,声带松弛、音调低钝。内支损伤(感觉神经),可使喉部黏膜感觉丧失,在进食特别是饮水时容易发生误咽、呛咳。

锉夹、牵拉、血肿压迫而致损伤者多为暂时性,经理疗等处理后,一般在 3~6 个月内可逐渐恢复。

3.手足抽搐

手术时甲状旁腺被误伤,患者血钙浓度下降,神经肌肉的应激性提高。多在术后 1～3 日出现。抽搐发作时,立即静脉注射 10% 葡萄糖酸钙或氯化钙 10～20mL。发生手足抽搐后,应适当限制患者肉类、乳品和蛋类等食品的摄入。

4.甲状腺危象

诱因可能为应激、感染、治疗反应、手术准备不充分等。临床表现为体温≥39℃、心率≥140 次/分、恶心、厌食、呕吐、腹泻、大汗、休克、神情焦虑、烦躁、嗜睡或谵妄、昏迷等,可合并心力衰竭、肺水肿。

治疗:①抑制甲状腺素合成:首选口服 PTU。②抑制甲状腺素释放:给予复方碘溶液。③静脉滴注氢化可的松或地塞米松:可加强应激反应能力。④血液透析:可以降低血浆甲状腺素浓度。⑤对症治疗:吸氧;物理降温,补足液体;抗感染;烦躁时加用镇静药或使用异丙嗪进行人工冬眠。禁用阿司匹林。

预防:预防甲状腺危象最关键的是充分的术前准备,术后继续服用碘剂,逐渐减量。

九、健康教育

(1)服用抗甲状腺药物的开始 3 个月,每周查血常规 1 次,每隔 1～2 个月做甲状腺功能测定,定期测量体重。脉搏减慢、体重增加是治疗有效的标志。若出现高热、恶心、呕吐、腹泻、突眼加重等,应警惕甲状腺危象的可能,及时就诊。

(2)对妊娠期甲亢患者,药物首选 PTU,禁用放射碘治疗,慎用普萘洛尔、产后如需继续服药,则不宜哺乳。

第三节　急性乳腺炎

一、概述

(一)病因

1.乳汁淤积

患者乳头发育不良,乳管引流不通畅;初产妇哺乳经验不足不能将乳汁充分排出,都会导致乳汁淤积。乳汁淤积有利于入侵的细菌生长繁殖。

2.细菌入侵

致病菌多为金黄色葡萄球菌,少数为溶血性链球菌。细菌多因乳头破损或皲裂侵入乳房。个别经乳头开口侵入。

(二)病理

乳汁淤积有利于入侵的细菌生长繁殖,妇女产后哺乳期免疫力下降,细菌可从乳头入侵,迅速生长繁殖,沿淋巴管到乳腺及其结缔组织,侵入到乳腺小叶,引起急性化脓感染,早期为蜂窝织炎,数日后出现炎性脓肿。表浅脓肿可向乳房表面破溃或破入乳管由乳头流出。深部脓肿可波及乳房与胸肌间的疏松组织中，形成乳房内脓肿、乳晕下脓肿、乳房后脓肿。严重感染者，可发生脓毒血症。

二、护理评估

（一）健康史

评估有无乳头发育不良，如过小或凹陷；哺乳是否正常，乳汁能否完全排空，有无乳汁淤积；了解有无乳头破损或皲裂。

（二）身体状况

1.局部表现

患侧乳房胀痛，局部红、肿、热、痛，并有压痛性肿块。脓肿形成时肿块可有波动感，深部脓肿的波动感不明显，但乳房肿胀明显，有局部深压痛。脓肿破溃时，可见脓液自皮肤或乳头排出；常伴患侧腋窝淋巴结肿大和触痛。

2.全身表现

患者可有寒战、高热和脉搏加快、食欲缺乏等症状。

（三）心理、社会状况

在感染期间因不能有效地进行母乳喂养或因疼痛，患者易产生焦虑心理。

（四）辅助检查

1.实验室检查

血常规检查可见白细胞计数及中性粒细胞比例升高。

2.诊断性穿刺

在乳房肿块波动最明显的部位或压痛最明显的区域穿刺，抽到脓液表示脓肿已形成。

（五）治疗要点与反应

急性乳腺炎的治疗原则是控制感染、排空乳汁。未形成脓肿之前，主要以局部热敷、药物外敷或理疗、应用抗菌药物等治疗为主，脓肿形成后，应及时行脓肿切开引流术。为避免损伤乳管而形成乳瘘，行脓肿切开引流时应以乳头为中心做放射状切口；乳晕部脓肿可沿乳晕边缘作弧形切口；乳房深部或乳房后脓肿可在乳房下缘作弓形切口，切开后分离脓肿的多房间隔膜，为保证引流通畅，引流条应放在脓腔最低部位，必要时另加切口作对口引流。由于抗生素可被分泌至乳汁，故应避免使用对婴儿有不良影响的抗生素，如氨基糖苷类、磺胺药和甲硝唑等。

三、护理诊断及合作性问题

1.急性疼痛

与乳房肿胀、感染、脓肿切开引流有关。

2.体温过高

与炎症反应有关。

3.知识缺乏

缺乏围生期乳房保健知识。

四、护理措施

（一）一般护理

嘱患者进食高蛋白、高热量、高维生素、低脂肪食物，保证足量水分的摄入。注意休息，适当运动、劳逸结合。加强哺乳期乳房的清洁护理，提高患者抗感染和修复能力。

（二）病情观察

定时监测生命体征，观察局部炎性肿块有无改变，并定时查血常规，了解白细胞计数及分类变化，必要时作细菌培养及药敏试验。

（三）治疗配合

（1）防止乳汁淤积：一般不停止哺乳，因停止哺乳不仅影响婴儿的喂养，且提供了乳汁淤积的机会。但患侧乳房应停止哺乳，并以吸乳器吸尽乳汁，促使乳汁通畅排出，局部热敷有利早期炎症的消散。若感染严重或脓肿引流后并发乳瘘，应停止哺乳。

（2）促进局部血液循环：用宽松的乳罩托起两侧乳房，局部可热敷或理疗以减轻疼痛，水肿明显者，可用50%的硫酸镁溶液湿热敷。

（3）控制感染：遵医嘱早期、足量应用抗生素。

（4）对症处理：高热者予以物理降温，必要时遵医嘱应用解热镇痛药物。

（5）切口护理：脓肿切开后，保持引流通畅，及时更换敷料。

（四）心理护理

解释疼痛及不能有效母乳喂养的原因，消除患者的思想顾虑，保持心情舒畅。

（五）健康指导

（1）指导产妇正确哺乳：每次哺乳时尽量排空乳汁，如有乳汁淤积，应及时用吸乳器或手法按摩排空乳汁。养成婴儿不含乳头睡眠的良好习惯。

（2）保持乳头和乳晕清洁：孕期经常用肥皂水及清水清洗两侧乳头；妊娠后期每日清洁1次，产后每次哺乳前、后均需清洁乳头，以保持局部清洁与干燥。

（3）纠正乳头内陷：乳头内陷者于分娩前3～4个月开始每天挤捏、提拉乳头，也可用吸乳器吸引，使乳头外突。

（4）处理乳头破损：有乳头、乳晕破损或皲裂者，暂停哺乳，用吸乳器吸出乳汁哺乳婴儿；局部用温水清洗后涂以抗生素软膏，待愈合后再哺乳。症状严重时应及时诊治。

（5）预防或及时治疗婴儿口腔炎症。

五、护理评价

患者乳房疼痛及高热是否缓解；切口引流是否通畅；是否掌握了正确哺乳及排空乳汁的方法；能否积极主动配合治疗及护理。

第四节　乳房肿瘤

一、乳腺纤维腺瘤患者的护理

乳腺纤维腺瘤是女性常见的乳房良性肿瘤,好发年龄为 20～25 岁。

(一)病因
本病的发生与雌激素的作用活跃密切相关。

(二)临床表现
主要为无痛性乳房肿块。肿块多发生于乳房外上象限,约 75％为单发,少数为多发。肿块增长缓慢,质似硬橡皮球的弹性感,表面光滑,易于推动。月经周期对肿块大小的影响不大。患者常无自觉症状,多为偶然扪及。

(三)治疗要点
乳腺纤维腺瘤虽属良性,但有恶变可能,故手术切除是唯一有效的治疗方法。由于妊娠可使纤维腺瘤增大,所以妊娠前后发现的乳腺纤维腺瘤一般应手术切除。手术切除的肿块必须常规做病理学检查。

(四)常见护理诊断/问题
1.知识缺乏

缺乏乳腺纤维腺瘤诊治的相关知识。

2.焦虑或恐惧

与担心发生乳腺癌有关。

(五)护理措施
(1)告知患者乳腺纤维腺瘤的病因及治疗方法。

(2)行肿瘤切除术后,嘱患者保持切口敷料清洁、干燥。

(3)暂不手术者应密切观察肿块的变化,明显增大者应及时到医院诊治。

二、乳管内乳头状瘤患者的护理

乳管内乳头状瘤多见于 40～50 岁妇女。75％发生在乳管近乳头的壶腹部,瘤体很小,且有很多壁薄的血管,容易出血。乳管内乳头状瘤属良性,但有恶变的可能,恶变率为6％～8％。

(一)临床表现
一般无自觉症状,乳头溢血性液为主要表现。因瘤体小,常不能触及;偶可在乳晕区扪及质软、可推动的小肿块,轻压此肿块,常可见乳头溢出血性液。

(二)治疗要点
诊断明确者以手术治疗为主,行乳腺区段切除并做病理学检查,若有恶变应施行根治性手术。

(三)常见护理诊断/问题
1.知识缺乏

缺乏乳管内乳头状瘤诊治的相关知识。

2.焦虑

与担心发生乳腺癌有关。

（四）护理措施

（1）告知患者乳头溢液的病因、手术治疗的必要性,解除患者的思想顾虑。

（2）术后保持切口敷料清洁、干燥,按时回院换药。

（3）定期回院复查。

三、乳腺癌患者的护理

乳腺癌是女性常见的恶性肿瘤之一,发病率占全身各种恶性肿瘤的 7%～10%,40～60 岁妇女发病率较高。在发达地区乳腺癌已成为女性发病首位的恶性肿瘤。淋巴转移是乳腺癌主要的转移方式,癌细胞可以直接侵入血循环转移至肺、骨、肝等部位。

（一）概述

1.病因

病因尚不清楚,一般认为有以下危险因素。

（1）性激素变化:女性更年期卵巢功能逐渐减退,以至垂体前叶功能增强,促使肾上腺皮质产生雌激素,研究发现雌酮有明显的致癌作用。60 岁以后,肾上腺皮质又可分泌较多的雄激素。这些激素变化使乳腺腺体上皮细胞过度增生,进而可能导致乳腺癌的发生。临床发现绝经后长期应用外源性雌激素会导致乳腺癌发生。

（2）饮食习惯:流行病学调查发现低纤维素饮食、高热量饮食、肥胖者发病多,研究也发现饮酒者乳腺癌的危险性增加。

（3）遗传因素:流行病学调查发现乳腺癌有家族聚集现象,5%～10%患者有明显的遗传倾向。母女关系患病率比一般女性高 10 倍,姐妹关系患病率比一般女性高 2～3 倍。

（4）癌前期病变:病理学研究发现乳腺某些良性疾病与乳腺癌发生也有关系。在增生性病变中,有小叶或导管不典型增生者危险性更高。因此有些学者认为上述疾病为乳腺癌的癌前病变。

（5）其他:临床流行病学研究发现有胸部 X 线多次、大剂量照射史者患病率较高。长期精神紧张、压力大也会增加患病概率。未育、未哺乳者会增加患病概率。

2.病理

乳腺癌多起源于乳腺导管上皮,少数起源于腺泡上皮,有以下几种类型。

（1）非浸润性癌:癌细胞生长仅局限于上皮基底层,无间质浸润,也称原位癌。例如,导管内癌,该类型为早期癌,预后较好。

（2）早期浸润癌:癌细胞生成突破上皮基底层,开始向间质浸润。例如,早期浸润性导管癌,该类仍然属于早期癌肿。

（3）浸润性特殊癌:乳头状癌、黏液腺癌、髓样癌等均属此类。该类型一般细胞分化较高,预后尚好。

（4）浸润性非特殊癌:包括浸润性小叶癌、浸润性导管癌等。此类型是乳腺癌常见类型,大部分癌肿分化较低,预后较差。

3.转移途径

(1)局部转移:癌细胞沿导管或筋膜间隙蔓延,侵及皮肤、胸肌。

(2)淋巴转移:最常见。乳房外侧的癌肿,易向同侧腋窝淋巴结转移。

(3)血行转移:癌细胞可以直接侵入血循环,经血循环向远处转移,远处转移的顺序依次为肺、骨、肝等部位。

(二)护理评估

1.健康史

了解患者月经史、生育史、妊娠史、乳腺疾病家族史。研究发现乳腺癌的危险性与某些乳腺良性疾病有关,如患乳腺小叶上皮高度增生或不典型增生,患乳腺癌的危险性明显增高。了解应用外源性激素情况。

2.身体状况

(1)症状。

乳房肿物:早期表现为无痛、单发、质硬、表面不光滑、与周围组织分界不清、不易推动。见于外上象限,其次是乳头、乳晕和内上象限。一般无自觉症状,常于洗澡、更衣或查体时发现。

皮肤改变:癌肿块侵及库珀韧带,可使韧带收缩而失去弹性,导致皮肤凹陷,称为"酒窝征"。当皮内、皮下淋巴管被癌细胞堵塞时,可出现皮肤淋巴管水肿,在毛囊处形成许多点状凹陷,使皮肤呈"橘皮样"改变。乳房小,而肿块大,肿块可隆起于乳房表面。肿块还可向浅表生长,使皮肤破溃形成菜花样溃疡。若癌肿侵犯近乳头的大乳管,可使乳头偏移、内陷或抬高,造成两侧乳头位置不对称。部分患者的乳头会溢出血性液体。

淋巴转移症状:常见患侧腋窝淋巴结肿大,早期肿大淋巴结为散在、质硬、无压痛、尚可推动的结节。后期淋巴结肿大相互粘连、融合,与皮肤和深部组织粘连,不易推动。大量癌细胞堵塞腋窝主要淋巴管时,则可发生上肢水肿。晚期锁骨上淋巴结增大。

血行转移表现:常最先出现肺转移的症状,即胸痛、咯血、咳嗽、气急等症状。其次可出现腰背痛、病理性骨折骨转移症状,肝转移时出现肝大、黄疸。

(2)临床分期:乳腺癌的临床分期根据癌肿的大小、与皮肤或胸肌的粘连程度、腋窝淋巴结转移情况,共分为 4 期。

Ⅰ期:肿瘤直径不超过 3cm,与皮肤无粘连,无腋窝淋巴结肿大。

Ⅱ期:肿瘤直径不超过 5cm,与皮肤粘连,尚能推动,同侧腋窝有数个散在、活动的淋巴结。

Ⅲ期:肿瘤直径超过 5cm,与皮肤或胸肌粘连,同侧腋窝淋巴结已融合成团,但尚可推动。

Ⅳ期:肿瘤广泛扩散至皮肤或与胸肌、胸壁粘连固定。

3.心理、社会状况

了解患者的心理反应,评估患者对乳腺癌的认知程度。了解患者家庭经济、工作、角色、关系等情况。患者多为无意中发现乳房内肿块来就诊,一旦怀疑乳腺癌,常表现为焦虑、恐惧。手术切除乳房,就意味着患者失去了女性第二性征和哺乳的功能,会加重其精神上的困扰。

4.辅助检查

(1)乳房 X 线摄影检查。

钼靶 X 线:可显示乳房软组织结构,乳腺癌的肿块呈现密度增高阴影,边缘呈针状、蟹状改变,肿块内或肿块旁出现微小钙化灶,局部皮肤增厚。

乳腺腺管造影术:主要用于检查乳管内疾病,用于鉴别诊断。

(2)B型超声波检查:能够发现直径在1cm以上的肿瘤。观察肿物的变化,可鉴别肿块是囊性还是实质性。

(3)病理细胞学检查:取乳头溢液或细针穿刺肿块吸取组织细胞,涂片做病理学细胞学检查,用于术前诊断。

(4)活体组织检查:将肿瘤及周围部分乳腺组织一并完整切除,送冷冻切片检查,根据病理结果来决定手术方式。

5.治疗要点

(1)手术治疗:乳腺癌是一种以局部表现为主的全身系统性疾病。手术是乳腺癌的主要治疗手段。早期(Ⅰ、Ⅱ期)乳腺癌以根治性手术为主,同时辅以化疗、放疗、内分泌治疗、免疫疗法等综合措施。晚期乳腺癌则以化疗、内分泌治疗为主,必要时做姑息性手术。目前常见的手术方式有以下几种。

乳腺癌根治术:切除整个乳房、胸大肌、胸小肌及腋窝和锁骨下脂肪组织及淋巴结。

改良乳腺癌根治术:切除整个乳房,同时做腋窝淋巴结清扫,保留胸肌。该术式对胸部外观影响较小。

乳房单纯切除术:切除全部乳腺组织,包括乳头乳晕复合体,以及适当的皮肤以便缝合切口。

(2)放射治疗:是局部治疗的重要手段之一,可减少局部复发率,根据情况可在手术前后进行。晚期乳腺癌可以先在化疗的基础上加做放疗。

(3)化学治疗:一种必要的全身性辅助治疗手段,可提高手术治疗的效果和患者的生存率。常见的化学治疗包括术前化疗、术后辅助化疗及晚期癌化疗。化疗前需以病理学诊断为依据。一般需4～8个周期,3～6个月。

(4)内分泌治疗:适用于对激素依赖的乳腺癌,可采用的方法如下所述。

去势治疗:绝经前患者可药物去势、手术切除卵巢或用放射线照射卵巢,以消除体内雌激素的来源。

抗雌激素治疗:根据绝经前后患者体内雌激素的来源不同,选用雌激素拮抗剂或芳香化酶抑制剂,如他莫昔芬(TAM)、来曲唑等,有较好的抑癌作用。需连续使用5～10年。

乳腺癌手术后患者要重点评估术式、术中、伤口包扎、引流、患侧肢体功能等情况。了解患者康复的需求。

(三)护理问题

1.恐惧/焦虑

与对乳腺癌的恐惧或担心失去乳房有关。

2.形象紊乱

与术后身体外观改变、化疗后脱发等有关。

3.躯体移动障碍

与手术后疼痛、手术损伤有关。

4.潜在并发症

皮瓣坏死、患侧上肢肿胀、感染等。

5.知识缺乏

缺乏有关疾病及术后康复的知识。

(四)护理措施

1.术前护理

同一般外科患者的术前准备。对高龄患者应做好心、肺、肝、肾功能检查,提高手术的耐受性。妊娠期、哺乳期的患者,性激素变化会加速癌肿生长,应立即终止妊娠和哺乳。术前一日按要求的范围做好皮肤准备。如需植皮者,做好供皮区的皮肤准备。对晚期乳腺癌有皮肤破溃的患者要保持局部清洁,防止感染。

2.术后护理

在充分评估患者术后情况的基础上,重点做好以下内容的护理。

(1)体位:术后平卧位,患侧上肢稍抬高。待血压平稳后,可取半卧位,有利于患者的引流和呼吸。

(2)加强病情观察。①密切观察生命体征的变化,观察伤口敷料渗血、渗液的情况。观察并记录皮瓣的颜色,有无皮下积液。②胸骨旁淋巴结清除的患者有损伤胸膜的可能,重点观察有无胸闷、呼吸困难的症状。③观察手术侧上肢皮肤的颜色、温度、感觉、运动情况、有无肿胀等。若皮肤发绀、肢端肿胀、皮温降低、脉搏不清或肢端麻木,应协助医生及时调整绷带的松紧度。

(3)伤口引流护理。①伤口加压包扎:乳腺癌手术后伤口用多层敷料和胸带加压包扎 1～7 日,包扎松紧度要适当。防止皮瓣下积血、积液,使胸壁与皮瓣紧密贴合。②维持有效引流:伤口皮瓣下常规放置引流管,保持持续性负压吸引。及时有效地吸出残腔内的积血、积液,有利于皮瓣的愈合。密切观察引流液的颜色和量,一般术后 1～2 日,每日引流血性液 50～200mL,以后伤口引流液会逐渐减少。术后 4～5 日渗出基本停止,可拔除引流管,继续加压包扎伤口。

(4)并发症的防治与护理。①皮下积液:该并发症较常见。术后要保持伤口引流通畅,胸带包扎松紧适度,术侧上肢避免过早外展。加强观察,及时发现积液并处理。②皮瓣坏死:手术皮瓣缝合张力较大,是皮瓣坏死的主要原因。术后要防止胸带包扎过紧,及时处理皮瓣下积液。③上肢肿胀:抬高患侧上肢,按摩患侧上肢或适当运动,勿在患侧上肢测血压、抽血、做静脉或皮下注射等。

(5)患肢功能锻炼。无特殊情况要早期活动,术后 24h 内开始活动手指及腕部,可做伸指、握拳、屈腕等锻炼。术后 48h 吊带扶托患肢可下床活动。术后 3 日内肩关节制动。术后第 4 日可进行屈肘、伸臂等锻炼。术后 7 日活动肩部,可用患侧手洗脸、刷牙、进食等,注意做患侧手触摸对侧肩部及同侧耳朵的锻炼。同时避免上臂外展。术后 14 日进行全范围的肩关节活动,如手指爬墙运动、转绳运动、拉绳运动等。

3.心理护理

关心体谅患者,观察患者的心理反应。针对患者提出的问题做好有关的解释和说明,取得患者的配合。帮助患者克服对癌症的恐惧,克服因手术切除乳房造成的失落感。指导康复训练,提高患者康复的信心。

第五节　急性化脓性腹膜炎

急性化脓性腹膜炎是由化脓性细菌,包括需氧菌和厌氧菌或两者混合引起的腹膜急性炎症。急性化脓性腹膜炎累及整个腹膜腔称为急性弥散性腹膜炎,若仅局限于病灶局部称为局限性腹膜炎,并可形成脓肿。根据发病机制分为原发性腹膜炎和继发性腹膜炎。腹膜腔内无原发病灶,细菌经血行泌尿道、女性生殖道等途径播散至腹膜腔,引起腹膜炎,称为原发性腹膜炎。原发性腹膜炎占 2%,病原菌多为溶血性链球菌、肺炎双球菌或大肠杆菌,多见于儿童,患者常伴有营养不良或抵抗力低下。临床所称急性腹膜炎多指继发性的化脓性腹膜炎,是急性化脓性腹膜炎中最常见的一种,占 98%,也是一种常见的外科急腹症。

一、病因

1.继发性腹膜炎

最常见,占 98%。腹腔内有原发病灶,主要的致病菌是胃肠道内的常驻菌群,其中以大肠杆菌最多见,其次为厌氧拟杆菌、链球菌等,大多为混合感染。

(1)腹内脏器穿孔、破裂:急性阑尾炎穿孔和胃、十二指肠溃疡穿孔是继发性腹膜炎最为常见的原因,其他原因有如急性胆囊炎并发穿孔、胃肠道肿瘤坏死穿孔等;腹部损伤引起内脏破裂也是常见原因。

(2)腹内脏器炎症扩散:见于绞窄性疝、绞窄性肠梗阻、急性阑尾炎、急性胰腺炎,由于含有细菌的渗出液在腹腔内扩散,引起继发性腹膜炎。

(3)其他:如手术后腹腔污染、吻合口瘘及医源性损伤等。

2.原发性腹膜炎

不多见。腹腔内无原发病灶,细菌多由血源性感染进入腹腔而引起腹膜炎,多见于儿童、肝硬化并发腹水或肾病等患者,患者常伴有营养不良或抵抗力低下。

二、病理

腹膜受胃肠内容物或细菌刺激后,立即发生充血、水肿,随之产生大量浆液性渗出液。一方面可以稀释腹腔内毒素及消化液,以减轻对腹膜的刺激;另一方面也可以导致严重脱水,蛋白质丢失和电解质紊乱。渗出液中逐渐出现大量中性粒细胞、吞噬细胞,可吞噬细菌及微细颗粒。坏死组织、细菌和凝固的纤维蛋白,可使渗出液变为混浊,继而成为脓液。腹膜炎形成后,根据患者的防御能力和感染的严重程度,产生不同转归。轻者,依靠邻近肠管及大网膜的粘连,使病变局限成为局限性腹膜炎;重者,炎症迅速扩散,形成弥散性腹膜炎。腹膜严重充血、广泛水肿并渗出大量的液体引起脱水和电解质紊乱,肠管麻痹,肠腔内大量积液使血容量明显减少,广泛的毒素吸收可引起感染性休克、全身衰竭甚至死亡。

三、临床表现

随着腹膜炎的不同阶段而有所不同,早期常仅为腹膜炎的表现,后期则可能因并发腹腔脓肿而有不同表现。

1.急性腹膜炎

(1)腹痛:最主要的症状。疼痛剧烈,呈持续性,患者常难以忍受;深呼吸、咳嗽、转动身体时,疼痛加剧,故患者多不愿改变体位。疼痛以原发部位最显著,随炎症扩散而延及全腹。

(2)恶心、呕吐:在发病早期常有反射性的恶心、呕吐,较轻微,吐出物多为胃内容物;并发麻痹性梗阻时,吐黄绿色胆汁,甚至粪样肠内容物。

(3)中毒症状:多数患者会出现发热、脉搏加快,随着病情发展有高热、脉速、呼吸浅快、大汗、口干等全身表现,病情严重者会出现代谢性酸中毒及感染性休克,甚至死亡。

(4)腹部体征:腹胀明显,腹式呼吸减弱或消失,腹部膨隆。腹肌紧张、腹部压痛、反跳痛为急性化脓性腹膜炎患者的重要体征,称为腹膜刺激征。压痛最明显的区域常为原发病灶所在处。突发而剧烈的刺激,如胃酸和胆汁。幼儿或极度虚弱的患者,腹肌紧张可以很轻微易被忽视。当腹腔内积液较多时,有移动性浊音。腹部听诊肠鸣音减弱或消失。

2.腹腔脓肿

(1)膈下脓肿:脓液积聚在膈肌以下、横结肠及其系膜以上的间隙内,称为膈下脓肿。膈下脓肿是腹腔内脓肿最为重要的一种。其临床特点是全身中毒症状明显,而局部症状隐匿。患者有发热,初期为弛张热,脓肿形成后可为持续高热或中等发热,逐渐出现乏力、消瘦。可有肋缘下或剑突下持续钝痛,深呼吸时疼痛加重,脓肿刺激膈肌时可引起呃逆。

(2)盆腔脓肿:盆腔位于腹腔最低点,腹膜炎时,腹腔内炎性渗出物易积聚于此而形成盆腔脓肿。因盆腔面积小,吸收能力弱,所以它的特点是局部症状明显而全身中毒症状轻。典型的表现是直肠或膀胱刺激征,如里急后重、排便次数增加而量少等,直肠指检时直肠前壁饱满并有触痛。

四、辅助检查

1.实验室检查

白细胞计数和中性粒细胞比例增高,甚至出现中毒颗粒。但病情严重或机体反应低下时,白细胞计数并不高,仅有中性粒细胞比例升高或中毒性颗粒出现。

2.影像学检查

(1)腹部 X 线检查:可见肠胀气、多个气液平面等肠麻痹征象。如空腔脏器穿孔,膈下可见游离气体。

(2)B 超检查:显示腹腔内有不等量液体。

(3)CT 检查:对腹腔内实质性脏器的病变有确诊价值,有助于原发病的诊断。

3.腹腔穿刺及腹腔灌洗

根据抽出的液体性质、气味、混浊度,进行涂片、细菌培养以及淀粉酶的测定等有助判断病因。

五、处理原则

积极处理原发病灶,消除病因,清理或引流脓腔,促使炎症局限;形成脓肿者做脓腔引流。

1.非手术治疗

对病情较轻或病程较长,如病程已经超过 24h、腹部体征已减轻或炎症已出现局限化趋势的继发性腹膜炎及原发性腹膜炎者可行非手术治疗。非手术治疗也为手术前的准备工作,包括:禁食,胃肠减压,静脉输液纠正水和电解质紊乱,合理使用抗生素,以及镇静、止痛、吸氧等。

2.手术治疗

继发性腹膜炎患者病情严重或经非手术治疗无效者,采取手术治疗。适应证:①经非手术治疗 6～8h 后(一般不超过 12h),腹膜炎症状和体征无缓解或反而加重者;②腹腔内原发病严重,如胃肠穿孔、绞窄性肠梗阻或腹腔内器官破裂等;③腹腔内原发病严重,出现严重的肠麻痹或中毒症状或合并休克。具体措施有处理原发病灶、彻底清理腹腔、充分引流。

六、护理评估

(一)健康史

评估患者是否有腹腔内脏器穿孔或破裂;评估患者是否有腹腔内器官感染、缺血;评估患者是否有手术史、患病史、过敏史等因素。

(二)身体状况

由于引起腹膜炎的原因不同,腹膜炎可以突然发生,如胃、十二指肠溃疡急性穿孔或空腔脏器破裂引起的腹膜炎;也可以先有原发病症状,再逐渐出现腹膜炎征象,如急性阑尾炎引起的腹膜炎。

1.症状

(1)腹痛:最主要的症状。疼痛程度与原发病因、炎症程度、年龄和身体素质等情况有关。疼痛一般呈持续性、剧烈腹痛,常难以忍受,深呼吸、咳嗽、转动身体可加剧。腹痛范围多自原发病灶开始,随着炎症扩散而波及全腹,但仍以原发病灶最显著。

(2)恶心、呕吐:呕吐物为胃内容物;发生麻痹性肠梗阻时可出现持续性呕吐,呕吐物常伴黄绿色胆汁,甚至有棕褐色粪汁样内容物。

(3)体温、脉搏异常:患者体温由正常逐渐升高、脉搏逐渐增快;有原发病灶者,体温已升高,继发腹膜炎后进一步增高。年老体弱者体温可不升。多数患者脉搏加速与体温成正比,若脉搏快而体温下降,常为病情加重的表现。

(4)感染、中毒征象:患者可出现寒战、高热、脉速、呼吸浅快等症状。随着病情发展,可出现面色苍白、口唇发绀、肢端发凉、呼吸急促、血压下降、神志不清等感染征象。严重者可出现代谢性酸中毒和感染性休克。

2.体征

(1)一般表现:患者呈急性面容,仰卧位,双下肢屈曲,不愿变换体位。

(2)腹部:明显腹胀、腹式呼吸减弱或消失。腹部压痛、反跳痛、腹肌紧张,是腹膜炎的典型标志,称为腹膜刺激征。胃肠、胆囊穿孔时腹肌可呈"木板样"强直。胃肠胀气叩诊可呈鼓音、腹腔内积液时移动性浊音可呈阳性。伴有肠麻痹者,听诊肠鸣音减弱或消失。

3.并发症:腹腔脓肿

(1)膈下脓肿:特点是患者有明显全身症状,但局部症状隐匿。患者有发热,初期为弛张热,脓肿形成后可持续高热和中等发热,约 39℃。可出现肋缘下或剑突下持续性钝痛,深呼吸时加重,也可有颈肩部牵涉痛,脓肿刺激膈肌可出现呃逆。感染累及胸膜可出现胸腔积液、气促、咳嗽和胸痛等症状。

(2)盆腔脓肿:急性腹膜炎后期、阑尾穿孔或结直肠手术后盆腔脓肿多见,患者体温下降后又升高,脉速,出现典型直肠或膀胱刺激症状,如里急后重、排便次数增多而量少、黏液便、尿频、排尿困难等,但腹部体检常无阳性发现。直肠指检可发现直肠前窝饱满且有触痛,一些患者可触及波动感。

(3)肠间脓肿:脓液聚积于肠管、肠系膜和网膜之间。多有不同程度的腹胀、腹痛与肠梗阻症状,腹部可有压痛或扪及包块。

(三)辅助检查

1.实验室检查

血常规白细胞计数和中性粒细胞比例增高。病情危重或机体反应能力低下者,白细胞计数可不升高,仅表现为中性粒细胞比例增高。

2.影像学检查

(1)X 线:立卧位平片可见小肠胀气并有多个气液平面;胃肠穿孔时,立位平片可见膈下游离气体;膈下脓肿时,可见患侧膈肌升高,肋膈角模糊或胸腔积液。

(2)B 超:腹腔内有不等量积液但不能鉴别性质。B 超对膈下脓肿诊断价值大,可确定脓肿位置和大小。

(3)CT 检查:对腹腔内实质器官的病变有诊断价值,也可以明确脓肿大小及位置。

3.诊断性腹腔穿刺或腹腔灌洗

抽出液气味、性状、涂片、细菌培养及淀粉酶测定有助诊断。

(四)处理要点

积极处理原发病灶,消除病因,清理或引流腹腔液,控制炎症,促使脓液渗出液局限;形成脓肿者可腹腔引流。化脓性腹膜炎治疗方法可分为非手术治疗和手术治疗两类。

1.非手术治疗

适用于病情轻或病程较长,如病程已超过 24h、腹部体征已减轻或炎症已局限及原发性腹膜炎可非手术治疗者。具体措施包括以下几点:

(1)禁食、胃肠减压。

(2)静脉补液,纠正水、电解质代谢失调;提供营养支持。

(3)合理使用抗生素。

(4)对症处理:镇静、止痛、吸氧等。

(5)物理治疗:盆腔脓肿未完全形成时,可行热水坐浴、温盐水保留灌肠等治疗。

2.手术治疗

大多数继发性腹膜炎需要手术治疗。

(1)适应证:非手术治疗6～8h后,腹膜炎症状和体征不缓解或反而加重;腹腔内空腔脏器破裂;腹腔内感染严重,出现肠麻痹或中毒症状或合并休克者;腹膜炎病因不明且无局限趋势。

(2)手术处理:探查腹膜腔,明确病因,处理原发病灶。清理腹腔,充分引流。引流已经形成的脓肿。膈下脓肿可经手术引流或经皮穿刺置管引流,后者创伤相对较小。盆腔脓肿可经直肠前壁切开引流;已婚女性可经阴道穹后部穿刺,置管或引流。

七、护理问题

1.腹痛

与腹膜炎反应和刺激、毒素吸收有关。

2.体温过高

与腹膜炎毒素吸收有关。

3.体液不足

与大量渗出、高热或体液丢失有关。

4.潜在并发症

腹腔脓肿、伤口感染。

八、护理措施

1.一般护理

(1)体位:术前无休克者,取半卧位,促使渗出液流向盆腔,减少毒素吸收,利于感染局限,同时可避免腹胀所致的膈肌抬高,减轻对呼吸和循环的影响。术后全麻未清醒者平卧6h,待血压、脉搏平稳后改为半卧位。

(2)禁食、胃肠减压:持续胃肠减压,吸出胃肠道内容物和气体,改善胃肠壁血液循环,减少内容物继续流入腹腔,减轻腹胀和腹痛。对于长时间禁食的患者,应尽早考虑肠外营养支持。

(3)止痛:已明确诊断者,可选用哌替啶,减轻患者痛苦。对诊断不明者,禁用止痛药。

(4)对症护理:减少腹部按压,减轻疼痛;休克患者,应予吸氧治疗;高热患者,给予物理或药物降温。

2.控制感染

合理应用抗生素:抗感染时需根据致病菌种类应用抗生素。抗生素的使用不能完全替代手术治疗。

3.维持体液平衡,稳定生命体征

(1)遵医嘱补液:迅速建立静脉通道,遵医嘱补充液体和电解质,纠正水、电解质代谢和酸碱平衡失调。必要时输血或血浆,维持有效循环血量。

(2)记录液体出入量:维持每小时尿量30～50mL,保持液体出入平衡。

(3)治疗休克:合并休克时,予抗休克治疗。必要时需检测中心静脉压(CVP)、血清电解质及血气分析等指标。

4.并发症预防及护理

(1)加强病情观察:检测体温、脉搏、血压和呼吸,密切监测生命体征变化。对危重患者,注意其循环、呼吸及肾功能监测。观察患者腹部症状和体征,注意腹痛和腹胀是否加剧,观察有无膈下脓肿和盆腔脓肿的表现,若发现异常,及时报告处理。

(2)保证有效引流:①固定妥当:正确连接各种引流装置,妥善固定引流管。防止脱出和受压。多根引流管时,贴上标签标明各种位置。②维持有效负压:负压引流者及时调整负压,维持有效引流。③观察和记录:观察、记录引流物的颜色、性质、量。保持引流通畅,防止引流管阻塞。④拔管:引流量减少,颜色澄清,患者体温及白细胞恢复正常,可考虑拔管。

(3)保持切口干燥:保持敷料干燥,有渗血或渗液时及时更换敷料。观察切口愈合情况,及时发现切口感染征象。

(4)适当活动:鼓励患者早期下床活动,促进康复。

九、健康教育

(1)有消化道疾病的患者,及时到医院就诊,以免延误病情。

(2)有消化道疾病病史的患者,若出现恶心、呕吐、腹痛、发热等症状,应立即到医院就诊。

第六节　腹部损伤

根据腹壁有无伤口,腹部损伤可分为开放性损伤和闭合性损伤两大类。其中,开放性损伤根据腹壁伤口是否穿破腹膜分为穿透伤(多伴内脏损伤)和非穿透伤(偶伴内脏损伤)。穿透伤又可分为致伤物既有入口又有出口的贯通伤和仅有入口的非贯通伤。闭合性损伤可能仅局限于腹壁,也可同时兼有内脏损伤。

开放性损伤的致伤物常为各种锐器,如刀等;闭合性损伤的致伤因素常为钝性暴力,如撞击、挤压、坠落等。无论开放性还是闭合性,都可导致腹部内脏损伤。开放性损伤中受损部位以肝、小肠、胃、结肠、大血管多见,闭合性损伤以脾、小肠、肝、肠系膜受损居多。

腹部损伤的严重程度,如是否涉及内脏、涉及何内脏等,很大程度上取决于伤害的强度、着力部位、作用方向等外在因素,以及受损脏器的解剖特点、原有病理情况和功能状态等内在因素。

一、病因和病理

1.实质性器官

(1)脾破裂:脾脏血运丰富,组织结构脆弱,易于钝性打击、剧烈震荡、挤压和术中牵拉而发生破裂,病理性脾脏更易发生损伤,脾破裂约占所有腹部脏器损伤的 40%,是最常见的腹部损伤。脾损伤可分为中央破裂、被膜下破裂和真性破裂三型。前两型脾包膜完整,出血限于脾实质内或包膜下,出血量较小,不做影像学检查易被漏诊,部分病例可继发包膜破裂出现大出血,使得诊治措手不及。临床上绝大多数脾损伤为真性脾破裂,伤口穿过脾包膜达脾实质,导致不易自行停止的腹腔内出血。

(2)肝破裂:肝脏是腹腔内最大的实质性器官,血供丰富,质地柔软而脆弱,在外界致伤因素的作用下,易发生损伤。占腹部脏器损伤的第二位。肝外伤时,不但损伤肝内血管导致出血,还常同时损伤肝内胆管,引起胆汁性腹膜炎。肝内血肿和包膜下血肿,可继发性向包膜外或肝内穿破,出现活动性大出血,也可向肝内胆管穿破,引起胆道出血。肝内血肿可继发细菌感染形成肝脓肿。

(3)胰腺损伤:胰腺位于上腹部腹膜后脊柱前,损伤常为上腹部强力挤压暴力直接作用于脊柱所致,损伤常位于胰的颈、体部,占腹腔脏器损伤的1‰～2‰,因位置深在,早期不易发现。胰腺损伤后常并发为液漏或胰瘘。因胰液侵蚀性强,进入腹腔后,可出现弥散性腹膜炎,又影响消化功能,故胰腺损伤的死亡率较高,部分病例渗液被局限在网膜囊内,形成胰腺假性囊肿。

2.空腔脏器损伤

(1)胃、十二指肠损伤:腹部闭合性损伤时胃很少受累,上腹或下胸部的穿透伤则常导致胃损伤。十二指肠大部分位于腹膜后,损伤的发病率很低,但因与胰、胆总管、胃、肝等重要脏器和结构相毗邻,局部解剖关系复杂,十二指肠损伤的诊断和处理存在不少困难,故死亡率和并发症发生率都相当高。而腹腔内部分的十二指肠损伤破裂时,胰液、胆汁流入腹腔则易引起严重的腹膜炎。

(2)小肠损伤:成人小肠全长5～6m,占据中下腹大部分空间,发生损伤的机会较多。闭合性损伤时,钝性致伤因素常导致小肠破裂、小肠系膜血肿,且小肠多部位穿孔在临床上较为多见。小肠破裂后,大量肠内容物进入腹腔,引起急性弥散性化脓性腹膜炎,一部分患者的小肠裂口不大或穿破后被食物渣、纤维蛋白素,甚至突出的黏膜所堵塞,可能无弥散性腹膜炎的表现。

(3)结肠及直肠损伤:发生率较低。但由于其内容物含有大量细菌,而液体成分少,受伤后早期腹膜炎较轻,后期会出现严重的细菌性腹膜炎,处理不及时常可危及生命。医源性致伤因素占有一定的比例。

二、护理评估

(一)健康史

评估患者体表有无开放性腹部损伤,如刀刺等锐器伤或火器伤。评估患者是否有闭合性腹部损伤,如坠落、碰撞、冲击、挤压等钝性暴力伤。评估患者是否有实质性脏器损伤,如肝、脾、肾、胰等脏器损伤。评估患者是否有空腔脏器损伤,如小肠、胃、结肠、膀胱等器官损伤。

(二)身体状况

根据损伤原因、损伤器官、损伤部位和程度不同而异。实质性器官损伤以失血性休克为主要表现,空腔脏器损伤则以弥散性腹膜炎、感染性休克为主要表现。

1.实质性器官损伤

(1)症状:①腹痛。多为持续性,一般不剧烈。但肝、脾破裂时,可因大量胆汁、胰液或血液流入腹腔,导致化学性、弥散性腹膜炎,出现明显腹膜刺激征。②失血性休克。肝、脾、肾、胰等损伤时,以腹腔内出血为主要表现。患者可出现面色苍白、四肢湿冷、脉搏加快、血压下降、脉压减小、尿量减少等休克表现。

(2)体征:腹膜刺激征,部分患者出现移动性浊音。肝、脾被膜下破裂出血伴血肿可触及腹部包块。

2.空腔脏器损伤

(1)症状:肠、胃、胆囊、膀胱等破裂,主要表现为弥散性腹膜炎,患者出现持续性腹痛,伴呕吐、恶心继而出现体温升高、脉快、呼吸急促等全身感染表现。严重者可发生感染性休克。

(2)体征:典型腹膜刺激征,程度与脏器内容物有关,通常胃液、胆汁、胰液刺激最强,肠液次之。腹腔内游离气体可导致肝浊音界缩小,肠鸣音减弱或消失。

(三)辅助检查

1.实验室检查

血常规检查示红细胞计数、血红蛋白、血细胞比容进行性下降,提示有严重出血。白细胞计数和中性粒细胞明显增多,提示腹腔感染。血清淀粉酶及尿淀粉酶升高,提示胰或十二指肠损伤。尿常规检查发现血尿,提示泌尿系统器官损伤。

2.B超

了解肝、脾、肾、胰等器官的损伤情况,了解腹腔积液、积气情况。

3.其他检查

一般有 X 线、CT、MRI、腹腔镜等。

4.腹腔穿刺和腹腔灌洗

(1)诊断性腹腔穿刺:若抽出不凝血,提示实质性器官破裂。若抽出血液迅速凝固,多为穿刺针误入血管或血肿所致。若抽出混浊液体或胃肠内容物,提示空腔器官破裂。

(2)腹腔灌洗术:穿刺方法同诊断性腹腔穿刺,经穿刺针置入细塑料管,管的尾端连接一个500～1000mL 无菌生理盐水输液瓶,然后向腹腔缓慢灌入。借助虹吸作用灌洗液流回输液瓶。取瓶中液体进行显微镜检查,必要时涂片,细菌培养或测定淀粉酶含量。

(四)处理原则

1.现场急救

首先处理危及生命的因素,如窒息、开放性气胸、心搏骤停等。开放性腹部损伤及时止血并用干净的纱布、毛巾、被单等包扎腹部伤口且固定;对于已经脱出的肠管,用消毒或清洁容器或用温开水浸湿的干净纱布覆盖保护。切忌将脱出的内脏器官强行回纳入腹腔。

2.非手术治疗

(1)防止休克:输液、输血、扩充血容量。对于出血者,可使用止血药。

(2)抗感染:联合应用广谱抗菌药物,预防或治疗可能存在的腹腔感染。

(3)禁食和胃肠减压:未明确诊断前或疑有空腔脏器损伤予以禁食、胃肠减压。

(4)镇痛:剧烈腹痛者,可酌情使用镇痛药。

(5)做好术前准备。

3.手术治疗

主要为剖腹探查,待明确损伤部位或器官后再做针对性处理。剖腹探查包括探查、止血、修补、切除、清除腹腔内残留液和引流。

三、护理问题

1.体液不足

与呕吐禁食、腹腔内出血等有关。

2.疼痛

与腹腔内器官破裂及消化液刺激有关。

3.恐惧

与意外损伤的打击等因素有关。

4.潜在并发症

腹腔感染、脓肿形成。

四、护理措施

1.维持体液平衡

(1)扩充血容量:有休克症状或休克者,遵医嘱快速输血和输入平衡盐溶液。进行血型及交叉配血试验,尽快输血或输入清蛋白。

(2)记录出入量:记录24h的尿量、输液量、呕吐量及胃肠减压量。

(3)检测中心静脉压:结合血压变化,调整输液的速度和量。

(4)观察脱水症状:观察患者神志、皮肤黏膜颜色、尿量、尿比重等。

(5)消除病因:做好术前准备。

(6)采取合适体位:休克患者采取中凹卧位。

2.缓解疼痛

(1)体位:绝对卧床休息,禁止搬动患者,以免加重病情。协助患者采取舒适体位。

(2)禁食和胃肠减压:腹部损伤有可能导致胃肠道穿孔或肠麻痹,故诊断未明确以前绝对禁食、胃肠减压。

(3)观察:观察患者腹痛性质、程度、时间、规律、诱发因素,以及疼痛与生命体征的关系。

(4)镇静、镇痛:选用非药物止痛和药物止痛等方法。

3.并发症预防和护理

(1)内出血:多采取平卧位,禁止搬动患者,以免诱发和加重病情。观察和记录患者脉搏、血压、呼吸、体温、神志、面色,以及腹部疼痛性质、持续时间等情况。若患者出现腹痛缓解又突然加剧,同时有面色苍白,肢端温度下降、呼吸及脉搏增快,血压不稳或下降等情况;腹腔引流间断或持续引流常有鲜红色血液;血常规检查显示红细胞计数、血红蛋白和血细胞比容等降低,常提示腹腔内有活动性出血,应立即进行处理。扩充血容量及抗休克。输血、输液时做好手术准备,需要时在抗休克同时进行手术止血。

（2）腹腔脓肿：术后取平卧位，待麻醉清醒、生命体征平稳后，取半卧位，尽量让腹腔残留液体流入盆腔，避免形成膈下脓肿。观察患者是否有感染征象，是否有腹腔脓肿形成征象。观察腹腔引流管和胃肠减压管的情况。合理应用抗生素防治感染；脓肿切开引流或穿刺抽脓；营养支持治疗，给予患者高蛋白、高热量、高维生素饮食或肠内外营养支持。

五、健康教育

（1）宣传安全生产、安全行车等知识，避免意外伤害。

（2）掌握各种急救知识，发生意外时，可进行简单急救和自救。

（3）发生腹部损伤后，一定要去医院做全面检查。不能因为腹部无伤口、无出血而掉以轻心。

（4）出院后要适当休息，增加营养，加强锻炼，促进康复，定期随访。

第七节　胃、十二指肠溃疡

　　胃、十二指肠溃疡是指胃、十二指肠局限性圆形或椭圆形的全层黏膜缺损，也称消化性溃疡或溃疡病。外科治疗的主要指征包括急性穿孔、大出血、瘢痕性幽门梗阻、药物治疗无效的顽固溃疡，以及胃溃疡恶性变等情况。

　　急性穿孔是胃、十二指肠溃疡严重的并发症。起病急、病情重、变化快，需要紧急处理，若诊治不当可危及生命。胃、十二指肠溃疡是上消化道出血中最常见的原因。溃疡大出血是指溃疡侵蚀动脉引起明显出血症状，表现为大量呕血和柏油样便，甚至发生休克前期或很快进入休克状态。幽门管、幽门溃疡或十二指肠球部溃疡反复发作可形成瘢痕狭窄，合并幽门痉挛水肿时，能引起幽门梗阻。

一、病因和病理

1.胃、十二指肠溃疡急性穿孔

　　活动期的胃、十二指肠溃疡可以逐渐加深侵蚀胃或十二指肠肠壁，由黏膜至肌层，穿破浆膜而形成穿孔。十二指肠溃疡穿孔好发于十二指肠球部前壁，而胃溃疡穿孔好发于胃窦部小弯侧。急性穿孔时，有强烈刺激性的胃酸、胆汁、胰液等消化液和食物流入腹腔，引起化学性腹膜炎。导致剧烈腹痛和大量腹腔渗出液，6～8h后细菌开始繁殖并逐渐转变为化脓性腹膜炎。因强烈的化学刺激、细胞外液的丢失及细菌毒素吸收等因素，可导致患者休克。活动期的溃疡深达肌层，若溃疡向深层侵蚀，可引起出血或穿孔，多为单发。

2.胃、十二指肠溃疡大出血

　　溃疡基底部的血管壁被侵蚀并导致破裂出血。胃溃疡大出血好发于胃小弯，出血源自胃左、右动脉及其分支。十二指肠溃疡大出血好发于球部后壁，出血源自胰十二指肠上动脉或胃十二指肠动脉及其分支。大出血后血容量减少、血压降低、血流缓慢，可在血管破裂处形成凝血块而暂时止血。由于胃肠道蠕动和胃、十二指肠内容物与溃疡病灶的接触，暂时停止的出血可能再次出血。

3.胃、十二指肠溃疡瘢痕性幽门梗阻

溃疡引起幽门梗阻的原因有痉挛、炎症水肿及瘢痕三种。前两种梗阻是暂时的、可逆的，在炎症消退、痉挛缓解后梗阻解除。瘢痕性幽门梗阻则是永久性的，必须手术治疗。瘢痕性幽门梗阻是由溃疡愈合过程中瘢痕收缩所致。早期部分梗阻，胃排空受阻，胃蠕动增强而使胃壁肌肉代偿性肥厚，胃轻度扩大。后期，胃代偿功能减退，失去张力，胃高度扩大，蠕动消失。胃内容物滞留，促使胃泌素分泌增加及胃酸分泌亢进而致胃黏膜糜烂、充血、水肿和溃疡。胃内容物滞留，食物不能进入十二指肠，导致患者吸收不良而引起贫血、营养不良等；呕吐引起水、电解质丢失，导致脱水、低氯低钾性碱中毒。

二、护理评估

（一）健康史

了解患者的年龄、性别、职业及饮食习惯等；了解患者发病过程、治疗及用药情况，特别是非甾体抗炎药如阿司匹林、吲哚美辛（消炎痛），以及肾上腺皮质激素、胆汁酸盐等。了解患者既往是否有溃疡病史及胃手术病史等。

（二）身体状况

1.急性穿孔

（1）症状：突然出现上腹部刀割样剧痛，并很快波及全腹，且常伴恶心、呕吐，甚至可发生休克。

（2）体征：全腹有明显压痛、反跳痛，但以上腹部最为显著，腹肌紧张呈板状强直。叩诊肝浊音界缩小或消失。

2.急性大出血

（1）症状：主要表现为突然发生的急性大呕血或解柏油样大便。出血后头晕、目眩、乏力、心悸甚至晕厥或休克。短期急性失血量超过 400mL 时，患者可出现面色苍白、口渴、脉搏快、脉压缩小等循环系统代偿征象；当失血量超过 800mL 时，可出现出冷汗、脉搏细速、呼吸浅快、血压降低等明显休克征象。血红蛋白、红细胞计数和血细胞比容下降，但在早期可因血液浓缩而下降不明显，反复多次测定可见进行性下降。

（2）体征：腹部体征不明显。腹部稍胀，上腹部可有轻度深压痛，肠鸣音亢进。

3.瘢痕性幽门梗阻

一般幽门梗阻的患者多有长期溃疡病史。

（1）症状：最为突出的症状是呕吐，多发生在下午或晚间，呕吐量大，一次量可达 1000～2000mL。呕吐物为隔夜宿食，有酸臭味，不含胆汁。呕吐后自感胃部舒适，所以患者往往自行诱发呕吐，以减轻症状。梗阻严重者有营养不良、消瘦、脱水及代谢性碱中毒表现。

（2）体征：腹部检查可见上腹部膨隆，有时可见胃型及胃蠕动波，以手轻拍患者上腹部，可闻振水音。

（三）心理、社会状况

胃、十二指肠溃疡反复发作可能会对患者的正常生活、学习、工作造成一定的影响。手术治疗的患者还会出现焦虑、恐惧。同时还需了解家属及亲友的心理状态,家庭经济承受能力等。

(四)辅助检查

1.实验室检查

急性穿孔患者白细胞计数及中性粒细胞比例会增高。大出血患者红细胞计数、血红蛋白值、血细胞比容均进行性下降。

2.影像学检查

急性穿孔患者腹部立位 X 线检查可见膈下游离气体。瘢痕性幽门梗阻患者 X 线显示胃扩张、胃潴留。

3.内镜检查

胃镜检查是确诊胃十二指肠溃疡的首选方法,可明确溃疡位置,并可在直视下取活组织进行病理学检查。若溃疡急性出血也可在胃镜下止血。

(五)治疗要点

1.非手术治疗

(1)胃、十二指肠急性穿孔:一般情况好的空腹小穿孔,可试行禁食、半卧位、胃肠减压、抗生素输液治疗等。

(2)胃、十二指肠溃疡大出血:绝大多数患者可经非手术治疗有效止血,包括镇静、输液输血、胃镜止血等。

2.手术治疗

胃大部切除术和胃迷走神经切断术是治疗胃、十二指肠溃疡的常用手术方法。

(1)胃大部切除术:最常用的手术方法。切除范围是胃的远侧,包括胃体远侧大部分、胃窦部、幽门和十二指肠球部的近侧。常用的手术方式基本上分为两大类,即毕Ⅰ式和毕Ⅱ式。

毕Ⅰ式胃大部切除术:手术要点是切除胃远端大部分后,将残胃与十二指肠吻合。多适用于胃溃疡的治疗。

毕Ⅱ式胃大部切除术:手术要点是切除胃远端大部分后,将残胃与上段空肠吻合,缝闭十二指肠残端,适用于各种胃、十二指肠溃疡,尤其是十二指肠溃疡。

(2)胃迷走神经切断术:包括迷走神经干切断术、选择性胃迷走神经切断术和高选择性胃迷走神经切断术。

三、护理问题

1.焦虑/恐惧

与惧怕手术、担忧疾病的预后等因素有关。

2.体液不足

与呕吐、腹膜渗出及禁食等因素有关。

3.营养失调:低于机体需要量

与摄入减少和丢失增多有关。

4.疼痛

与溃疡对黏膜的侵蚀、穿孔后胃肠内容物对腹膜的刺激及手术切口等有关。

5.潜在并发症

切口感染、出血、吻合口瘘、吻合口梗阻、倾倒综合征等。

6.知识缺乏

缺乏对疾病原因及术后饮食和营养调理等康复知识的了解。

四、护理措施

(一)非手术治疗护理及手术前护理

1.病情观察

监测生命体征、腹痛、腹膜刺激征及肠鸣音等变化,准确观察记录24h出入液量。急性出血患者如经止血、输血等措施后仍有继续出血征象者,应急诊手术。

2.一般护理

(1)卧位:患者卧床休息,宜取半卧位。

(2)饮食:宜少食多餐,宜进高蛋白、高热量、高维生素、易消化、无刺激性的饮食。术前禁食、禁饮。术晨放置胃管,以防麻醉过程中呕吐而引起误吸。拟行迷走神经切断术的患者,术前应做基础胃酸分泌量和最大胃酸分泌量测定,以便手术前后对比,鉴定手术效果。幽门梗阻者,应纠正水、电解质代谢及酸碱平衡失调,术前2~3日每晚用温盐水洗胃。

(二)术后护理

1.一般护理

(1)体位:术毕回病房后,先根据麻醉要求安置体位。麻醉解除、血压平稳后,取半卧位。

(2)禁食、胃肠减压:溃疡病术后重要的护理措施之一,可减轻胃肠道张力,有利于胃肠吻合口的愈合。护理中应注意妥善固定胃肠减压管,防止松脱;应保持胃肠减压管通畅使其持续处于负压吸引状态,可用少量生理盐水冲洗胃肠减压管,防止堵塞。注意观察引流液的性状和量,一般术后24h内可由胃肠减压管引流出100~300mL血性或咖啡样液体;如果引流出较多鲜血,则应警惕有吻合口出血,需及时与医生联系并尽快处理。禁食期间应注意口腔护理,咽痛或咳痰困难者可给予超声雾化吸入,每日2次,以减轻患者咽喉疼痛并有利于痰液咳出。术后3~4日,胃肠引流液量明显减少,肠蠕动恢复后即可拔管。

(3)输液、抗感染:禁食期间静脉补充液体,并详细记录24h出入液量,必要时输血浆或全血,以提供患者需要的水、电解质和营养素,利于改善患者的营养状况,有利于胃肠吻合口和腹壁切口的愈合。静脉输入抗生素以预防感染。

(4)饮食:拔除胃管后当日可给少量饮水或米汤,第2日进半量流质饮食,第3日进全量流质饮食,若进食后无腹痛、腹胀等不适,第4日可进半流质饮食,以稀饭为好,第10~14日可进软食,逐渐减少餐数并增加每次食量直至恢复普食。应注意避免生、冷、硬、辣等刺激性食物;尽量少食牛奶、豆类等产气食物。注意少食多餐,逐步恢复正常饮食。

(5)活动:术后鼓励患者早期活动,早期活动有利于肠蠕动的恢复,预防肠粘连,促进呼吸和血液循环,减少术后并发症。

2.术后并发症的观察和护理

(1)术后胃出血:术后从胃管中引流出暗红色或咖啡色胃液属正常现象。如短时间内从胃管中流出大量鲜血,甚至呕血或黑便,且持续不止,则应视为术后出血。可采取禁食、止血、输血等措施控制出血。如果非手术疗法不能达到止血效果则应再次手术止血。

(2)十二指肠残端破裂:多发生在毕Ⅱ式术后 3～6 日。多为十二指肠残端缝合处愈合不良或因为胃肠吻合口输入段梗阻,使十二指肠肠腔内压力升高而导致残端破裂。表现为右上腹突发剧烈腹痛和局部明显压痛、腹肌紧张等急性弥散性腹膜炎特征,需立即手术治疗。十二指肠残端破裂处应置管引流,残端周围置烟卷引流。术后应予持续负压吸引,并积极纠正水、电解质代谢失衡,给予胃肠外营养或行空肠造瘘术,术后置管行肠内营养。应用抗生素以控制感染,用氧化锌软膏保护引流处周围皮肤。

(3)胃肠吻合口破裂或瘘:较少见,多发生在术后 3～7 日,大多系缝合不良、吻合口处张力过大、低蛋白血症、组织水肿等导致组织愈合不良所致。早期发生者常引起明显的腹膜炎症状和体征,晚期发生者则因腹腔内局部形成粘连,可产生局限性脓肿或向外穿破而形成腹外瘘。出现腹膜炎者,应立即手术修补,局限性脓肿或外瘘者,除行局部引流外还应给予胃肠减压和营养支持疗法,促进瘘口自愈,若经久不愈,则应再次手术。

(4)术后梗阻:根据梗阻部位分为吻合口梗阻、输入段梗阻和输出段梗阻。后两者见于毕Ⅱ式胃大部切除术后。

吻合口梗阻:患者表现为进食后上腹饱胀、不适,呕吐食物,不含胆汁。如不能自行缓解,需通过手术解除梗阻。

输入段梗阻:可分为两类。①急性完全性输入段梗阻:此类病情极为严重,典型表现为上腹部剧烈疼痛,频繁呕吐,量少,不含胆汁,呕吐后症状不缓解;上腹部偏右有压痛性包块,有时出现黄疸,血清淀粉酶升高,可出现休克症状,应紧急手术治疗。②慢性不完全性输入段梗阻:表现为进食后 15～30min 内,上腹部突然发生胀痛或绞痛,喷射状呕吐,呕吐物为大量含胆汁的液体,呕吐后症状缓解。多数患者非手术治疗可缓解,如经过数周或者数月症状仍不能缓解,亦需要手术治疗。

输出段梗阻:多因粘连、大网膜水肿或坏死或者炎性肿块压迫等所致。患者表现为上腹饱胀,呕吐食物和胆汁。如不能自行缓解,也需要通过手术解除梗阻。

(5)倾倒综合征。

早期倾倒综合征:主要表现为进食(特别是进高浓度流质饮食)30min 后出现剑突下不适、心悸、乏力、出汗、头晕、恶心、呕吐甚至虚脱。常伴有肠鸣及腹泻,症状持续 60～90min 后自行缓解。嘱患者术后少食多餐,并避免过甜过热的流质饮食,进餐后应平卧 10～20min,大多数患者经饮食调理后 1 年内多可自愈,无效者则应手术治疗,方法是将毕Ⅱ式吻合改为毕Ⅰ式吻合。

晚期倾倒综合征:又称为低血糖综合征,多发生在进食 2～4h 后,患者表现为心慌、无力、眩晕、出汗、手颤、嗜睡,当出现症状时稍进饮食,特别是糖类饮食即可缓解。在饮食中减少糖类含量,增加蛋白质含量并少食多餐,可预防低血糖综合征的发生。

(三)心理护理

及时做好解释和安慰工作,讲解手术的必要性、术前准备和术后注意事项的相关知识,减轻患者的焦虑,使患者和家属积极配合治疗及护理。

五、健康教育

(1)向患者宣传饮食规律,少吃生冷、过热、辛辣及油炸的食物;严格戒烟、戒酒;注意劳逸结合的健康生活方式;加强自我调节,稳定情绪,以减少溃疡病发生的客观因素。

(2)提醒患者注意服药时间、方式、剂量及药物的毒性反应;避免服用对胃黏膜有损害的药物,如阿司匹林、吲哚美辛、肾上腺皮质激素等。

第八节　急性阑尾炎

急性阑尾炎是外科常见病,也是最多见的急腹症之一,多发生于青壮年,男性发病率高于女性。

一、病因及发病机制

1.阑尾管腔阻塞

阑尾管腔阻塞是急性阑尾炎最常见的病因。引起阻塞的最常见原因是淋巴滤泡的明显增生,约占 60%,多见于年轻人。其次是粪石阻塞,约占 35%。较少见的是由异物炎性狭窄、食物残渣、蛔虫、肿瘤等引起。另外,阑尾管腔细小,开口狭窄,系膜短,使阑尾卷曲是阑尾容易阻塞的解剖基础。阑尾管腔阻塞后阑尾黏膜仍继续分泌黏液,导致腔内压力进一步上升,血运发生障碍,使阑尾炎症加剧。

2.细菌入侵

由于阑尾管腔阻塞,细菌繁殖,分泌内毒素和外毒素,黏膜上皮受损并形成溃疡,细菌穿透溃疡进入肌层。阑尾壁间质压力升高,动脉血流受阻,导致阑尾缺血,最终造成梗死和坏疽。致病菌多为肠道内的革兰阴性杆菌和厌氧菌。

二、病理

1.急性单纯性阑尾炎

为轻型阑尾炎或病变早期。病变多只限于黏膜和黏膜下层,阑尾外观轻度肿胀,浆膜充血并失去正常光泽,表面有少量纤维素性渗出物。临床症状和体征均较轻。

2.急性化脓性阑尾炎

由单纯性阑尾炎发展而来。阑尾肿胀明显,浆膜高度充血,表面覆以纤维素性(脓性)渗出物。阑尾周围的腹腔内有稀薄脓液,形成局限性腹膜炎,临床症状和体征较重。

3.坏疽性及穿孔性阑尾炎

阑尾管壁坏死或部分坏死,呈暗紫色或黑色。阑尾腔内积脓,压力升高,阑尾壁血液循环障碍。多在阑尾根部和尖端穿孔,如未被包裹,感染继续扩散,可引起急性弥散性腹膜炎。

4.阑尾周围脓肿

如果急性阑尾炎化脓、坏疽或穿孔的过程进展较慢,大网膜可移至右下腹部,将阑尾包裹、粘连,形成炎性肿块或阑尾周围脓肿。

急性阑尾炎的转归有:①炎症消退。②炎症局限化。③炎症扩散。

三、护理评估

(一)健康史

了解疾病发生的诱因,有无急性肠炎、慢性肠炎、蛔虫病等;了解既往有无类似发作史,是否经过治疗;成年女性应了解有无停经、月经过期、妊娠等。

(二)身体状况

1.症状

(1)腹痛:急性阑尾炎的典型症状为转移性右下腹痛。多起于脐周或上腹部,发病 6~8h 后腹痛转移并固定于右下腹,呈持续性。70%~80%患者有此典型症状,少数患者开始发病即表现为右下腹痛。若阑尾解剖位置变异,则腹痛部位有相应的改变。若持续剧痛范围扩大,波及全腹,是阑尾坏疽或穿孔并发急性腹膜炎的表现。

(2)胃肠道症状:早期为反射性恶心、呕吐,部分患者有便秘或腹泻。盆腔阑尾炎者,炎症刺激直肠、膀胱,可出现直肠刺激征、膀胱刺激征。若并发弥散性腹膜炎,可出现腹胀等麻痹性肠梗阻表现。

(3)全身症状:多数患者早期仅有低热、乏力。炎症加重时,可有全身中毒症状,如寒战、高热、脉速、烦躁不安等。若发生化脓性门静脉炎还可引起黄疸。

2.体征

(1)右下腹固定压痛:系阑尾炎的重要体征。压痛点常位于麦氏点(右髂前上棘与脐连线的中外 1/3 交界处)。也可随阑尾解剖位置的改变而变化,但压痛点始终固定于一个位置。

(2)腹膜刺激征:提示阑尾化脓或坏疽性穿孔。

(3)右下腹包块:右下腹触及压痛性包块,提示阑尾周围脓肿。

3.特殊类型阑尾炎(见表 2-8-1)

表 2-8-1　特殊类型阑尾炎临床特点

小儿急性阑尾炎	①病情发展快且重,早期即可出现高热、呕吐等胃肠道症状;②腹痛部位陈述不清,无典型的转移性右下腹痛;③易发生穿孔并发腹膜炎
老年急性阑尾炎	①老年人对疼痛反应迟钝,转移性右下腹痛不明显;②临床表现与病理变化不相符,易延误诊断和治疗;③易发生穿孔及其他并发症
妊娠急性阑尾炎	①妊娠子宫增大,盲肠和阑尾的位置随之改变,压痛部位随之上移;②大网膜也被增大的子宫推向一侧,穿孔后炎症不易局限;③腹腔炎症刺激子宫收缩,易诱发流产或早产

(三)心理、社会状况

急性阑尾炎患者平素多体健,疾病突然发生,疼痛又逐渐加剧,患者及家属常可出现紧张焦虑,急切希望尽早得到有效的治疗,但又对手术存在恐惧心理。

（四）辅助检查

1.实验室检查

血白细胞计数及中性粒细胞比例升高。

2.影像学检查

阑尾穿孔致全腹膜炎时，腹部 X 线平片可见盲肠扩张和液、气平面；B 超检查可发现肿大阑尾或脓肿。

3.特殊检查

①结肠充气试验：患者仰卧，检查者先用一手压迫患者左下腹结肠区，再用另一手按压其上方，驱使结肠内气体冲击有炎症的阑尾，引起右下腹痛为阳性。②腰大肌试验：患者取左侧卧位，左腿屈曲，被动过伸右腿（髋），引起右下腹疼痛为阳性，提示阑尾位于盲肠后位或腰大肌前方。③闭孔内肌试验：患者仰卧，将右髋和右膝关节屈曲 90°，然后被动内旋，引起右下腹痛为阳性，提示阑尾位置靠近闭孔内肌。④直肠指检：盆腔内位的阑尾炎或阑尾炎症波及盆腔时，可有直肠右前方触痛，若形成盆腔脓肿可触及痛性包块。

（五）治疗要点

绝大多数急性阑尾炎一旦确诊，应早期手术治疗。对诊断未明确、单纯性阑尾炎及较轻的化脓性阑尾炎，可试行抗感染、控制饮食等非手术疗法。对于有局限化倾向的阑尾周围脓肿则不宜手术，应采用抗感染等非手术治疗，待肿块消失 3 个月后，再行手术治疗。

四、护理问题

1.疼痛

与阑尾炎症、手术创伤有关。

2.体温过高

与阑尾化脓感染有关。

3.潜在并发症

急性腹膜炎、术后内出血、切口感染、腹腔脓肿、粘连性肠梗阻、粪瘘等。

五、护理措施

（一）非手术治疗护理及术前护理

1.一般护理

（1）卧位：患者卧床休息，宜取半卧位。

（2）饮食：酌情禁食或进流质饮食，并做好静脉输液的护理。

2.病情观察

定时测量生命体征，密切观察病情变化，若发现腹痛加重、范围扩大；体温进行性升高；腹部出现肌紧张、反跳痛，提示病情加重，应立即通知医生并做好术前准备工作。

3.配合治疗护理

（1）抗感染：遵医嘱使用有效的抗菌药物，常用庆大霉素、氨苄西林、甲硝唑等静脉滴注。

（2）对症护理：高热者进行物理降温；腹痛患者观察期间禁食，禁用止痛剂，以免掩盖病情；

禁用泻药及禁灌肠,以免炎症扩散及阑尾穿孔;便秘者可用开塞露。

(3)术前护理:根据患者情况,做好各项术前护理工作。

(二)术后护理

1.一般护理

(1)体位:术毕回病房后,先根据麻醉要求安置体位。麻醉解除、血压平稳后,取半卧位。

(2)饮食:术后1~2日禁食。待胃肠功能恢复、肛门排气后可给流质饮食,如无不适改为半流质饮食,术后4~6日给软食。1周内忌牛奶、豆制品,以免腹胀。

(3)早期活动:轻症患者手术当日即可下床活动;重症患者应在床上多翻身、活动四肢,待患者病情稳定后,及早下床活动,以促进肠蠕动,避免肠粘连发生。

2.病情观察

密切监测生命体征等病情变化;观察患者腹部症状及体征变化;观察切口情况及有无其他并发症的表现。发现异常,及时通知医生处理。

3.配合治疗护理

(1)遵医嘱使用抗生素,并做好静脉输液护理。

(2)做好伤口及引流管护理。保持伤口敷料清洁、干燥,若有污染、浸湿,及时更换。对于腹腔引流的患者,按引流管常规进行护理。

4.并发症观察及护理

(1)腹腔内出血:常发生在术后24h内,故手术后当天应严密观察脉搏、血压。患者如有面色苍白、脉速、血压下降等休克的表现或腹腔引流管有血液流出,应立即将其平卧,静脉快速输液,报告医生并做好手术止血的准备。

(2)切口感染:是术后最常见的并发症。表现为术后3~5日体温升高,切口疼痛,局部有红肿、压痛或波动感。应遵医嘱给予抗生素、物理治疗等,如已化脓应拆线引流,定时换药。

(3)腹腔脓肿:常发生于术后5~7日,表现为体温升高或下降后又上升,并有腹胀、腹部包块、腹膜刺激征及直肠膀胱刺激症状等,应及时和医生取得联系并进行处理。

(4)粘连性肠梗阻:阑尾术后肠粘连的机会较多,常引起慢性不完全性肠梗阻,一般先行综合的保守治疗。术后早期活动可减少该并发症的发生。

(5)粪瘘:因阑尾切除术中局部处理不当,术后有粪便从阑尾残端处或盲肠瘘口流出。临床表现类似阑尾周围脓肿。如瘘管连通伤口,可表现伤口感染及有粪便从伤口流出。经非手术治疗后,瘘管多可自行闭合。如经久不愈则考虑手术治疗。

(三)心理护理

及时做好解释和安慰工作,讲解手术的必要性、术前准备和术后注意事项的相关知识,减轻患者的焦虑,使患者和家属积极配合治疗及护理。

六、健康教育

(1)对非手术治疗的患者,应向其解释禁食的目的和重要性,教会患者自我观察腹部症状和体征变化的方法。

（2）指导患者术后饮食的种类及量，鼓励患者循序渐进进行，避免暴饮暴食；适当休息，逐渐增加活动量，3个月内不宜参加重体力劳动或过量活动。

（3）阑尾周围脓肿者，告知患者3个月后再次住院手术治疗。

（4）告知出院患者，如出现腹痛、腹胀等不适，应及时就诊。

第三章 妇产科常见疾病的护理

第一节 女性生殖系统炎症

一、非特异性外阴炎

（一）病因及发病机制

非特异性外阴炎主要指外阴部的皮肤与黏膜的炎症。外阴与尿道、肛门邻近，经常受到经血、阴道分泌物、尿液、粪便的刺激，若不注意皮肤清洁易引起外阴炎；其次糖尿病患者糖尿的刺激、粪瘘患者粪便的刺激以及尿瘘患者尿液的长期浸渍等可引起非特异性外阴炎；此外，穿紧身化纤内裤导致局部通透性差、潮湿以及经期使用卫生巾的刺激，均可引起非特异性外阴炎。

（二）临床表现

主要表现是外阴皮肤瘙痒、疼痛、烧灼感，于活动、性交、排尿及排便时加重。检查可见局部充血、肿胀、糜烂，常有抓痕，严重者形成溃疡或湿疹。慢性炎症可使皮肤增厚、粗糙、皲裂，甚至发生苔藓样变。

（三）辅助检查

1.一般检验项目

因粪便、糖尿等的刺激可引发外阴炎。因此，通过尿糖、大便常规等一般检验诊断项目的检查，可以了解或排除引起外阴炎的某些原因。

2.特殊检验项目

（1）阴道分泌物显微镜检查：包括阴道清洁度检查、阴道分泌物涂片检查病原体。

（2）阴道分泌物细菌培养：包括细菌的分离培养及鉴定、病原菌药物敏感性试验。

（四）诊断

根据病史及临床表现，诊断不难。有条件时应检查阴道分泌物，了解是否因滴虫、念珠菌、淋菌、衣原体、支原体、细菌等感染引起；对中老年患者应查尿糖，以除外糖尿病伴发的外阴炎；对年轻患者及幼儿应检查肛周有否蛲虫卵，以排除蛲虫引起的外阴部不适。

（五）治疗

1.病因治疗

积极寻找病因，针对不同感染选用敏感药物；若发现糖尿病应积极治疗糖尿病；由尿瘘、粪瘘引起的外阴炎，应及时行修补；由阴道炎、宫颈炎引起者则应对其治疗。

2.局部治疗

(1)急性期应卧床休息,避免性生活。可用 0.1％聚维酮碘液或 1:5000 高锰酸钾液坐浴,每日 2 次,每次 15～30min,也可选用其他具有抗菌消炎作用的药物外用。

(2)有外阴溃疡或黏膜破损可予硼酸粉坐浴、VE 霜等促进黏膜愈合。

3.物理治疗

可行微波、红外线等局部物理治疗。

(六)护理评估

1.病史评估

评估患者本次发病的诱因,有无合并症状,目前的治疗及用药;评估既往病史、家族史、过敏史、手术史、输血史,有无糖尿病或粪瘘、尿瘘;了解患者有无烟酒嗜好、性格特征等。

2.身体评估

评估患者意识状态、神志与精神状况、生命体征、营养及饮食情况、BMI、排泄型态、睡眠型态、强迫体位、外阴皮肤情况,有无皮疹、破溃等。

3.风险评估

患者入院 2h 内进行各项风险评估,包括患者压疮危险因素评估、患者跌倒/坠床危险因素评估、日常生活能力评定。

4.心理、社会评估

了解患者的文化程度、工作性质、家庭状况,以及家属对患者的理解和支持情况。

5.其他评估

评估患者的个人卫生、生活习惯,对疾病的认知和自我保健知识掌握程度。

(七)护理措施

1.一般护理

(1)皮肤护理:外阴皮肤出现皮疹破溃的患者,密切观察皮损大小、严重程度及消退情况,保持皮肤清洁,床单平整。告知患者内裤应柔软洁净,需每日更换,污染的内裤单独清洗,避免交叉、重复感染。

(2)饮食:禁酒;优化膳食结构,避免进食油腻、辛辣刺激性食物。

(3)生活护理:如患者因局部皮肤破溃活动受限时,协助患者大小便,将呼叫器置于患者易触及处,并采取预防跌倒、坠床的护理措施;保持会阴部清洁,遵医嘱给予会阴擦洗、冲洗、烤灯等;及时更换清洁病号服、床单等。

2.病情观察

(1)皮肤:关注患者主诉;密切观察外阴皮肤有无皮疹、破溃、局部充血、肿胀(包括皮损大小,严重程度及消退情况)。

(2)分泌物:观察患者外阴皮损情况及阴道分泌物的性质、气味、量,警惕异常情况,预防感染。

3.应用高锰酸钾的护理

(1)药理作用:本品为强氧化剂,对各种细菌、真菌等病原体有杀灭作用。

(2)用法:取高锰酸钾加温水配成 1:5000 约 40℃溶液,肉眼观为淡玫瑰红色进行坐浴,每次坐浴 15～30min,每天 2 次。

(3)适应证:用于急性皮炎或急性湿疹,特别是伴继发感染时的湿敷及清洗小面积溃疡。

(4)禁忌证:月经期禁用、禁口服。

(5)注意事项:①本品仅供外用,因其腐蚀口腔和消化道,口服后会出现口内烧灼感、上腹痛、恶心、呕吐、口咽肿胀等。②本品水溶液易变质,故应临用前用温水配制,并立即使用。③配制时不可用手直接接触本品,以免被腐蚀或染色,切勿将本品误入眼中。④应严格在医生指导下使用,长期使用高锰酸钾,会引起阴道菌群紊乱。如浓度过高会刺激皮肤及黏膜。⑤用药部位如有灼烧感、红肿等情况,应停药,并将局部药物洗净,必要时向医生咨询。⑥不可与碘化物、有机物接触或并用。尤其是晶体,否则易发生爆炸。

(6)不良反应:高浓度反复多次使用可引起腐蚀性灼伤。

4.心理护理

倾听患者主诉,耐心解答患者的疑问,消除患者顾虑,使其积极配合治疗。许多患有非特异性外阴炎的患者普遍觉得羞于启齿,患者在医生为其检查、治疗等过程中易产生复杂的心理反应,为了尽快使患者适应陌生的环境,护士应有针对性地实施有效的心理护理。对患者的尊重与关爱是建立良好医患关系的关键,护士应给予患者安全感和信任感,在态度上应该和蔼可亲。通过身心护理使患者得到人性化的服务,提高医疗和护理服务的质量。

5.健康教育

(1)饮食:①禁烟酒。②优化膳食结构,避免进食辛辣刺激性食物(如辣椒、姜、葱、蒜等)。应多食新鲜蔬菜和水果,以保持大便通畅。③多饮水,防止合并泌尿系统感染。

(2)休息与活动:急性期应卧床休息。养成劳逸结合的生活习惯。避免骑自行车等骑跨类运动,减少摩擦。

(3)高锰酸钾坐浴指导:注意配制的浓度不宜过高,以免灼伤皮肤,每次坐浴 15～30min,每天 2 次。坐浴时要使会阴部浸没于溶液中,月经期禁止坐浴。

(4)出院指导:指导患者注意个人卫生,勤换内裤,保持外阴清洁干燥。局部严禁搔抓,勿用刺激性药物或肥皂擦洗。做好经期、孕期、分娩期及产褥期卫生,不穿化纤类及过紧内裤。

(5)感染防控:外阴破溃者要预防继发感染,使用柔软无菌会阴垫,减少摩擦和混合感染的机会。外阴溃疡或有烧灼感时,建议硼酸粉坐浴、维生素 E 霜外用。

二、前庭大腺炎

(一)病因及发病机制

前庭大腺位于两侧大阴唇下 1/3 深部,腺管开口于处女膜与小阴唇之间。因解剖部位的特点,在性交、分娩等情况外阴部受到污染时,病原体容易侵入前庭大腺而引起前庭大腺炎。以育龄妇女多见,幼女及绝经后妇女少见。主要病原体为内源性病原体及性传播疾病的病原体,前者如葡萄球菌、大肠埃希菌、链球菌、肠球菌;后者主要为淋病奈瑟菌及沙眼衣原体。急性炎症发作时,病原体首先侵犯腺管,腺管呈急性化脓性炎症,腺管开口往往因肿胀或渗出物聚集而阻塞,使脓液不能倒流而形成脓肿,即前庭大腺脓肿。

（二）临床表现

炎症多为一侧。初起时局部肿胀、疼痛、灼热感，行走不便，有时会致大小便困难。检查见局部皮肤红肿、发热、压痛明显，患侧前庭大腺开口处有时可见白色小点。当脓肿形成时，疼痛加剧，脓肿呈鸡蛋大小肿块，局部可触及波动感。当脓肿增大时，表面皮肤发红、变薄，脓肿可自行破溃。部分患者出现发热等全身症状。

（三）辅助检查

1.触诊

前庭大腺炎首先侵犯腺管，局部有红、肿、热、痛表现，腺管口往往因肿胀或渗出物聚集发生阻塞，使脓液不能外流而形成脓肿，局部可有波动感。腹股沟淋巴结可触及肿大。

2.实验室检查

（1）检查血常规。

（2）细菌培养：培养取材应尽可能靠近脓肿壁，必要时可切取少许脓肿壁坏死组织送培养，也可进行药敏试验。

（3）分泌物涂片检查：在前庭大腺开口处及尿道口、尿道旁腺各取分泌物做涂片，查病原菌。

（四）诊断

根据病史及局部外观与指诊，一般不难诊断。应注意尿道口及尿道旁腺有无异常。

（五）治疗

（1）急性炎症发作时，需卧床休息，局部保持清洁。可取前庭大腺开口处分泌物做细菌培养，确定病原体，根据病原体选用口服或肌内注射抗生素。

（2）脓肿形成后需行切开引流及造口术，并放置引流条。外阴用 0.5% 碘伏棉球擦洗，每日2次。伤口愈合后改用 1:5000 高锰酸钾坐浴，每日 2 次。

（六）护理评估

1.病史评估

评估患者本次发病的诱因，有无流产、分娩、外阴阴道手术后感染史，有无局部肿胀、疼痛、灼热感，了解疼痛的性质、部位及局部皮肤情况，了解目前的治疗及用药；评估既往病史、家族史、过敏史、手术史、输血史。

2.身体评估

评估患者的意识状态、神志、精神状况、生命体征、营养及饮食情况、BMI、排泄型态、睡眠型态；了解有无大小便困难、是否采取强迫体位、有无行走不便、有无发热等全身症状。

3.风险评估

患者入院 2h 内进行各项风险评估，包括患者压疮危险因素评估、患者跌倒/坠床危险因素评估、日常生活能力评定。

4.心理、社会评估

了解患者的文化程度、工作性质、患者家庭状况以及家属对患者的理解和支持情况。

5.其他评估

评估患者的个人卫生习惯、生活习惯、性格特征，有无烟酒嗜好，对疾病认知以及自我保健知识掌握程度等。

(七)护理措施

1.一般护理

(1)皮肤护理:保持皮肤清洁、床单平整,内裤柔软洁净、每日更换,污染内裤单独清洗。

(2)饮食:禁酒,忌辛辣食物。

(3)休息与活动:急性期嘱患者卧床休息,活动时减少局部摩擦。

(4)生活护理:如患者因局部肿胀、疼痛、烧灼感而导致行动不便时,协助患者大小便,并将呼叫器置于患者易触及处;脓肿切开引流及造口术后,遵医嘱擦洗或协助患者坐浴;实施预防跌倒、坠床护理措施;及时更换清洁病号服、床单等。

2.病情观察

(1)皮肤:关注患者主诉,密切观察外阴局部充血、肿胀或破溃情况(包括脓肿严重程度及消退情况)。

(2)行脓肿切开引流及造口术后,观察引流液的性质、气味及引流量,警惕感染加重。

(3)注意观察有无发热等全身症状。

3.用药护理

(1)遵医嘱给予抗生素及镇痛剂。

(2)脓肿切开引流及造口术后,外阴用 0.5% 碘伏棉球擦洗,每日 2 次。伤口愈合后改用 1:5000 高锰酸钾坐浴,每次坐浴 15～30min,每日 2 次。

4.坐浴指导

实施坐浴时先将坐浴盆刷洗干净,并做到专人专用。盆内放入清洁的热水约八分满,温度 41～43℃,注意不要过烫,以免烫伤。坐浴前清洁外阴及肛周,坐浴时将伤口完全浸入药液中,每次坐浴 15～30min,中间可以加入热水以维持水温,每日坐浴 1～2 次。

5.心理护理

许多患有前庭大腺炎的患者普遍觉得羞于启齿,患者在医生为其检查、治疗等过程中易发生复杂的心理反应。倾听患者主诉,耐心解答患者的疑问,消除患者顾虑,使其积极配合治疗。尽快使患者适应陌生的环境,护士应有针对性地实施有效的心理护理。

6.健康教育

(1)饮食:禁烟、酒,避免进食辛辣刺激性食物。应多食新鲜蔬菜和水果,以保持大便通畅;多饮水,防止合并泌尿系统感染。

(2)休息与活动:急性期卧床休息;非急性期也要劳逸结合,避免骑自行车等骑跨类运动,以减少局部摩擦。

(3)用药指导:严格遵照医嘱用药,坚持每天坐浴直至痊愈,避免病情反复或产生耐药。

(4)卫生指导:指导患者注意个人卫生,勤换内裤,不穿化纤类及过紧内裤,保持外阴清洁干燥。局部严禁搔抓,勿用刺激性药物或肥皂擦洗。

(5)感染防控:局部严禁搔抓,勿用刺激性药物或肥皂擦洗,指导患者注意经期、孕期、分娩期及产褥期卫生,勤换内裤,保持外阴清洁干燥,预防继发感染。

三、滴虫阴道炎

滴虫阴道炎是一种由阴道毛滴虫引起的常见阴道炎症。主要经性接触传播,也可间接传播。

(一)临床表现

1.典型症状

阴道分泌物增多及外阴瘙痒,间或有灼热、疼痛、性交痛等。典型分泌物为稀薄脓性呈灰黄色、黄白色或黄绿色,泡沫状,有臭味。

2.阴道黏膜充血

严重者阴道黏膜上有散在出血点,甚至宫颈有出血斑点,形成"草莓样"宫颈。

(二)评估和观察要点

1.评估要点

①健康史:了解个人卫生习惯,评估是否有诱发滴虫阴道炎的相关因素;既往有无阴道炎相关病史;月经周期与发病的关系。②身体评估:评估患者有无外阴瘙痒、分泌物增多等症状。

2.观察要点

①观察患者外阴情况,有无阴道黏膜充血、出血点等。②观察阴道分泌物的量、性状、气味。

(三)护理措施

1.指导患者进行自我护理

①保持外阴清洁干燥,勤换内裤,避免搔抓外阴部,以免皮肤破损继发感染。②患者及其性伴侣治愈前避免无保护性行为。③患者内裤、坐浴等用物应煮沸 5～10min 消灭病原体,以避免交叉及重复感染的概率。

2.告知患者正确用药

甲硝唑:用药期间及停药 24h 内,禁止饮酒;哺乳妇女用药期间及停用药 24h 内应停止哺乳;如服药期间发生胃肠道反应及皮疹,应即时告知医师。替硝唑:用药期间及停药 72h 内,禁止饮酒;哺乳妇女服药后 72h 内应停止哺乳。

3.指导患者配合检查

取分泌物前 24～48h 避免性生活、阴道清洗或局部用药。

4.指导患者预防感染

滴虫阴道炎主要由性行为传播,应建议患者性伴侣同时治疗,避免相互传染,影响治疗效果。

5.治愈标准

连续 3 次月经干净后,复查阴道分泌物中滴虫均为阴性。

(四)健康教育

(1)告知患者取分泌物前 24～48h 避免性生活、阴道清洗或局部用药,以免影响检查结果。

(2)给予患者个人卫生指导,保持外阴清洁、干燥。内裤、毛巾等个人专用物品清洗后宜煮沸 5～10min,消灭病原体。

(3)告知患者阴道内用药方法,注意浓度、剂量。经期暂停阴道冲洗、坐浴和阴道内用药。

(4)告知患者治疗后需定期复查,了解治疗效果。

四、细菌性阴道病

细菌性阴道病是由于阴道内正常菌群失调所致,以带有鱼腥臭味的稀薄阴道分泌物增多为主要表现的混合性感染。

(一)临床表现

阴道分泌物增多,有鱼腥臭味,尤其性生活后加重,可伴有轻度外阴瘙痒或烧灼感。

(二)评估和观察要点

1.评估要点

①健康史:询问患者有无诱发细菌性阴道病的相关因素。②身体评估:评估患者有无外阴瘙痒、烧灼感等症状及其程度。

2.观察要点

观察患者外阴情况,皮肤有无搔抓痕迹或破溃;阴道分泌物的量、性状、气味等。

(三)护理措施

(1)指导患者遵医嘱按照治疗方案周期正确用药。

(2)注意个人卫生,使用流动水清洁外阴,勤洗换内裤,避免搔抓会阴部造成皮肤损伤。

(3)治疗期间禁止游泳、盆浴,防止逆行感染。

(4)指导患者治疗期间性行为应采取保护性措施,防止交叉感染。

(5)指导患者选择清淡易消化、高维生素饮食,忌辛辣刺激性食物。

(6)给予患者心理护理及疾病知识的宣教,提高患者治疗的依从性,减少疾病的复发。

(四)健康教育

(1)给予患者个人卫生指导,保持外阴清洁,禁用肥皂清洗外阴,不宜经常使用药液清洗阴道;勤洗换内裤,不穿化纤内裤和紧身衣;避免不洁性行为。

(2)告知患者规范治疗的重要性,进行用药治疗指导。

五、盆腔炎性疾病

盆腔炎性疾病是指女性上生殖道的一组感染性疾病,主要包括子宫内膜炎、输卵管炎、输卵管卵巢脓肿、盆腔腹膜炎等。炎症可局限于一个部位,也可以同时累及多个部位,以输卵管炎、输卵管卵巢炎最常见。

(一)临床表现

1.常见症状

腹痛、发热、阴道分泌物增加。月经期发病可出现月经量增加,经期延长。

2.下腹痛

腹痛为持续性,活动或性生活后加重。

3.重症症状

病情严重的患者可出现寒战、高热、食欲缺乏等。

（二）评估和观察要点

1.评估要点

①健康史：了解患者既往盆腔炎病史、发病时间、治疗情况及近期身体状况。评估患者经期卫生情况、性行为史、婚育史等情况。②症状评估：评估患者生命体征和意识、腹部体征、阴道分泌物等情况以及各项实验室检查结果。③心理社会评估：了解患者心理状态，评估因症状而造成的焦虑、恐惧程度。

2.观察要点

①观察患者生命体征、面色，食欲有无缺乏，腹胀及营养状况。②观察下腹痛和腰骶部疼痛的程度及疼痛性质。③观察阴道分泌物的量、气味及性状。

（三）护理措施

1.一般护理

患者采取半坐卧位休息，有利于脓液积聚于直肠子宫陷凹而使炎症局限。避免不必要的妇科检查，禁止阴道灌洗，防止炎症扩散。保持会阴清洁，会阴擦洗，2 次/日。若有腹胀遵医嘱行胃肠减压。

2.饮食护理

遵医嘱给予高蛋白、高热量、高维生素饮食，必要时补充液体，防止电解质紊乱。

3.高热护理

测量体温、脉搏、呼吸，4 次/日；体温升高时及时通知医师处理。体温≥38.5℃时，给予物理降温或遵医嘱使用药物降温；在降温过程中如患者大量出汗，易出现虚脱症状，要注意让患者饮水，同时还要注意防止患者跌倒。

4.用药护理

遵医嘱使用抗生素，在用药期间注意观察患者有无用药反应，严格执行药物输入时间，以确保体内的药物浓度，维持药效。

5.其他

(1)保持患者衣服平整、干燥，防止压疮。

(2)需手术治疗的患者，按照围术期要求护理。

（四）健康教育

(1)盆腔炎性疾病患者，轻症在门诊治疗，炎症急性期患者收入院治疗。

(2)指导患者配合治疗，按时、按量服用药物，注意用药后反应，观察症状是否减轻。

(3)指导患者注意个人卫生，注意性生活卫生，禁止经期同房。做好经期、孕期、产褥期的卫生，保持外阴清洁，穿棉质内裤。

第二节 女性生殖器肿瘤

一、子宫肌瘤

子宫肌瘤是指发生于子宫肌层的平滑肌瘤，是女性生殖器官中最常见的良性肿瘤。根据肌瘤与子宫壁的关系，通常可分为浆膜下肌瘤、肌壁间肌瘤、黏膜下肌瘤。多见于 30～50 岁妇女，其中 20%～50%是有症状的，对生活有直接影响。据尸检统计，30 岁以上妇女约 20%有子宫肌瘤。

（一）病因及发病机制

目前为止，确切的发病因素尚不清楚，一般认为其发生和生长可能与女性性激素的长期刺激有关。分子生物学研究结果提示，子宫肌瘤是由单克隆平滑肌细胞增生而成，多发性子宫肌瘤是由不同克隆细胞形成。

（二）分类

（1）按肌瘤生长部位分为宫体肌瘤（90%）和宫颈肌瘤（10%）。

（2）按肌瘤与子宫肌壁的关系分为 3 类：肌壁间肌瘤（60%～70%）；浆膜下肌瘤（20%左右）；黏膜下肌瘤（10%～15%）。子宫肌瘤常为多个，各种类型的肌瘤可发生在同一子宫，称多发性子宫肌瘤。

（三）临床表现

同为子宫肌瘤这一疾病，每个人可能出现不同的临床表现，大多数患者无明显症状，常见表现如下。

1.月经改变

多见于大的肌壁间肌瘤及黏膜下肌瘤患者，肌瘤使宫腔增大，子宫内膜面积增加，并影响子宫收缩，导致经量增多、经期延长。肌瘤可挤压附近的静脉，导致子宫内膜静脉丛充血、扩张，也引起月经过多。黏膜下肌瘤伴坏死感染时，患者可出现不规则阴道出血或排血样脓性液。长期阴道出血可导致不同程度的贫血，患者可出现头晕、乏力等症状。

2.下腹部包块

初起时腹部不可触及肿块，当肌瘤逐渐增大，致使子宫超过 3 个月妊娠大小时，可从腹部扪及。当黏膜下肌瘤增长过大脱出阴道外时，患者可因外阴脱出肿物来就医。

3.白带增多

子宫黏膜下肌瘤出现感染可有大量脓样白带，如有溃烂、坏死、出血时可有脓血性、有恶臭的液体从阴道流出；肌壁间肌瘤可使宫腔面积增大，内膜腺体分泌增多，并伴有盆腔充血致使白带增多。

4.压迫症状

不同位置的肌瘤可能压迫邻近的器官，患者可出现尿频、尿急、排尿困难、尿潴留、便秘等症状。

5.其他

患者可出现不同程度的下腹坠胀、腰酸背痛等症状。肌瘤可能影响精子进入宫腔,引起患者不孕。浆膜下肌瘤蒂扭转患者可出现急性腹痛。

(四)辅助检查

1.B型超声检查

B型超声检查可发现子宫、附件及盆腔脏器的病变。

2.MRI

MRI可用于检查盆腔肿块数目、部位、性质(良、恶性)。

3.微生态

检查患者阴道菌群是否平衡,是否存在阴道炎症。

4.HPV

检查患者是否存在人类乳头状瘤病毒感染。

(五)诊断

(1)妇科检查:诊断子宫肌瘤的基本方法,绝大多数子宫肌瘤可以借此得到正确诊断。

(2)诊断性刮宫:妇科最常见的简便易行的辅助诊断方法。

(3)B型超声检查:对盆腔肿块的鉴别大有帮助。

(4)腹腔镜检查:作为辅助的诊断方法,日益受到重视。

(5)宫腔镜检查。

(6)子宫输卵管造影:一个古老的检查方法,可以显示宫腔有无变形、占位性病变,同时可显示输卵管是否畅通。

(六)治疗

治疗应根据患者症状、年龄、生育要求及肌瘤的部位、大小、数目等因素全面考虑,选择适当的治疗方法。包括手术治疗和保守治疗。

1.保守治疗

(1)随访观察:子宫肌瘤小、无明显症状者,一般不需治疗,特别是近绝经期妇女,可定期(每3～6个月)随访复查1次,若子宫肌瘤明显增大或出现症状时可考虑进一步治疗。

(2)药物治疗:子宫肌瘤小于2个月妊娠子宫大小,症状轻或全身情况不适宜手术者,在排除子宫内膜癌的情况下,可给予药物对症治疗。如雄激素,可对抗雌激素,使子宫内膜萎缩,作用于子宫平滑肌,增强收缩,减少出血;促性腺激素释放激素类似物通过抑制FSH和LH的分泌作用,降低雌激素水平,达到治疗目的;也可用抗雌激素制剂他莫昔芬治疗月经明显增多者。

2.手术治疗

(1)适应证:①月经过多致继发性贫血,经药物治疗无效。②严重腹痛、性交痛或慢性腹痛、有蒂肌瘤扭转引起的急性腹痛。③有膀胱、直肠压迫症状。④能确定肌瘤是不孕或反复流产的唯一原因者。⑤肌瘤生长较快,怀疑有恶变者。⑥特殊部位肌瘤,如宫颈肌瘤、阔韧带肌瘤。

(2)手术途径:可经腹、经阴道或宫腔镜及腹腔镜下手术。

(3)手术方式:①肌瘤切除术:适用于年轻希望保留生育功能的患者。多开腹或腹腔镜下切除,黏膜下肌瘤部分可经阴道或宫腔镜摘除。②子宫切除术:肌瘤大,个数多,症状明显,不要求保留生育功能或怀疑有恶变者,可行全子宫切除术。必要时可于术中行冷冻切片组织学检查。术前应行宫颈细胞学检查,排除宫颈恶性病变;术中依具体情况决定是否保留双侧附件。③其他:目前新兴的微创治疗手段如子宫动脉栓塞术、射频消融技术、高强度聚焦超声等,各有优缺点,其疗效还有待进一步证实。

(七)护理评估

1.病史评估

(1)询问患者月经史、生育史,是否有不孕、流产史。

(2)详细询问有无经期延长、月经量增多、白带异常。

(3)询问患者有无使用雌激素史,及所用雌激素药物名称、剂量、用法,用药后有何身体变化。

(4)询问有无肌瘤压迫伴随症状。

(5)排除因内分泌失调、妊娠、生殖器官恶性肿瘤所致的异常子宫出血。

2.症状评估

(1)评估患者营养状况,长期出血者有无贫血、乏力、心悸等症状。

(2)评估可触及下腹部包块大小。

(3)评估患者白带增多情况,有无异味。

(4)评估患者有无因子宫肌瘤压迫出现排尿异常症状、排便异常症状以及其他子宫压迫性症状(下腹坠胀、腰背酸痛等)。

3.风险评估

患者入院 2h 内进行各项风险评估,包括患者压疮危险因素评估、患者跌倒/坠床危险因素评估、日常生活能力评定、入院护理评估。

4.心理状态评估

评估患者有无焦虑、抑郁情绪及对疾病的认知程度等。

(八)护理措施

1.术前护理

(1)一般护理:开腹手术的患者,术前为患者准备沙袋、腹带。

(2)病情观察。①密切观察阴道流血情况:记录阴道流血量,严密观察阴道流血的颜色、性质,警惕失血性休克的发生。②腹痛患者应注意观察患者腹痛的部位、程度、性质、缓解方式。③观察阴道分泌物的颜色、性质、量及气味,是否伴有瘙痒。④观察患者排尿、排便情况,警惕尿潴留、便秘的发生。

(3)用药护理。

补血治疗用药:①琥珀酸亚铁片。用于缺铁性贫血的预防和治疗,口服,每日 3 次,每次 1

片。建议同时口服维生素 C 片,以促进吸收。②生血丸。用于失血血亏,放化疗后全血细胞减少及再生障碍性贫血,口服,每日 3 次,每次 5g。③蔗糖铁注射液。用于正在补充促红细胞生成素的长期血液透析患者缺铁性贫血的治疗。

止血治疗用药:①云南白药。用于女性月经量多,出血不止,口服,每日 3 次,每次 2 粒。②巴曲酶(立止血)。用于需减少流血或止血的各种医疗情况,每次 1~2U 静脉输入或小壶给药。

便秘治疗用药:①乳果糖口服溶液。用于缓解慢性便秘,每日 30mL,每次 10mL,随三餐口服。②开塞露。用于成人及小儿体弱便秘者,每次 10mL,缓慢插入肛门,然后将药液挤入直肠内。

手术前 30min 预防性应用抗生素,用药前询问患者是否有药物过敏史,给药期间注意观察患者有无药物不良反应。

(4)专科指导:若阴道流血量较多,应嘱患者卧床休息,尽量避免因体位突然改变而发生直立性低血压;帮助患者更换卫生巾及床单上铺垫的一次性检查单,保持会阴部清洁,避免逆行感染;大量阴道出血患者会出现精神紧张,应安慰患者,解除患者思想顾虑;严重贫血患者,应注意保护患者安全,防止跌倒。

(5)化验及检查护理指导。

B 型超声检查:经阴道或直肠彩超,检查前告知患者排空膀胱;无同房史的患者避免行经阴道彩超检查。经腹部彩超,检查前告知患者多饮水,充盈膀胱。

心电图:检查时告知患者放松心情。避免检查前进行剧烈活动。

X 线检查:检查前告知患者将金属饰物摘下、脱去内衣,着无装饰的衣服进行检查。

(6)心理护理:使患者了解手术方式、治疗效果以及有可能产生的不适和疼痛,努力消除患者的顾虑,帮助其树立信心,以最佳状态接受治疗。对于子宫肌瘤导致不孕或流产的患者,应对其讲解疾病的相关知识,进行有针对性的心理护理。

(7)健康教育。

饮食:根据患者病情,指导患者饮食。告知患者术前应进食高维生素、高蛋白、易消化的食物。如患者伴有合并症时,根据病情指导特殊饮食。需肠道准备的患者,术前 3 日给予少渣饮食。

用药指导:①嘱患者口服补血药(琥珀酸亚铁片)时不能与浓茶同服,且在饭后或进餐时服用,以减轻胃部刺激。告知患者口服补血药物时,可引起便秘、排黑粪,以免产生紧张情绪。②外用开塞露者,指导其缓慢插入肛门,以免损伤肛门及直肠。

宣讲疾病相关知识:①向患者讲解所患疾病的健康知识,介绍子宫肌瘤的分类及临床表现。②帮助患者了解手术、麻醉相关知识,利用图片资料、宣教手册、录像等形式介绍手术过程、方法和术后恢复情况。

向患者详细讲解术前检查的目的及注意事项,协助完成各项辅助检查。

2.术后护理

(1)病情观察:①严密心电监护,观察血压、脉搏、呼吸及伤口渗血情况。②观察阴道流血的颜色、性质、量,发现异常及时通知医生。

（2）并发症的护理观察。

腹胀：为妇科腹部手术术后常见的并发症之一。评估患者腹胀的程度、持续时间、伴随症状、原因，以及排便、排气情况。根据病情鼓励患者进行活动，以缓解腹胀。必要时可采取协助患者取舒适体位行肛管排气、补充电解质等方法来减轻腹胀。遵医嘱用药或给予相应治疗措施时，注意观察疗效和不良反应。

感染：①泌尿系统感染：保留尿管期间，观察尿量、尿色等情况，观察患者有无尿频、尿急等症状。嘱患者多饮水，预防泌尿系统感染的发生。②伤口感染：观察患者伤口有无红肿、愈合不良等，如有渗血、渗液等情况应及时通知医生予以处理。③全身感染：术后 2～3 日，由于组织的分解产物及局部渗液、渗血吸收后，术后患者的体温可略升高，一般不超过 38.5℃，不需要特殊处理，体温可自行恢复正常。如患者体温持续升高，则应及时通知医生给予处理。

（3）心理护理：手术后及时了解患者的心理变化，进行针对性的个性化的心理护理。对于子宫切除患者，向患者讲解子宫切除术后的相关知识，帮助患者顺利度过恢复期。

（4）健康教育。

饮食：饮食上无特别禁忌，但刺激性及易产气食物应尽量少吃，多摄取含蛋白质、维生素及铁质的食物，如鱼汤、葡萄、樱桃、蔬菜等。便秘易使阴道残端缝合处破裂出血，故应多吃蔬菜水果，以保持大便通畅。

活动：鼓励患者早期活动，有利于增加肺活量、减少肺部并发症，改善血液循环、促进伤口愈合、预防深静脉血栓、预防肠粘连、缓解腹胀，减少尿潴留的发生。若患者贫血较重，活动时应有陪伴，防止跌倒。

疾病相关知识：①子宫肌瘤剔除术后，有迫切生育愿望的年轻患者，需告知要根据手术范围、手术方式，遵医嘱合理、科学选择备孕时间。②全子宫切除患者，需向其讲解子宫并非女性唯一的性器官，子宫切除术后患者不会失去女性特征，不会影响夫妻生活。③向患者讲解顺利度过更年期的方法。可以采用雌激素替代疗法，缓解激素水平下降造成的不适症状；规律生活，保持合理的作息时间，避免劳累；培养多方面兴趣，保持积极向上、乐观的心。

出院指导：①术后 1～2 个月恢复期注意调养，避免重体力劳动。②注意经期卫生，每日要清洗会阴部 1～2 次，并勤换会阴垫及纯棉内裤。③术后 1～2 个月禁止性生活，禁止盆浴，可根据术后复查情况遵医嘱恢复性生活。④调整心态，保持积极乐观的心态，提高机体抵抗力，促进恢复健康。

二、子宫颈癌

子宫颈癌是女性生殖系统最常见的恶性肿瘤。患者年龄分布呈双峰状，即 35～39 岁和 60～64 岁发病率高。近 40 年来，由于子宫颈刮片细胞学检查在我国的普及，使得子宫颈癌能被早期发现、早期诊断和早期治疗，从而大大降低了子宫颈癌的发病率和病死率。

(一)概述

1.病因

子宫颈癌的病因尚不清楚。国内外大量临床和流行病学研究表明,与下列因素有关。

(1)早婚、性生活过早(指 16 岁以前有性生活者):绝大多数子宫颈癌患者为已婚妇女,未婚妇女患子宫颈癌者极少见。

(2)早育、多产(产次不少于 5 次)、分娩频繁、有性乱史等,该病的发生率明显增高。

(3)慢性子宫颈炎、病毒感染、高危型人类乳头瘤病毒感染是子宫颈癌的主要危险因素。与患有阴茎癌、前列腺癌或其性伴侣患子宫颈癌的高危男子性接触的妇女也易患子宫颈癌。

(4)子宫颈癌的发病率还与经济状况、种族和地理等因素有关。

2.分类

(1)按组织学分类:可分为鳞癌(80%～85%)、腺癌(15%～20%)和鳞腺癌(3%～5%)。

(2)按病变发生和发展过程的病理改变分类:可分为子宫颈上皮内瘤样变(CIN)和子宫颈浸润癌。CIN 包括子宫颈不典型增生和子宫颈原位癌。

(3)按其外观形态分类:可分为外生型、内生型、溃疡型、颈管型。

3.转移途径

转移途径以直接蔓延和淋巴转移为主,血行转移极少见。

4.临床分期

目前采用国际妇产科联盟(FIGO)临床分期法,大体分为五期。

0 期:原位癌。

Ⅰ期:癌灶局限于子宫颈。

Ⅱ期:癌灶超过子宫颈,阴道受浸润,但未达阴道下 1/3,子宫旁浸润未达盆壁。

Ⅲ期:癌灶已超过子宫颈,扩展到骨盆壁,阴道浸润达下 1/3,有肾盂积水或肾无功能者。

Ⅳ期:癌灶已超过真骨盆或浸润膀胱、直肠黏膜。

5.临床表现

早期子宫颈癌无明显症状体征,最早症状常为接触性出血及白带增多,晚期明显症状为阴道流血、排液、疼痛及恶病质等全身衰竭症状。

6.处理原则

子宫颈癌采取以手术和放射治疗为主、化学治疗为辅的综合治疗方案。手术治疗适用于Ⅰ期、Ⅱ期无手术禁忌证的患者;放射治疗主要适用于年老、严重并发症或Ⅲ期、Ⅳ期以上不能手术的患者;化学治疗适用于晚期或复发转移的患者。

(二)护理评估

1.健康史

在询问中注意婚育史、性生活史、慢性子宫颈炎病史、与高危男子性接触史等;关注年轻患者是否有接触性出血及月经改变,对年老患者关注绝经后阴道有无不规则流血。

2.身心状况

(1)症状:早期子宫颈癌无明显症状,子宫颈光滑或肉眼上难以与子宫颈糜烂区别,随病变发展,可出现以下表现。

阴道流血:早期表现为性交后或妇科检查后出血,即接触性出血。外生型子宫颈癌出血早,量多;内生型子宫颈癌出血晚、量少。年轻患者,可表现为经期延长,经量增多;老年患者绝经后有不规则阴道流血。

阴道排液:多数患者阴道有白色或血性、稀薄如水样或米泔状、有腥臭味排液。晚期继发感染有大量脓性或米汤样恶臭白带。

晚期症状:疼痛为晚期主要症状。由于侵犯盆壁,压迫神经,可出现持续性腰骶部或坐骨神经痛。当病变广泛时,可因静脉淋巴回流受阻出现下肢肿痛,如肿瘤压迫输尿管可导致肾盂积液等。

(2)体征。

早期:子宫颈癌无明显表现,子宫颈光滑或呈一般子宫颈炎表现。

外生型:可见子宫颈赘生物向阴道突起形成息肉状、菜花状,组织脆、易脱落,继发感染时可见灰白色渗出物,触之易出血。

内生型:可见子宫颈肥大、质硬,颈管如桶状。

晚期:由于癌组织坏死、脱落,形成凹陷性溃疡,有恶臭。

妇科三合诊检查:可扪及两侧盆腔组织增厚、质硬、结节状,有时形成冰冻骨盆。

(3)心理、社会评估:评估患者心理、社会问题的表现及严重程度,分析原因。早期子宫颈癌患者在发现子宫颈刮片结果异常时,常感到震惊而出现一些令人费解的自发行为。几乎所有患者都会产生恐惧感,当确诊后,也会经历"否认、愤怒、妥协、忧郁、接受"各期的心理反应过程。

3.辅助检查

(1)子宫颈刮片细胞学检查:最常用、最简单的早期发现、筛查子宫颈癌的方法,应在子宫颈移行区取材。巴氏染色结果为Ⅲ级或Ⅲ级以上或 TBS 分类发现异常上皮细胞,均应进行活组织检查。

(2)碘试验:正常的子宫颈阴道部和阴道鳞状上皮含糖原丰富,可被碘染为棕色或深赤褐色,若不染色为阳性,则该处上皮有病变。在碘不染色区取材做活组织检查可提高诊断率。

(3)子宫颈和宫颈管活组织检查:子宫颈和宫颈管活组织检查是确诊子宫颈癌最可靠的依据。选择子宫颈鳞-柱交接部的3点、6点、9点、12点处取组织做活检或在碘试验、阴道镜中观察到的可疑癌变部位取组织做病理检查,所取组织应包含上皮和间质。

(4)其他:氮激光肿瘤固有荧光诊断法。

(三)护理诊断/合作性问题

1.恐惧

与子宫颈癌诊断有关。

2.疼痛

与晚期病变浸润、广泛性子宫切除术有关。

3.排尿异常

与癌细胞浸润、子宫颈癌根治术而影响膀胱正常张力有关。

(四)护理措施

1.提供预防知识

宣传子宫颈癌的高危因素,普及子宫颈刮片细胞学检查,一般妇女每1～2年检查一次,已婚女性,尤其是出现异常阴道流血、接触性出血者应及时就诊。

2.一般护理

(1)加强营养:鼓励摄入高能量、高维生素、易消化饮食,提高机体体质。

(2)指导个人卫生:鼓励并指导患者勤擦身、更衣,保持床单的清洁,注意室内空气流通,督促指导患者保持外阴清洁,每日冲洗外阴2次,便后及时冲洗并更换会阴垫。

3.治疗配合

(1)协助患者接受诊治方案:向患者介绍各种诊治过程中可能出现的不适及有效的应对措施。术前3日消毒子宫颈和阴道。菜花状癌有活动出血可能者,应用消毒纱条填塞止血,要认真交班,按时、如数取出或更换。术前3日每日冲洗阴道2次,手术前晚行清洁灌肠。

(2)子宫颈癌术后护理:要求术后每0.5～1h观察一次生命体征及液体出入量,情况平稳后改为每4h观察1次。保持引流管和阴道引流畅通,注意引流量及其性质。如有异常,应及时报告医生。一般术后48～72h拔除引流管。由于子宫颈癌手术涉及范围广,使膀胱功能恢复缓慢,导尿管一般保留7～14日,甚至21日,拔除导尿管前3日开始夹管,每2h开放一次,以训练膀胱功能。

(3)放射治疗、化学治疗护理:指导卧床患者进行肢体活动,以预防卧床并发症的发生。术后需接受放射治疗、化学治疗者按有关内容进行护理。

4.心理护理

按腹部及阴道手术护理内容进行术前准备,并让患者了解各项操作的目的、时间、可能的感受等,以争取其配合,使患者以最佳心态接受手术。术后定期随访。护士与患者要共同讨论问题,解惑释疑,缓解不安,使患者以积极的态度接受诊治过程。

5.健康教育

护士协同患者、家属制订确实可行的院外康复计划,说明出院随访的重要性。治疗后2年内应每3个月复查1次;3～5年每6个月复查1次;第6年开始每年复查1次。随访内容包括盆腔检查、子宫颈刮片细胞学检查、X线胸片及血常规检查等。出现症状及时随诊,根据患者具体情况提供相应的术后生活方式的指导。另外,对出院时未拔除导尿管的少数患者,应教会患者导尿管的护理,如多饮水、保持外阴清洁、继续进行盆底和膀胱功能锻炼,遵医嘱到医院拔导尿管。鼓励患者适当参加社会活动,逐步恢复正常工作等。

三、卵巢肿瘤

卵巢肿瘤是女性生殖器官常见的肿瘤,在各个年龄均可发病。卵巢上皮性肿瘤好发于50～60岁的妇女。良性肿瘤者早期通常无明显症状,多在查体时偶然发现。近几年,卵巢恶性肿瘤的发病率呈上升趋势,且由于早期缺乏特异性症状,病变不易发现,一旦出现症状多属于晚期,所以首诊时晚期患者占70%。卵巢恶性肿瘤疗效不佳,5年生存率为30%～40%,其病死率居妇科恶性肿瘤之首,严重威胁妇女生命和健康。

(一)病因及发病机制

卵巢上皮性肿瘤病因尚不明确,有学者提出持续排卵的假说。目前研究认为 5％～10％
的卵巢上皮癌有家族史或遗传史。

(二)组织学分类

1.上皮性肿瘤

上皮性肿瘤占原发性卵巢肿瘤的 50％～70％,其恶性类型占卵巢恶性肿瘤的 85％～
90％。来源于卵巢表面的生发上皮,而生发上皮来自原始的体腔上皮,具有分化为各种苗勒上
皮的潜能。若向输卵管上皮分化,形成浆液性肿瘤;向宫颈黏膜分化,形成黏液性肿瘤;向子宫
内膜分化,形成子宫内膜样肿瘤。

2.生殖细胞肿瘤

生殖细胞肿瘤占卵巢肿瘤的 20％～40％。生殖细胞来源于生殖腺以外的内胚叶组织,在
其发生、移行及发育过程中,均可发生变异,形成肿瘤。生殖细胞有发生多种组织的功能。未
分化者为无性细胞瘤,胚胎多能者为胚胎癌,向胚胎结构分化为畸胎瘤,向胚外结构分化为内
胚窦瘤、绒毛膜癌。

3.性索间质肿瘤

性索间质肿瘤约占卵巢肿瘤的 5％。性索间质来源于原始体腔的间叶组织,可向男女两
性分化。性索向上皮分化形成颗粒细胞瘤或支持细胞瘤;向间质分化形成卵泡膜细胞瘤或间
质细胞瘤。此类肿瘤常有内分泌功能,故又称功能性卵巢肿瘤。

4.转移性肿瘤

转移性肿瘤占卵巢肿瘤的 5％～10％,其原发部位多为胃肠道、乳腺及生殖器官。

(三)临床表现

1.卵巢良性肿瘤

早期肿瘤较小,患者多无明显症状,常在妇科检查时偶然被发现,多为囊性,表面光滑,与
子宫无粘连。当肿瘤增至中等大小时,常感腹胀,腹部可扪及肿块、边界清楚。若肿瘤长大充
满盆腔时,可出现压迫症状,如尿频、便秘、气急、心悸等。

2.卵巢恶性肿瘤

早期多无明显症状。晚期主要症状为腹胀、腹部肿块及腹腔积液。症状的轻重取决于肿
瘤的大小、位置、侵犯邻近器官的程度、组织学类型,以及有无并发症等。肿瘤若向周围组织浸
润或压迫神经,可引起腹痛、腰痛或下肢疼痛;若压迫盆腔静脉,可出现下肢水肿;若为功能性
肿瘤,会产生相应的雌激素或雄激素过度症状。晚期可表现消瘦、严重贫血等恶病质征象。

3.并发症

(1)蒂扭转:常见的妇科急腹症。好发于瘤蒂长、中等大小、活动度良好、重心偏于一侧的
肿瘤(如畸胎瘤)。约 10％卵巢肿瘤并发蒂扭转。常发生于患者突然改变体位时,或妊娠期、
产褥期由于子宫大小、位置改变亦易发生蒂扭转。患者典型症状是突然发生一侧下腹剧痛,常
伴恶心、呕吐甚至休克,系腹膜牵引绞窄引起。妇科检查可扪及张力较大的肿物,常伴有压痛,
以瘤蒂部最明显。有时不全扭转可自然复位,腹痛随之缓解。蒂扭转一经确诊,应尽快手术

治疗。

(2)破裂:约3%卵巢肿瘤会发生破裂,破裂有自发性和外伤性两种。自发性破裂常因肿瘤生长过速、穿破囊壁所致;外伤性破裂常因腹部受重击、分娩、性交、妇科检查及穿刺等引起。其症状轻重由破裂口大小、流入腹腔囊液的性质和量决定。小囊肿或单纯浆液性囊腺瘤破裂时,患者仅感轻度腹痛;大囊肿或成熟畸胎瘤破裂后,常导致剧烈腹痛,伴恶心、呕吐,有时可导致腹腔内出血、腹膜炎及休克。妇科检查可发现腹部压痛、腹肌紧张,可有腹腔积液征,原有肿块摸不到或仅扪及小而张力低的肿块。疑有肿瘤破裂应立即剖腹探查。

(3)感染:较少见,可表现为发热、腹痛、肿块、腹肌紧张及白细胞计数升高等。治疗应先用抗生素抗感染,后行手术切除肿瘤。若短期内感染不能控制,宜即刻手术。

(4)恶变:卵巢良性肿瘤可发生恶变,恶变早期无症状,不易被发现。若发现肿瘤生长迅速,尤其呈双侧性,应疑恶变。故确诊为卵巢肿瘤者应尽早手术。

4.卵巢恶性肿瘤临床分期

现多采用FIGO手术—病理分期(表3-2-1),用以估计预后和比较疗效。

表 3-2-1   卵巢癌手术—病理分期

Ⅰ期	肿瘤局限于卵巢
ⅠA	肿瘤局限于一侧卵巢(未累及包膜),卵巢表面没有肿瘤;腹腔积液或腹腔冲洗液中没有恶性细胞
ⅠB	肿瘤局限于双侧卵巢(未累及包膜),卵巢表面没有肿瘤;腹腔积液或腹腔冲洗液中没有恶性细胞
ⅠC	肿瘤局限于一侧或双侧卵巢,有如下情况之一
ⅠC1	(1)术中手术导致肿瘤破裂
ⅠC2	(2)术前肿瘤包膜破裂或者卵巢表面出现肿瘤
ⅠC3	(3)腹腔积液或腹腔冲洗液中出现恶性细胞
Ⅱ期	肿瘤累及一侧或双侧卵巢,伴盆腔蔓延(在骨盆缘以下)
ⅡA	肿瘤蔓延至和(或)种植于子宫和(或)输卵管
ⅡB	肿瘤蔓延至盆腔的其他腹膜内组织
Ⅲ期	肿瘤累及一侧或双侧卵巢,伴有细胞学或组织学确认的盆腔外腹膜播散和(或)转移至腹膜后淋巴结
ⅢA	转移至腹膜后淋巴结,伴有或不伴有骨盆外腹膜的微小转移
ⅢA1	仅有腹膜后淋巴结阳性(细胞学或组织学确认)
ⅢA1(ⅰ	转移灶最大直径≤10mm(注意是肿瘤直径而非淋巴直径)
ⅢA1(ⅱ	转移灶最大直径>10mm
ⅢA2	骨盆外(骨盆缘之上)累及腹膜的微小转移,伴有或不伴有腹膜后淋巴结阳性
ⅢB	骨盆缘外累及腹膜的大块转移,最大直径≤2cm,伴有或不伴有腹膜后淋巴结阳性
ⅢC	骨盆缘外累及腹膜的大块转移,最大直径>2cm,伴有或不伴有腹膜后淋巴结阳性(注1)

Ⅳ期	腹腔之外的远处转移
ⅣA	胸腔积液细胞学阳性
ⅣB	转移至腹腔外器官,包括腹股沟淋巴结和腹腔外淋巴结(注2)

注1:包括肿瘤蔓延至肝脏和脾脏包膜,但不包括脏器实质的受累。

注2:脏器实质转移属于ⅣB期。

5.卵巢良性肿瘤与恶性肿瘤的鉴别(表3-2-2)

表 3-2-2　卵巢良性肿瘤与恶性肿瘤的鉴别

鉴别内容	良性肿瘤	恶性肿瘤
病史	病程长,生长缓慢	病程短,迅速增大
包块部位及性质	单侧居多,囊性,光滑,活动	双侧居多,实性或囊实性,不规则,固定,后穹窿实性结节或包块
腹腔积液	偶有	常有,可能查到恶性细胞
一般情况	良好	可有消瘦、恶病质
B型超声	为液性暗区,边界清晰,可有间隔光带	液性暗区内有杂乱光团、光点,界限不清
CA125(>50岁)	<35U/mL	>35U/mL

(四)辅助检查

1.盆腔彩超

盆腔彩超可了解肿瘤的部位、大小、形态,提示肿瘤为囊性或实性,鉴别卵巢肿瘤、腹腔积液和结核性包裹性积液。

2.肿瘤标志物

(1)血清 CA125:目前被认为对卵巢上皮性肿瘤较为敏感的肿瘤标志物,阳性率达80%～90%,但特异性不高,其他妇科疾病或恶性肿瘤也可以引起升高。所以 CA125 水平升高还必须结合临床综合分析。

(2)血清 AFP:对卵黄囊瘤有特异性诊断价值。

(3)血清 hCG:对非妊娠性卵巢绒癌有特异性。

(4)性激素。

(5)血清 HE4:目前推荐与 CA125 联合应用来判断盆腔肿块的良、恶性。

3.腹腔镜检查

可直接观察肿块外观和盆腔、腹腔及横膈等部位。

4.细胞学检查

抽取腹腔积液或腹腔冲洗液和胸腔积液,行细胞学检查。

(五)治疗

1.良性

密切随访或手术治疗。

2.恶性

以手术为主,辅以化疗、放疗。医生应根据患者年龄、生育要求、肿瘤分期及全身状况综合分析。

3.手术目的

(1)明确诊断。

(2)切除肿瘤。

(3)对恶性肿瘤进行手术—病理分期。术中不能明确诊断者,应将切下的卵巢肿瘤送快速冷冻组织病理学检查,进行确诊。手术可通过腹腔镜和(或)剖腹方式。卵巢良性肿瘤常采用腹腔镜手术,恶性肿瘤多使用剖腹手术。术后根据卵巢肿瘤的性质、组织学类型、手术—病理分期等因素来决定是否进行辅助治疗。

(六)护理评估

1.风险评估

评估患者的日常活动能力,有无发生压疮、跌倒、坠床的风险及其程度。

2.身体评估

评估患者的年龄、健康状态、意识状态、神志与精神状况、生命体征、营养及饮食情况、BMI、排泄型态、睡眠型态等,评估是否采取强迫体位、有无行走不便。有盆腔包块者应重视肿块的生长速度、性质、伴随症状等,评估肿块的部位、活动度、边界是否清楚。

3.病史评估

询问家族史并收集与发病有关的高危因素;了解患者是否疼痛,包括疼痛的性质、部位;了解目前的治疗及用药;评估既往病史、家族史、过敏史、手术史、输血史。根据患者年龄、病程长短及局部体征初步判断是否为卵巢肿瘤,有无并发症。

4.心理、社会评估

了解患者的文化程度、工作性质、家庭状况以及家属对患者的理解和支持情况。评估患者的心理适应情况、社会支持系统、经济状况、性格特征、文化背景等。

5.疼痛评估

评估疼痛部位、性质、程度、持续时间、诱因、缓解方式等,疼痛程度采用数字评分法进行评估。

6.其他评估

评估患者的个人卫生、生活习惯,对疾病认知以及自我保健知识的掌握程度,了解患者有无烟酒嗜好。

(七)护理措施

1.术前护理

(1)病情观察。①包块:观察生长的部位、性质、活动度、边界是否清楚,是否伴随如尿频、尿潴留、便秘、肠梗阻等。②疼痛:卵巢恶性肿瘤患者早期多无自觉症状,不易察觉,后期肿瘤浸润周围组织或压迫神经症状明显。密切观察疼痛部位、性质、程度、持续时间、诱因、缓解方式等。③监测空腹体重及腹围,观察有无腹腔积液。④观察患者有无呼吸困难或心悸等症状。⑤关注营养消耗、食欲等,恶性肿瘤患者关注有无恶病质等征象。

(2)用药护理:术前预防性应用抗生素可明显降低手术部位感染率,常用注射用盐酸头孢替安。

药理作用:本品的抗菌作用机制是阻碍细菌细胞壁的合成。本品对革兰氏阴性菌有较强的抗菌活性,是因为它对细菌细胞外膜有良好的通透性和对 β-内酰胺酶比较稳定以及对青霉素结合蛋白 1B 和 3 亲和性高,从而增强了对细胞壁粘肽交叉联结的抑制作用所致。

用法:术前 30min 预防性应用,将 1g 本品用生理盐水溶解后静脉滴注,30min～30min 滴注完毕。

适应证:适用于治疗敏感菌所致的肺炎、支气管炎、胆道感染、腹膜炎、尿路感染以及手术后或外伤引起的感染和败血症等。

禁忌证:既往对本品有休克史者、对本品或对头孢类抗生素有过敏史者。

不良反应。①休克:偶有发生休克症状,因而给药后应注意观察,若感觉不适,如口内感觉异常、喘鸣、眩晕、排便感、耳鸣、出汗等症状,应停止给药。②过敏性反应:若出现皮疹、荨麻疹、红斑、瘙痒、发热、淋巴结肿大、关节痛等过敏性反应时应停止给药并做适当处置。③肾脏:偶尔出现急性肾衰竭等严重肾功能障碍,因而应定期检查、充分观察,出现异常情况时,应中止给药,并做适当处置。④血液:有时出现红细胞减少,粒细胞减少,嗜酸性粒细胞增高,血小板减少,偶尔出现溶血性贫血。⑤肝脏:少数患者可出现一过性丙氨酸氨基转移酶升高和碱性磷酸酶升高。⑥消化系统:恶心、呕吐、腹泻、食欲缺乏、腹痛等症状。⑦呼吸系统:偶尔发生发热、咳嗽、呼吸困难、胸部 X 线片异常。⑧中枢神经系统:对肾衰竭患者大剂量给药时有时可出现痉挛等神经症状。⑨菌群交替现象:偶有出现口腔炎、念珠菌症。⑩维生素缺乏症:偶有出现维生素 K 缺乏症(低凝血酶原血症、出血倾向等),维生素 B 族缺乏症(舌炎、口腔炎、食欲缺乏、神经炎等)。⑪其他:偶有引起头晕、头痛、倦怠感、麻木感等。注意事项:①对青霉素类抗生素有过敏史者、孕妇及哺乳期妇女、本人或父母等有易引起支气管哮喘、皮疹、荨麻疹等变态反应性疾病体质者及严重肾功能障碍者应慎用;高龄者、全身状态不佳者因可能出现维生素 K 缺乏症,应用时要充分进行观察。②为了避免大剂量静脉给药时偶尔引起的血管痛、血栓性静脉炎,应充分做好注射液的配制、注射部位的观察等,并尽量减慢注射速度,现用现配。

(3)腹腔化疗的护理:腹腔化疗主要用于卵巢癌扩散至盆、腹腔内,合并腹腔积液,腹膜面及横膈下常有广泛转移者。腹腔用药直接接触肿瘤,加强了药物对肿瘤的作用,其疗效与药物浓度呈正相关。腹腔化疗能有效防止晚期卵巢癌复发转移,缩小肿瘤病灶。通过对腹腔化疗密切观察及化疗前后的精心护理,减轻了化疗药物对正常组织的损害,提高了患者对化疗的耐受性,有效预防了并发症的发生。同时正确引导患者树立战胜疾病的信心,可有效提高治疗效果。

腹腔化疗前:讲解腹腔化疗的目的和方法。嘱咐患者尽量排空膀胱以免穿刺时误伤膀胱。清洁腹部皮肤,测量腹围、空腹体重、身高,以准确计算化疗药物的剂量。若有腹腔积液的患者应先缓慢放出腹腔积液,一次放出量最多不能超过 1000mL,以免腹压突然降低发生虚脱。进行腹腔灌注前应将液体温度加温至与患者体温相近,以减少腹部刺激。

腹腔化疗中:严密观察患者有无出现腹痛、腹胀及其他胃肠道不良反应,监测患者血压、呼吸、脉搏等。及时更换输液,防止空气注入腹腔,影响化疗药物的输入。严密观察穿刺部位是否有红、肿、胀、痛等,若有液体外渗应及时更换敷料,以防化疗药物外渗,引起局部皮肤坏死。

腹腔化疗后:注药后协助患者变换体位,从平卧头低位→平卧头高位→左侧卧位→右侧卧位→俯卧位,各种体位均需保持 15min,以使药物在腹腔内均匀分布,便于吸收和提高疗效。操作后,按压穿刺点 5～10min,以免液体流出、皮下出血。

不良反应。①腹痛、腹胀:因腹腔内一次性灌注大量液体,易出现腹胀、腹痛等症状。当患者诉腹胀时,应向患者解释原因,解除患者顾虑,转移患者注意力。高浓度化疗药物的持续浸泡可刺激腹膜和肠管,引起痉挛性腹痛,如灌注速度过快则可加重腹痛症状,故在控制灌注速度的同时可在灌注液中加入利多卡因、地塞米松等药物以减轻刺激症状。若患者腹痛明显,应密切监测生命体征,在遵医嘱给予镇痛药物的同时,向患者解释腹痛原因,安慰患者,消除其恐惧心理。②药物外渗:化疗前先用生理盐水连接输液通道,确定药物无外渗时,再输注化疗药。输注过程中观察有无渗漏现象,严密观察穿刺部位是否有红、肿、胀、痛等,随时询问患者是否有疼痛感。怀疑有渗漏时应立即停止输注化疗药。③感染:进行操作时应严格遵守无菌原则。穿刺部位要保持清洁,如发生渗血、渗液,应及时通知医生处理。④肠粘连:化疗药物输注后,嘱患者多翻身活动,抬高臀部,使药物充分弥散,一方面促进药物的均匀分布和吸收,另一方面也可减少肠粘连的发生。(4)并发症的护理观察。

便秘、尿潴留:巨大肿块出现局部压迫致排尿、排便不畅时,应予以导尿,使用缓泻剂软化粪便。

蒂扭转:患者突然发生一侧下腹剧痛、可伴有恶心、呕吐甚至出现休克。①协助患者取舒适体位,以减轻疼痛,减少疲劳感和体力消耗。患者呕吐时协助患者坐起或侧卧,头偏向一侧,以免误吸。②观察患者腹痛及呕吐情况,记录呕吐次数,观察疼痛的性质、程度、缓解方式及呕吐物的性质、量、颜色和气味等。③观察患者有无脱水征象,如出现软弱无力、口渴、皮肤黏膜干燥、皮肤弹性减低、尿量减少、烦躁、神志不清等症状及时通知医生,遵医嘱补充水分和电解质。④急性疼痛未明确诊断时,不可随意使用镇痛药物,以免掩盖病情。⑤观察患者有无休克征象,记录尿量、生命体征。

肿瘤破裂:患者突然出现急性腹痛,有肿瘤破裂的可能。大囊肿破裂时常伴有恶心、呕吐,易导致腹腔内出血、腹膜炎及休克。若患者腹痛缓解后又突然加剧,同时出现烦躁、面色苍白、肢端温度下降、呼吸及脉搏增快,血压不稳或下降等表现,血常规检查提示红细胞计数、血红蛋白和血细胞比容等降低,常提示腹腔内有活动性出血,应立即通知医生。

感染:患者出现发热、腹部压痛、反跳痛、肌紧张等,提示感染的可能。应协助患者取半坐卧位,以减少炎症扩散,密切观察生命体征变化,遵医嘱给予抗生素治疗,加强巡视。

腹腔积液:①协助患者取舒适体位,大量腹腔积液时可取半卧位,使膈肌下降,有利于呼吸。②每日监测患者腹围、空腹体重。③遵医嘱给予低盐饮食,补充蛋白质。④遵医嘱使用利尿剂,准确记录出入量。⑤腹腔穿刺前排空膀胱,以免穿刺时损伤膀胱。⑥腹腔穿刺引流时注意要点:协助医生操作,注意保持无菌,以防止腹腔感染。操作过程中如患者自感头晕、恶心、心悸、呼吸困难,应及时告知医护人员,以便及时处理。注意观察并记录积液的颜色、性质、量。放液速度不宜过快,每小时不应超过 1000mL,一次放腹腔积液量不超过 4000mL,以免引起蛋白质急性大量丢失及电解质紊乱。若出现休克征象,立即停止放腹腔积液。大量放腹腔积液后需束以腹带,以防腹压骤降,内脏血管扩张而引起休克。放腹腔积液前后均应测量腹围、生命体征,检查腹部体征,以观察病情变化。

心理护理：护士应积极主动与患者沟通，了解患者的心理状态，消除患者的焦虑、恐惧等不良情绪反应。列举身边愈后良好的病例来鼓励患者，使其树立战胜疾病的信心，积极配合治疗。

2.术后护理

(1)病情观察：①观察阴道流血的颜色、性质、量。②观察伤口渗血的情况。③恶性肿瘤患者，应观察其出入量情况及生命体征。

(2)用药护理。①注射用奈达铂。a.药理作用：奈达铂为顺铂类似物。进入细胞后，甘醇酸酯配基上的醇性氧与铂之间的键断裂，水与铂结合，导致离子型物质(活性物质或水合物)的形成，断裂的甘醇酸酯配基变得不稳定并被释放，产生多种离子型物质并与DNA结合，并抑制DNA复制，从而产生抗肿瘤活性。b.用法：现用现配，用生理盐水溶解后，再稀释至500mL，静脉滴注，滴注时间不应少于1小时，滴完后需继续点滴输液1000mL以上。推荐剂量为每次给药$80\sim100mg/m^2$，每疗程给药1次，间隔$3\sim4$周后方可进行下一疗程。c.适应证：主要用于头颈部癌、小细胞癌、非小细胞肺癌、食管癌、卵巢癌等实体瘤。d.禁忌证：有明显骨髓抑制及严重肝、肾功能不全者；对其他铂制剂及右旋糖酐过敏者；孕妇、可能妊娠及有严重并发症的患者。e.注意事项：听力损害，骨髓、肝、肾功能不良，合并感染，水痘患者及老年人慎用。本品有较强的骨髓抑制作用，并可能引起肝、肾功能异常。应用本品过程中应定期检查血液常规，肝、肾功能，并密切注意患者的全身情况，若发现异常应停药，并适当处置。对骨髓功能低下、肾功能不全及应用过顺铂者，应适当减少初次给药剂量；本品长期给药时，毒副反应有增加的趋势，并有可能引起延迟性不良反应，应密切观察。注意出血倾向及感染性疾病的发生或加重。本品主要由肾脏排泄，应用本品过程中须确保充分的尿量以减少尿液中药物对肾小管的毒性损伤。必要时适当输液，使用甘露醇、呋塞米等利尿剂。饮水困难或伴有恶心、呕吐、食欲缺乏、腹泻等患者应特别注意。对恶心、呕吐、食欲缺乏等消化道不良反应应注意观察，并进行适当的处理。合用其他抗恶性肿瘤药物(氮芥类、代谢拮抗类、生物碱、抗生素等)及放疗可能使骨髓抑制加重。育龄患者应考虑本品对性腺的影响。本品只能静脉滴注，应避免漏于血管外。本品配制时，不可与其他抗肿瘤药混合滴注，也不宜使用氨基酸溶液、pH值$\leqslant5$的酸性液体(如电解质补液、5%葡萄糖溶液或葡萄糖氯化钠溶液等)。本品忌与含铝器皿接触。在存放及滴注时应避免直接日光照射。

②紫杉醇。a.目的：抑制细胞分裂和增生，发挥抗肿瘤作用。b.注意事项：治疗前，应先采用地塞米松、苯海拉明及H_2受体拮抗剂治疗。轻微症状如面色潮红、皮肤反应、心率略快、血压稍降可不必停药，可将滴速减慢。但如出现严重反应如血压低、血管神经性水肿、呼吸困难、全身荨麻疹，应遵医嘱停药并给以适当处理。有严重过敏的患者下次不宜再次应用紫杉醇治疗。c.不良反应。过敏反应：多数为Ⅰ型变态反应，表现为支气管痉挛性呼吸困难、荨麻疹和低血压。几乎所有的反应发生在用药后最初的10min。骨髓抑制：贫血较常见。神经毒性：表现为轻度麻木和感觉异常。胃肠道反应：恶心、呕吐、腹泻和黏膜炎。

③吉西他滨。a.目的：破坏细胞复制。b.注意事项：可引起轻度困倦，患者在用药期间应禁止驾驶和操纵机器；滴注药物时间的延长和增加用药频率可增大药物的毒性，需密切观察。c.不良反应。骨髓抑制：可出现贫血、白细胞计数降低和血小板减少。胃肠道反应：出现恶心、

呕吐、腹泻等。肾脏损害:出现轻度蛋白尿和血尿。过敏:出现皮疹、瘙痒、支气管痉挛症状。

（3）化验及检查护理指导:CA125 是监测卵巢癌的一项特异性较强的指标,对卵巢癌的诊断、监测、术后观察和预后判断都有较好的实用性。正常值一般＜35U/mL,其升高幅度与肿瘤的发展程度相关。其数值对手术或治疗后肿瘤复发的监测有重要意义,复发者 CA125 的阳性率甚至高于原发瘤,持续升高的血清 CA125 常意味着呈恶性病变或治疗无效,而测定值明显下降则预示治疗有效。

（4）并发症护理观察:高龄、手术时间长、癌症患者术后遵医嘱指导并帮助患者穿着抗血栓弹力袜以促进下肢静脉血液的回流,预防血栓的发生,注意保持弹力袜平整。术后使用气压式循环驱动泵按摩下肢,以避免因术后活动少而发生血栓的危险。

（5）心理护理:晚期卵巢癌患者对自己的病情很容易产生悲观、绝望心理,这种心理对治疗和康复很不利,故必须引起高度重视。及时把握患者的心理活动,抓住时机有针对性地对患者进行心理疏导,尽量消除患者的悲观情绪,以减轻患者的心理压力,保持乐观情绪,树立战胜疾病的信心。对于性格内向的患者可以与家属取得一致,善意的隐瞒病情,手术后尽可能地利用家人的关心和医护人员的耐心疏导逐渐让患者接受事实并配合治疗。卵巢癌患者普遍思想负担重、顾虑多,容易产生恐惧心理,对治疗丧失信心,表现为情绪低落。这时需要安慰患者,与患者建立融洽的护患关系,给患者讲解腹腔化疗的优点及重要性,使患者了解化疗的目的,简单说明操作步骤及可能出现的不良反应,使患者有充分的心理准备,使之能积极有效地配合治疗。

（6）健康教育。

饮食:进食高蛋白(牛奶、鸡蛋、瘦肉等)、富含维生素 A(动物肝脏、蛋类、鱼肝油等)的食物,避免高胆固醇饮食。

休息与活动:术后鼓励患者早期活动,有利于增加肺活量、减少肺部并发症、改善血液循环、促进伤口愈合、预防深静脉血栓、预防肠粘连、减少尿潴留的发生。开腹手术患者活动时应注意保护伤口,避免过度活动影响伤口愈合。恢复期应劳逸结合,避免重体力劳动。

疾病相关知识宣教。①普查:30 岁以上妇女每年应行妇科检查,高危人群每半年检查 1次,必要时进行 B 型超声检查和 CA125 等肿瘤标记物检测。②高危人群:乳腺癌和胃肠癌患者治疗后应严密随访,定期妇科检查,确定有无卵巢转移。③随访:卵巢非赘生性肿瘤直径＜5cm,应定期(3～6 个月)接受复查。卵巢恶性肿瘤易复发,应长期随访与监测。在治疗后第 1 年,每 3 个月随访 1 次;第 2 年后每 4～6 个月 1 次;第 5 年后每年随访 1 次。随访内容包括症状、体征、全身情况、盆腔检查及 B 型超声检查。根据组织学类型,进行血清 CA125、AFP、hCG 等肿瘤标志物测定。

出院指导。①手术患者:遵医嘱坚持治疗,按时复查。注意饮食合理搭配,少食辛辣、盐腌、油炸食物,多吃蔬菜水果。劳逸结合,避免重体力劳动。保持会阴清洁,勤换内裤。卵巢肿瘤患者术后不宜马上进行性生活,通常应等到身体完全恢复、阴道残端愈合良好,复查时根据医嘱确定恢复性生活的时间。②化疗患者:注意口腔卫生,使用软毛刷清洁口腔。化疗前及化疗期间应多饮水,尿量维持在每日 2000mL 以上。预防便秘,保持大便通畅。出院期间如出现腹痛、腹泻、阴道出血、异常分泌物及发热、乏力应立即就医。告知患者化疗引起的脱发不必担心,停药后会自行恢复,化疗结束后恶心、呕吐及胃部不适大概要持续 1 周左右。嘱患者加强营养,少食多餐,进食一些清淡、易消化的食物。化疗后 2～3 日复查血常规及肝、肾功能等,4 周后复查血常规、尿常规、肝肾功能、肿瘤标志物、心电图,酌情做胸片检查,结果合格后,根据预约时间再次入院进行化疗。如有不适随时就诊。

(7)延续护理:①化疗结束后督促患者定期在门诊进行复查,及时发现有无复发迹象。②建立定期随访登记本,电话或门诊随访患者的情况,做好肿瘤标志物、B 型超声检查、妇科检查及影像学检查的记录。③定期开展"妇科肿瘤健康教育"活动,与患者进行交流、沟通,拉近医患距离。定期开展肿瘤知识讲座,讲解妇科肿瘤疾病相关知识,提高患者对疾病的认识,增强患者战胜疾病的信心。

四、子宫内膜癌

子宫内膜癌是指原发于子宫内膜的一组上皮性恶性肿瘤,以来源于子宫内膜腺体的腺癌最多见,为女性生殖系统三大恶性肿瘤之一,多见于老年妇女。

(一)概述

1.病因

病因不十分清楚,可能与下列因素有关。

(1)体质因素:肥胖、糖尿病、高血压、未孕、不育、绝经延迟等因素可增加子宫内膜癌发病风险。

(2)长期持续雌激素刺激:在无孕激素拮抗的雌激素长期作用下,发生子宫内膜增生甚至癌变,临床上多见于无排卵性疾病患者、长期服用雌激素的绝经后妇女、分泌雌激素的卵巢肿瘤患者。

(3)遗传因素:大概 20% 的患者有家族史。

2.病理及分型

子宫内膜癌的特点是生长缓慢,局限在内膜的时间较长,病变多发生在子宫底部的双侧子宫角。

(1)根据病变形态及范围:分为局限型和弥漫型。

(2)根据镜下癌组织细胞类型:分为内膜样腺癌、腺癌伴鳞状上皮化、浆液性腺癌、透明细胞癌。其中主要为腺癌,占 80%～90%。

3.转移途径

子宫内膜癌的主要转移途径为直接蔓延、淋巴转移,晚期可有血行转移。其中淋巴转移是子宫内膜癌的主要转移途径,血行转移的常见部位为肺、肝、骨等。

4.临床分期

沿用国际妇产科联盟(FIGO)制定的临床分期,大体分为五期。

0 期:腺瘤样增生或原位癌。

Ⅰ期:癌灶局限于子宫。

Ⅱ期：癌灶侵犯子宫颈，但未超出子宫。

Ⅲ期：癌灶扩散至子宫以外的盆腔内，但未超出真骨盆。

Ⅳ期：癌灶超出真骨盆或向前侵犯膀胱、向后侵犯直肠或伴有盆腔外的扩散。

5.临床表现

子宫内膜癌病程早期无明显症状，典型表现为绝经后阴道流血、阴道排液、疼痛等，晚期可出现贫血、恶病质等全身衰竭症状。

6.治疗原则

手术治疗为首选，尤其是早期病例，还可根据具体情况选用放射治疗、激素治疗、化学药物治疗，可单用或联合应用。

（二）护理评估

1.健康史

了解患者是否存在本病的高危因素，如老年、肥胖、糖尿病、少育、不孕不育、绝经延迟等；了解患者有无子宫内膜癌家族史。

2.身体评估

（1）症状：早期无明显症状，以后随病情发展可出现阴道流血、阴道排液、疼痛等表现。

阴道流血：为绝经后不规则阴道流血，量一般不多；尚未绝经者可表现为经量增多、经期延长或经间期出血。

阴道排液：多为血性液体或浆液性分泌物，合并感染则有脓血性排液、恶臭。

疼痛：晚期癌灶扩散到周围组织或压迫神经引起下腹及腰骶部疼痛。癌组织堵塞子宫颈口导致子宫腔积液或积脓，患者可出现腹部胀痛或痉挛性子宫收缩痛。

（2）体征：早期妇科检查可无异常，随疾病发展，子宫增大变软。晚期可见癌灶脱出于子宫颈口，质脆，触之易出血。癌灶浸润周围组织时，子宫固定或在子宫旁可扪及不规则的结节状物。

（3）心理、社会评估：评估患者对疾病的反应，对治疗的认知情况，患者家属的反应，家庭经济状况等。

3.辅助检查

（1）B超检查：B超检查可了解子宫的大小、子宫腔形状、子宫内膜厚度，为临床诊断提供参考。

（2）分段诊刮：最常用、最有价值的诊断方法。具体操作是先用小刮匙刮宫颈管，再用大刮匙刮子宫腔，将两部分组织分别装瓶，送病理检查。

（3）其他检查：子宫腔镜检查、CT检查、MRI检查、血清CA125测定等。

（三）护理诊断/合作性问题

1.知识缺乏

与缺乏子宫内膜癌的治疗、护理知识有关。

2.焦虑

与住院及手术有关。

(四)护理措施

1.一般护理

指导患者注意营养,给予高蛋白、高维生素、易消化的饮食;对进食不足的患者,应遵医嘱静脉补充营养;保持病室的安静整洁,保证患者充分休息。

2.治疗配合

根据患者的全身情况、癌灶累及范围及组织学类型,选择和制订适宜的治疗方案。早期患者以手术为主,晚期患者则采用手术、放疗、化疗等综合治疗。孕激素以高效、大剂量、长期应用为宜,至少应用 12 周以上方可评定疗效。

手术治疗者应做好手术前、后的护理。术前向放疗患者讲解可能出现的副反应,放疗前应保留导尿管及灌肠,使直肠、膀胱空虚,避免放疗时损伤。化疗者按化疗护理常规进行护理。药物治疗者应强调用药的重要性,告诉患者治疗过程中可能出现的副反应及预后,所致的水钠潴留、水肿、药物性肝炎等在停药后会逐渐缓解和消失。

3.心理护理

给患者提供安静舒适的住院环境。护士应综合评估患者及其家属对疾病的反应和对检查、治疗的认知情况,针对性地向他们介绍疾病知识,耐心解答患者及其家属的疑问,告之子宫内膜癌虽是恶性肿瘤,但转移晚,预后较好,让患者正确认识疾病,提高治疗的信心。

4.健康教育

出院后应定期随访,出院 2 年内,每隔 3～6 个月随访 1 次,以后间隔 6～12 个月随访 1 次,随访过程中注意检查有无复发。积极宣传定期妇科检查的重要性。生育期、绝经期的妇女一般 1 年进行 1 次妇科检查。合并肥胖、高血压及糖尿病的患者应增加检查次数;绝经后阴道流血和绝经过渡期妇女月经紊乱应引起重视,及时就诊;采用雌激素替代治疗的患者应在医生指导下用药,并加强监护。

第三节　月经失调

一、功能失调性子宫出血

功能失调性子宫出血简称功血,是指由于调节生殖的神经内分泌机制失常引起的异常子宫出血,而全身及内外生殖器官无明显器质性病变。分为无排卵性功血及排卵性功血。

(一)临床表现

1.无排卵性功血

月经周期紊乱,经期长短不一,经量减少或增多,可继发贫血;大量出血导致休克;出血期不伴下腹疼痛或其他不适;多见于青春期和围绝经期妇女。

2.排卵性功血

(1)黄体功能不足表现为月经周期缩短、月经频发。

(2)子宫内膜不规则脱落者,表现为月经周期正常,但经期延长;多见于育龄期妇女。

（二）护理要点

1.加强营养

补充铁剂、维生素 C、蛋白质等。

2.维持正常血容量

（1）观察记录生命征、出入液量，保留会阴垫及内裤，准确评估出血量。

（2）出血量多者，嘱卧床休息，避免劳累及剧烈活动。

（3）严重贫血者，遵医嘱配血、输血。

3.预防感染

（1）严密观察体温、脉搏、子宫体有无压痛等。

（2）监测白细胞计数及分类。

（3）做好会阴清洁护理。

（4）有感染征象及时通知医师，遵医嘱给予抗生素治疗。

4.遵医嘱使用性激素

（1）按时按量服用药物；若出现不规则阴道出血，应及时就诊。

（2）告知患者，药物减量应严格遵医嘱进行。

5.加强心理护理

（1）耐心倾听患者诉说，了解患者真实感受。

（2）向患者适度解释病情及提供相关信息。

6.健康教育

（1）针对患者年龄、对疾病的认知程度，讲解该年龄段功血发病机制、治疗方案。

（2）向患者强调擅自停药或非正规用药的不良反应，使其能自觉遵从医嘱。

（3）告知患者及家属，若治疗期间出现不规则阴道出血，应及时通知医师或立即就诊。

（4）告知患者保留浸血的卫生巾及内裤等，便于正确评估出血量，为及时补充体液和血液提供依据。

（5）对严重出血的患者应强调不单独起床、活动，以防发生晕倒、坠床。

（6）补充营养，增加铁的摄入。

（7）鼓励患者与医师、护理人员保持联络，按时复诊。

二、闭经

闭经是妇科常见症状，通常分为原发性闭经和继发性闭经。年龄超过 16 岁，第二性征已发育但月经尚未来潮或年龄超过 14 岁，仍无第二性征发育者，称为原发性闭经。继发性闭经是指正常月经建立后，因某种病理因素而停经 6 个月以上或以自身月经周期计算停经 3 个周期以上者。临床上多见继发性闭经。青春期前、妊娠期、哺乳期及绝经后月经不来潮属于生理现象。

（一）概述

1.病因及发病机制

（1）下丘脑性闭经：最常见，以功能性原因为主。精神创伤、过度劳累、长期剧烈运动、体重下降和神经性厌食均可诱发闭经；长期应用某些药物（如氯丙嗪、奋乃静等）也可引起闭经；颅咽管瘤压迫下丘脑和垂体时可导致闭经。

（2）垂体性闭经：常见的原因有席汉综合征、垂体肿瘤、原发性垂体促性腺功能低下等。

（3）卵巢性闭经：常见的原因有卵巢早衰（40岁以前绝经者）、多囊卵巢综合征、卵巢切除、卵巢肿瘤等。

（4）子宫性闭经：常见的原因有子宫内膜炎症、刮宫过度损伤子宫内膜或粘连、子宫内膜结核、先天性无子宫、子宫腔放射性治疗等。

2.治疗要点

针对病因进行全身治疗、激素治疗或手术治疗。

（二）护理评估

1.健康史

询问患者月经史、婚孕史、服药史、家族史及发病的可能诱因如环境变化、精神心理创伤、职业、营养状况等。原发性闭经者还应了解其青春期和第二性征发育情况。

2.身体评估

（1）临床表现：年龄超过16岁，第二性征已发育但月经尚未来潮或正常月经建立后停经6个月以上。

（2）心理、社会评估：无法判定确切病因的闭经患者，因担心自身健康而忧心忡忡、焦虑不安；频繁的检查和治疗使患者丧失生活的勇气。由于对于未来能否生育的不确定性，年轻患者常表现出悲伤、焦虑。

3.辅助检查

（1）功能试验。①药物撤退试验：用于评估体内雌激素水平，以确定闭经程度。a.孕激素试验：口服醋酸甲羟孕酮或肌内注射黄体酮5日，停药后3～7日观察结果。出现阴道出血为阳性反应，提示体内有一定水平的雌激素；无阴道出血者为阴性反应，进一步做雌激素、孕激素序贯试验。b.雌激素、孕激素序贯试验：口服雌激素21日，最后10日加用孕激素，停药3～7日发生阴道出血为阳性，提示患者体内雌激素水平较低；无阴道出血者为阴性，可重复一次，结果相同者，提示子宫内膜有异常，为子宫性闭经。②垂体兴奋试验：阳性说明垂体功能正常，病变在下丘脑；阴性说明垂体功能减退，如席汉综合征。

（2）影像学检查：通过B超检查观察盆腔情况。通过蝶鞍X线摄片、CT或MRI检查了解下丘脑、垂体情况。

（3）其他。①血甾体激素测定、基础体温测定、子宫颈黏液结晶检查、阴道脱落细胞检查等。②诊断性刮宫：适用于已婚妇女，可用于了解子宫腔大小、有无粘连及子宫内膜对激素的反应，必要时行子宫腔镜检查。③根据病因选择染色体核型检查或其他内分泌检查。

（三）护理诊断/合作性问题

1.焦虑

与担心闭经影响健康、性生活及生育有关。

2.功能障碍性悲伤

与长期闭经及治疗效果不佳有关。

（四）护理措施

1.心理护理

允许患者说出不良感受，与患者及时进行沟通，提供信息及帮助。使患者放松心情，树立信心，走出疾病的阴影，积极配合治疗。

2.治疗配合

指导合理用药，向患者说明合理使用性激素治疗的方法、剂量、时间、不良反应等。子宫腔粘连者行扩张分离术，生殖器畸形、卵巢肿瘤等需手术治疗者做好手术配合。

3.健康指导

鼓励患者加强锻炼，合理饮食，生活规律，保持心情舒畅，保持体重适中，积极接受正规治疗。

三、痛经

凡在月经前或月经期出现下腹疼痛、坠胀、腰酸或其他不适，程度较重，影响生活和工作学习者，称为痛经。痛经分为原发性痛经和继发性痛经。原发性痛经是指生殖器官无器质性病变的痛经；继发性痛经是指由于生殖器官器质性病变引起的痛经。

（一）概述

1.病因

原发性痛经以青少年常见，确切病因不清，可能与经期子宫内膜释放前列腺素含量过高引起子宫平滑肌收缩产生痉挛性疼痛有关。另外，精神紧张、创伤等精神、神经因素使痛阈降低，也可致痛经发生。

2.治疗要点

对症治疗，以止痛、解痉、镇静为主，并加强心理治疗。

（二）护理评估

1.健康史

询问患者的年龄、月经史、婚孕史及既往史，疼痛的发生时间、特点、部位及程度，诱发的相关因素、伴随症状等。

2.身体评估

（1）临床表现：月经前或月经期开始后的周期性下腹疼痛为主要症状。在月经前数小时或月经来潮时，出现下腹部痉挛性疼痛、胀痛，疼痛可延至腰骶、背部或大腿内侧，行经第 1 日最剧烈，持续 2～3 日逐渐有所缓解，常伴有四肢冰冷、头痛、恶心、呕吐、腹泻等症状，严重者还可发生晕厥。

（2）心理、社会评估：反复发生的痛经常常使患者惧怕月经来潮，甚至会出现烦躁、易怒、忧郁、情绪不稳定等。

3.辅助检查

（1）妇科检查：无异常发现。

（2）B超检查、腹腔镜检查、子宫腔镜检查及子宫碘油造影：用于排除子宫内膜异位症、子宫肌瘤、盆腔炎等器质性病变引发的继发性闭经。

(三)护理诊断/合作性问题

1.疼痛

与月经期子宫收缩,子宫缺血、缺氧有关。

2.恐惧

与长期痛经造成的精神紧张有关。

(四)护理措施

1.一般护理

讲解月经期的保健知识,嘱患者适当休息,注意保暖,月经前期及月经期少吃生冷和辛辣等刺激性强的食物,注意经期卫生。

2.治疗配合

疼痛发作时,热敷下腹部或多食热汤、热饮有助于减轻症状。严重者可服用前列腺素合成酶抑制剂,如吲哚美辛、阿司匹林等对症处理。痛经一般发生在有排卵的月经周期,口服避孕药物抑制排卵也可以缓解痛经症状。

3.心理护理

消除患者对月经的紧张、恐惧心理,解除思想顾虑,放松心情。

4.健康教育

平时多参加体育锻炼,尤其是体质虚弱者,应改善营养状态,注意保暖及充足睡眠。

四、绝经综合征

围绝经期是指妇女绝经前后的一段时间,包括从接近绝经出现与绝经有关的内分泌、生物学和临床特征起至最后一次月经后的 1 年。绝经是指月经完全停止 1 年以上,只能回顾性地确定。绝经综合征是指妇女绝经前后出现性激素波动或减少所致的一系列躯体及精神心理症状。我国城市女性的平均绝经年龄为 49.5 岁,农村女性为 47.5 岁。

(一)概述

1.病因

卵巢功能衰退,丧失排卵及内分泌功能,血中雌激素、孕激素降低,导致月经紊乱及绝经;雌激素水平降低,解除了对下丘脑、垂体的负反馈,使下丘脑、垂体功能亢进,导致内分泌功能失调,出现代谢障碍及自主神经功能失调的一系列症状;雌激素水平低下,还干扰中枢神经介质的合成与代谢,出现行为、情绪及心理异常等表现。绝经综合征的发病、症状严重程度与遗传、种族、个体人格特征及职业、文化水平等因素有关。

2.治疗要点

绝经综合征的治疗主要是心理治疗,必要时给予镇静、性激素替代治疗。

(二)护理评估

1.健康史

询问患者的年龄、月经史、生育史,有无肝病、高血压及其他内分泌疾病史。对于 40 岁以上的妇女,近期月经异常者,详细了解其发病过程。

2.身体评估

(1)临床表现。①月经紊乱:月经周期、经期不规则,经量增多。②雌激素降低症状:潮热、出汗、记忆力减退、性交困难、阴道及尿路感染等。③精神神经失调症状:表现为激动易怒、烦躁、情绪低落,甚至抑郁等症状。④骨质疏松:严重者可致骨折。⑤心血管病变:绝经后妇女动脉硬化、冠心病的发病率较绝经前明显增加。

(2)心理、社会评估:绝经综合征给患者身体及心理上带来的变化和不适,严重影响其健康和生活质量,使其出现烦躁、失眠、焦虑、抑郁、易激动等情绪。

3.辅助检查

本病可选择血常规、心电图、血脂等常规检查,必要时行子宫颈刮片、诊刮、B超等检查。

(三)护理诊断/合作性问题

1.焦虑

与不适应围绝经期内分泌及家庭、社会环境的改变有关。

2.自我形象紊乱

与严重的围绝经期症状有关。

(四)护理措施

1.一般护理

指导患者合理饮食,多摄入含蛋白质与钙的食物,并补充钙剂。改善睡眠,保证休息,坚持户外锻炼,增加日晒时间。

2.治疗配合

必要时对患者进行激素替代治疗,能有效缓解和治疗潮热、泌尿生殖道等症状。指导激素治疗的相关知识,使患者了解用药目的、剂量、用药方法及可能出现的不良反应,长期用药者需接受定期随访。

3.心理护理

普及围绝经期的相关知识,使患者从心理上先接受围绝经期的到来。加强家庭、单位与社会对妇女在这一时期生理与心理反应的理解,对于疏导围绝经期妇女的负面情绪、恢复心理功能具有积极意义。

4.健康教育

宣传围绝经期的相关保健知识,了解可能出现的身体不适,提供精神、心理支持;定期开展普查,及早发现妇女围绝经期症状,及早干预及治疗。

第四节　不孕症

一、不孕症

女性无避孕性生活至少12个月而未孕称为不孕症,在男性则称为不育症。不孕症分为原发性和继发性两大类,既往从未有过妊娠史,无避孕而从未妊娠者称为原发性不孕;既往有过妊娠史,而后无避孕连续12个月未孕者,称为继发性不孕。

(一)病因

多项流行病学调查结果显示,不孕夫妇中,女方因素占 40%~50%,男方因素占 25%~40%,男女双方共同因素占 20%~30%,不明原因的约占 10%。

1.女性不孕因素

女性不孕中盆腔因素约占 35%,排卵因素占 25%~35%,不明原因的占 10%~20%,另外 10% 为不常见因素,包括子宫因素、宫颈因素、免疫因素等。

(1)盆腔因素:是不孕症常见原因,如输卵管炎症、输卵管发育异常、盆腔粘连、盆腔炎症、子宫内膜异位症等。

(2)排卵因素。①卵巢病变:卵巢不能正常排卵。②下丘脑-垂体-卵巢轴功能紊乱:无排卵型功血。③先天性性腺发育不良。(3)不常见因素。①子宫因素:子宫畸形。②宫颈因素:宫颈肥大、宫颈息肉及宫颈黏液发生改变阻碍精子的通行。③阴道因素:阴道先天或后天的损伤。

2.男性不育因素

男性不育因素主要为精子生成障碍、精子运送障碍(约占 30%)。

(1)精液异常。

(2)精子运送异常。

(3)免疫因素。

(4)内分泌功能紊乱:下丘脑-垂体-睾丸轴功能紊乱。

(5)勃起异常。

3.男女双方因素

(1)缺乏性生活基本知识或双方精神过度紧张。

(2)免疫因素:精子免疫、女性体液免疫、子宫内膜局部细胞免疫异常。

4.不明原因不孕

指经过不孕症的详细检查,依靠现今检查方法尚未发现明确病因的不孕症。

(二)辅助检查和诊断

1.女方检查和诊断

(1)体格检查:检查生殖器和第二性征发育情况,身高、体重、生长发育情况,有无多毛、溢乳等,必要时行胸片检查排除结核,行 MRI 检查排除垂体病变。

(2)盆腔 B 型超声检查:可发现子宫、卵巢、输卵管有无器质性病变,可显示卵巢窦卵泡的数目,以判断卵巢储备功能。

(3)排卵及内分泌功能测定:常用方法包括基础体温测定、子宫颈黏液评分、血清内分泌激素的检测以及盆腔 B 型超声监测卵泡发育、排卵的情况等。激素检测常包括促卵泡生长激素(FSH)、内体生成素(LH)、雌二醇(E_2)、孕酮(P)、睾酮(T)、汤乳素(PRL)的检查。必要时测定甲状腺、肾上腺皮质功能及其他内分泌功能,以排除全身内分泌异常导致的卵巢功能异常。子宫内膜病理检查有助于了解有无排卵及黄体功能。

(4)输卵管通畅试验:包括子宫输卵管通液术、子宫输卵管碘液造影、子宫输卵管超声造影、腹腔镜直视下行输卵管通液(亚甲蓝液),有条件者可做输卵管镜检查。

(5)宫颈与子宫因素检查:除常规妇科检查外,可采用阴道、宫颈分泌物细胞学、细菌学和病原体检查,宫颈黏液评分以及性交后试验(PCT)等。必要时可行宫腔镜或腹腔镜检查。

(6)生殖免疫学检查:包括精子抗原、抗精子抗体、抗子宫内膜抗体的检查等。

2.男方检查和诊断

(1)体格检查:除全身检查外,重点检查外生殖器,注意发育情况,是否存在炎症、畸形及瘢痕等异常。

(2)实验室检查:包括精液常规检查、精浆的生化检查、性交后试验、精子穿透仓鼠试验、内分泌检查、染色体检查、免疫学检查、输精管及精囊造影术、睾丸活检。

(三)治疗

1.女方治疗

(1)无排卵者促排卵的治疗:可进行药物诱发排卵、卵巢楔切手术诱发排卵、中药及针灸诱发排卵等治疗。

(2)输卵管功能异常的治疗:包括药物治疗、手术治疗(经宫腔通液术、宫颈输卵管导管疏通术、输卵管切除术)。

(3)子宫内膜异位症的治疗:可进行宫腔镜和腹腔镜下检查,清除病灶及粘连分离术。

2.男方治疗

(1)药物治疗:可应用促性腺激素释放激素、绒毛膜促性腺激素、克罗米芬、他莫西芬、溴隐亭、雄激素等。

(2)外科治疗:包括隐睾的外科治疗、精索静脉曲张的外科治疗、精道梗阻的外科治疗。

(3)辅助生殖技术:包括人工授精、体外受精和胚胎移植。

(四)护理评估

1.病史评估

(1)女方健康情况:全面评估既往史和现病史,包括妇女年龄、生长发育史、生育史、生活及同居时间、性生活及避孕情况等。重点评估月经史、生殖器官炎症史、慢性病史。对于继发性不孕者,了解其以往流产或分娩情况,有无感染史、烟酒嗜好等,家庭及经常接触的人中是否有肺结核病患者。

(2)男方健康情况:有无影响生育的疾病及外伤手术等。

(3)评估目前的检查结果、治疗情况及效果、用药情况及有无不良反应。

2.身体评估

双方均应行全身检查以除外全身性疾病。

(1)男方:检查重点为外生殖器有无畸形或病变。

(2)女方:妇科检查包括处女膜的检查(有无处女膜过厚或较坚韧),有无阴道痉挛或横膈、纵隔瘢痕或狭窄,有无子宫颈或子宫异常,子宫附件有无压痛、增厚或肿块。

3.心理状态评估

(1)评估患者的心理、社会状况:经济情况、合作程度、对疾病的认知程度及对治疗的接受程度等。

(2)评估患者情绪反应,有无焦虑、悲观情绪。

(五)护理措施

1.一般护理

(1)皮肤护理:保持皮肤清洁,避免皮肤破溃引发感染。应经常变换注射部位,每次注射时要检查注射部位的皮肤,是否有硬结、表皮凹陷,皮肤颜色有无改变等。

(2)合理膳食:加强营养,保证饮食平衡,不偏食。多食用瘦肉、鸡蛋、鱼类、蔬菜,以保障必要的蛋白质、维生素和微量元素的供给。

2.用药护理

(1)枸橼酸氯蔗酰胺或克罗米酚:应用最广泛的临床首选促排卵药。

药理作用:克罗米酚的化学结构式和雌激素相似,本身的雌激素效应微弱,与下丘脑的雌激素受体结合、刺激垂体分泌 FSH 和 LH,FSH 升高促进卵泡发育,常致一批卵泡生长并成熟。

不良反应:较多见的不良反应有经间期下腹一侧疼痛、卵巢囊肿、血管收缩征兆(如潮热),少见的不良反应有乏力、头晕、抑郁、恶心、呕吐、食欲强烈、体重增加、风疹、皮疹、过敏性皮炎、复视、畏光、视力下降、多胎妊娠、乳房不适及可逆性脱发等。

(2)人绝经期促性腺激素(HMG)。

药理作用:HMG 是从绝经后妇女尿液中提取的 FSH 和 LH 的混合物,具有 FSH 的作用,促进卵巢中卵泡发育成熟和睾丸生成并分泌甾体性激素,使女性子宫内膜增生。

不良反应:主要为卵巢过度刺激综合征,表现为下腹不适或腹胀、腹痛、恶心、呕吐、卵巢增大。严重者可出现胸闷、气急、尿量减少、胸腔积液、腹腔积液,甚至卵泡囊肿破裂出血等。此外尚有多胎妊娠、早产等。

(3)FSH。

药理作用:促进卵巢中卵泡发育成熟和睾丸生成并分泌甾体性激素,使女性子宫内膜增生。

不良反应:①很常见的有卵巢囊肿、轻度至重度的注射部位反应(疼痛、红肿、淤血、肿胀)、头痛。②常见的有轻至中度卵巢过度刺激综合征、腹痛和胃肠道症状(如恶心、呕吐、腹泻、腹部疼痛性痉挛和胀气)。严重卵巢过度刺激综合征,较少见。

(4)促性腺激素释放激素。

药理作用:生育治疗中的垂体降调节,能够选择性抑制垂体,因而可以提高体外同时或后继给予促性腺激素刺激的成功率。

不良反应:常见的有潮红、阴道干燥、性欲下降、抑郁、肝酶水平增高、感觉异常及视觉障碍;少见的不良反应主要是轻微过敏症状,如发热、瘙痒、头痛、疲乏和睡眠紊乱。

(5)溴隐亭。

药理作用:溴隐亭是麦角碱衍生物,作用于下丘脑神经原,抑制多巴胺受体降解,是一种多巴胺激动剂。

不良反应:常见的有恶心、呕吐、头痛、眩晕或疲劳。出现时不需要停药,服用溴隐亭前 1h 服用某些止吐药,如茶苯海明、硫乙拉嗪、甲氧氯普胺等,可抑制恶心、头晕。极少数可出现直立性低血压。大剂量时可能出现幻觉、意识精神错乱、视觉障碍、运动障碍、口干、便秘、口痉挛。

3.心理护理

不孕引起的心理压力对于夫妇双方都很大,会产生焦虑、抑郁情绪,护士应教会患者放松身心的方法,鼓励患者积极面对治疗。

(1)建立良好的护患关系:良好的护患关系能较好地消除患者的多种负性情绪,满足其心理需求,促进患者康复。在不孕症的诊治过程中,医护人员要主动与患者沟通,给予心理支持。认真倾听患者的诉说,取得患者的信任。

(2)营造人文氛围:将不孕症就诊环境营造成一个充满人性化和人情味的,以关心患者、尊重患者、维护患者利益为中心的人文环境。

(3)保护患者的隐私,对患者不愿暴露的隐私应给予保护。

(4)由于男女双方精神过于紧张,而影响精子的产生或排卵及输卵管功能时,应设法使患者解除思想顾虑,保持愉快的心情、健康的心态。具体方法如下。

事前指导:不孕夫妇预备接受检查或治疗前,给予事前指导,详细说明各项步骤及需要的准备事项,以减轻他们的担心及焦虑。

提供支持:医护人员必须能够倾听并敏感地了解他们的感受,及时给予指导,必要时适时地将不孕夫妇转介到心理专家处,甚至暂停治疗一段时间,以缓解情绪的压力。

协助处理家庭关系:患者不孕的情绪问题极其需要来自家庭的关怀,医护人员应协助家庭成员了解病情,鼓励家庭成员多关心、多照顾、多理解患者。

(5)进行心理疏导,指导不孕患者采取以下对策:①保持充实的生活,减少无所事事的时间。②广泛阅读不孕方面的资料,积极与医师讨论治疗方案。③屈服于情绪,尽情发泄,想哭就大声哭出来。④与丈夫、关心自己的人或曾成功应对不孕的妇女讨论自己的挫折、失望、恐惧、害怕、沮丧和希望。

(6)对表现出自卑或绝望的妇女,护士应提供心理支持,使她们能正确对待生活与生育。

4.健康教育

(1)饮食指导:机体营养状态对垂体及性腺功能有直接的影响,应加强营养以满足机体需要;告诫夫妇双方绝对戒烟、戒酒。

(2)生活指导:建立良好的生活习惯,避免劳累,合理锻炼,增强体质,注意经期卫生。

(3)疾病相关知识宣教:①评估夫妇对不孕症相关知识的掌握程度,了解有无错误观念,并进行科学指导。②教会不孕症妇女预测排卵期的方法,并告知最好在排卵前2～3日或排卵后24h内性交,且性交次数适当,避免过频、过少,使其掌握好性交时机及受孕技巧,以增加受孕机会。③劝告男女双方做必要的检查,对已发现的疾病应进行积极治疗。对调节卵巢功能或输卵管不畅需接受较为长期的治疗者,鼓励坚持治疗。告知绝对不孕症患者可根据自身条件接受相应的治疗方案,如人工授精、体外受精、胚泡植入。

二、卵巢过度刺激综合征

卵巢过度刺激综合征(OHSS)是指卵巢在过度的性腺激素刺激下,因卵巢形态改变及产生过多的卵巢激素或激素前体所致的一种综合性疾病。

(一)临床表现

OHSS是促排卵过程中常见的并发症,最早出现胃肠道症状和卵巢囊性增大的局部腹痛,症状发生在用 HCG 第 1 次剂量后的 3～6 日,继而出现腹水,腹水量在用药的第 4～7 日达高峰,10日后缓解。如果妊娠,症状进一步加重,病程将再延续 10～20 日后缓解,继之 6 周后才消退。

1.临床症状

腹痛、腹胀、恶心、呕吐、呼吸困难、疲劳、视力模糊。

2.体征

卵巢增大(>12cm)、腹水、急腹症、血栓静脉炎、胸腔积液、弥漫性水肿。

3.临床分度

(1)轻度 1 级:轻度腹胀不适,卵巢稍增大,血清雌二醇和血孕激素值稍增高。

(2)轻度 2 级:腹胀、恶心、呕吐和(或)腹泻,卵巢直径不超过 5cm。

(3)中度 3 级:轻度过激症状伴体重增加(≤4.5kg),超声图像见腹水,卵巢直径在 5～10cm。

(4)重度 4 级:中度过激症状与体征,出现腹水和(或)胸腔积液、呼吸困难,体重增加≥4.5kg,卵巢直径≥10cm。

(5)重度 5 级:上述改变加低血容量、血液浓缩并呈高凝状态,甚至发展至少尿、休克、肾衰竭、呼吸窘迫综合征,乃至死亡。

(二)护理措施

1.一般护理

(1)心理护理:①提供正性信息,增强患者信心。②鼓励患者表达情感,给予同情。③为患者提供交流和活动机会。④帮助患者分析可利用的支持系统,鼓励家属给予帮助。

(2)卧床休息,因卵巢大而脆,易发生破裂或蒂扭转,应禁止做盆腔、腹腔检查及重压和剧烈运动。轻度 OHSS 一般不需特殊处理。

(3)鼓励进食,宜少食多餐。

2.遵医嘱采取治疗、护理措施

(1)注意观察病情变化,中重度 OHSS 患者定时测量生命征。

(2)准确记录出入液量,每日测体重、腹围。

(3)正确采集各种标本,及时送检。

(4)注意观察药物反应。

(5)注意识别继发于 OHSS 的严重并发症如卵巢破裂或蒂扭转、肝肾功能损害、血栓形成。

(6)注意观察有无呼吸急促、胸痛,注意监测血氧饱和度,有异常及时报告医师。

(7)中、重度 OHSS 患者卧床休息,注意观察皮肤改变,定时翻身,预防压力伤。

(8)对外阴水肿的患者,注意外阴部皮肤改变,可使用无菌会阴垫轻轻托扶,谨防破溃。注意观察水肿消退情况。

3.健康教育

(1)告知患者及家属 OHSS 相关知识及注意事项,减轻患者的焦虑情绪。

（2）向患者讲解必要的检查程序、治疗及护理措施，以取得患者及家属的理解和配合。

（3）鼓励患者进食，增强信心，宜少食多餐，可进食蛋汤、蘑菇汤、西瓜汁等。

（4）保持心态平和，鼓励患者表达情感，鼓励家属给予持续心理支持。

（5）合理膳食，多食新鲜蔬菜、水果，防止便秘。

第五节　妊娠期并发症

一、流产

妊娠不足 28 周、胎儿体重不足 1000g 而终止者称流产。流产发生于妊娠 12 周前者称早期流产，发生在妊娠 12 周至不足 28 周者称晚期流产。流产又分为自然流产和人工流产两大类。机械或药物等人为因素终止妊娠者称为人工流产，自然因素导致的流产称为自然流产。自然流产率占全部妊娠的 10%～15%，其中 80% 以上为早期流产。

（一）病因及发病机制

1.胚胎因素

胚胎染色体异常是流产的主要原因。早期流产子代检查发现 50%～60% 有染色体异常。夫妇任何一方有染色体异常均可能传至子代，导致流产。染色体异常包括数目异常和结构异常。

2.母体因素

（1）全身性疾病：全身性感染时高热可促进子宫收缩引起流产，梅毒螺旋体、流感病毒、巨细胞病毒、支原体、衣原体、弓形虫、单纯疱疹病毒等感染可引起胎儿畸形而导致流产；孕妇患心力衰竭、严重贫血、高血压、慢性肾炎及严重营养不良等缺血缺氧性疾病亦可导致流产。

（2）内分泌异常：黄体功能不足可致早期流产。甲状腺功能低下、严重的糖尿病血糖未控制均可导致流产。

（3）免疫功能异常：与流产有关的免疫因素包括配偶的组织兼容性抗原（HLA）、胎儿抗原、血型抗原（ABO 及 Rh）及母体的自身免疫状态。父母的 HLA 位点相同频率高，使母体封闭抗体不足亦可导致反复流产。母儿血型不合、孕妇抗磷脂抗体产生过多、夫妇抗精子抗体的存在，均可使胚胎或胎儿受到排斥而发生流产。

（4）子宫异常：畸形子宫如子宫发育不良、单角子宫、双子宫、子宫纵隔、宫腔粘连，以及黏膜下或肌壁间子宫肌瘤均可影响胚囊着床和发育而导致流产。宫颈重度裂伤、宫颈内口松弛、宫颈过短可能导致胎膜破裂而流产。

（5）创伤刺激：子宫创伤如手术、直接撞击、性交过度亦可导致流产；过度紧张、焦虑、恐惧、忧伤等精神创伤亦有引起流产的报道。

（6）不良习惯：过量吸烟、酗酒，吸食吗啡、海洛因等毒品均可导致流产。

（二）临床表现

主要为停经后阴道流血和腹痛。

1.停经

大部分自然流产产妇均有明显的停经史，结合早孕反应、子宫增大以及 B 型超声检查发现胚囊等表现可确诊妊娠。但是，妊娠早期流产导致的阴道流血很难与月经异常鉴别，常无明显的停经史。有报道提示，约 50％流产是妇女未知受孕就发生的受精卵死亡和流产。对这些产妇，要根据病史，血、尿 HCG 以及 B 型超声检查结果综合判断。

2.阴道流血和腹痛

早期流产者常先有阴道流血，而后出现腹痛。由于胚胎或胎儿死亡，绒毛与蜕膜剥离，血窦开放，出现阴道流血；剥离的胚胎或胎儿及血液刺激子宫收缩，排出胚胎或胎儿，产生阵发性下腹疼痛；当胚胎或胎儿完全排出后，子宫收缩，血窦关闭，出血停止。晚期流产的临床过程与早产及足月产相似：经过阵发性子宫收缩，排出胎儿及胎盘，同时出现阴道流血。晚期流产时胎盘与子宫壁附着牢固，如胎盘粘连仅部分剥离，残留组织影响子宫收缩，血窦开放，可导致大量出血、休克，甚至死亡。胎盘残留过久，可形成胎盘息肉，引起反复出血、贫血及继发感染。

（三）临床分型

1.先兆流产

停经后出现少量阴道流血，常为暗红色或血性白带，流血后数小时至数日可出现轻微下腹痛或腰骶部胀痛；宫颈口未开，无妊娠物排出；子宫大小与停经时间相符。经休息及治疗，症状消失，可继续妊娠。如症状加重，则可能发展为难免流产。

2.难免流产

难免流产又称不可避免流产。在先兆流产的基础上，阴道流血增多，腹痛加剧或出现胎膜破裂。检查见宫颈口已扩张，有时可见胚囊或胚胎组织堵塞于宫颈口内，子宫与停经时间相符或略小。B 型超声检查仅见胚囊，无胚胎（或胎儿）或无心管搏动亦属于此类型。

3.不全流产

难免流产继续发展，部分妊娠物排出宫腔或胎儿排出后胎盘滞留宫腔或嵌顿于宫颈口，影响子宫收缩，导致大量出血，甚至休克。检查可见宫颈口已扩张，宫颈口有妊娠物堵塞及持续性血液流出，子宫小于停经时间。

4.完全流产

有流产的症状，妊娠物已全部排出，随后流血逐渐停止，腹痛逐渐消失。检查见宫颈口关闭，子宫接近正常大小。

此外，流产尚有三种特殊情况。

1.稽留流产

稽留流产又称过期流产，指宫内胚胎或胎儿死亡后未及时排出者。典型表现是有正常的早孕过程，有先兆流产的症状或无任何症状；随着停经时间延长，子宫不再增大或反而缩小，子宫小于停经时间；宫颈口未开，质地不软。

2.习惯性流产

习惯性流产指连续自然流产 3 次或 3 次以上者。近年有学者将连续两次流产者称为复发性自然流产。常见原因为胚胎染色体异常、免疫因素异常、甲状腺功能低下、子宫畸形或发育不良、宫腔粘连、宫颈内口松弛等。每次流产常发生在同一妊娠月份，其临床过程与一般流产相同。宫颈内口松弛者,常在妊娠中期无任何症状而发生宫颈口扩张,继而羊膜囊突向宫颈口,一旦胎膜破裂,胎儿迅即娩出。

3.流产合并感染

流产合并感染多见于阴道流血时间较长的流产产妇,也常发生在不全流产或不洁流产时。临床表现为下腹痛及阴道有恶臭分泌物,双合诊检查有宫颈摇摆痛。严重时引起盆腔腹膜炎、败血症及感染性休克,常为厌氧菌及需氧菌混合感染。

(四)辅助检查

1.B型超声检查

测定妊娠囊的大小、形态及胎儿心管搏动,并可辅助诊断流产类型。若妊娠囊形态异常,提示妊娠预后不良。宫腔和附件检查有助于稽留流产、不全流产及异位妊娠的鉴别诊断。

2.妊娠试验

连续测定血 β-HCG 之动态变化,有助于妊娠的诊断及预后判断。妊娠 6～8 周时,血 β-HCG 以每日 66% 的速度增加,若血 β-HCG 每 48h 增加不到 66%,则提示妊娠预后不良。

3.其他检查

血常规检查判断出血程度,白细胞和血沉检查可判断有无感染存在。孕激素、HPL 的连续测定有益于判断妊娠预后。习惯性流产产妇可行妊娠物以及夫妇双方的染色体检查。

(五)治疗

确诊流产后,应根据自然流产的不同类型进行相应的处理。

1.先兆流产

(1)卧床休息,禁止性生活。

(2)减少刺激。

(3)必要时给予对胎儿危害小的镇静药物。

(4)黄体酮功能不足的产妇,每日肌内注射黄体酮治疗。

(5)注意及时进行 B 超检查,了解胚胎发育情况,避免盲目保胎。

2.难免流产

难免流产一经确诊,应尽早使胚胎及胎盘组织完全排出,以防出血和感染。

3.不全流产

不全流产一经确诊,应及时行刮宫术或钳刮术,以清除宫腔内残留组织。出血多有休克者,应同时输血、输液,出血时间长者,应给予抗生素预防感染。

4.完全流产

完全流产如无感染征象,一般不需特殊处理。

5.稽留流产

稽留流产应及时促使胎儿和胎盘排出,以防稽留日久发生凝血功能障碍,导致弥散性血管内凝血造成严重出血。处理前应做凝血功能检查。

6.习惯性流产

习惯性流产以预防为主,有习惯性流产史的妇女在受孕前应进行必要的检查,包括卵巢功能检查、夫妇双方染色体检查、血型鉴定、丈夫的精液检查以及生殖道的详细检查。查出原因,若能治疗者,应于怀孕前治疗。

7.流产感染

积极控制感染,待感染控制后,再行刮宫。

(六)护理评估

1.病史评估

停经、阴道流血和腹痛是流产孕妇的主要症状。应详细询问产妇停经史、早孕反应情况;还应了解既往有无流产史,在妊娠期间有无全身性疾病、生殖器官疾病、内分泌功能失调及有无接触有害物质等以判断发生流产原因。

2.身心状况评估

(1)症状:评估阴道出血的量与持续时间;评估有无腹痛,腹痛的部位、性质及程度;了解阴道有无排液,阴道排液的色、量、气味以及有无妊娠产物的排出。

(2)体征:全面评估孕妇的各项生命体征,判断流产类型,注意与贫血及感染相关的征象。孕妇可因失血过多出现休克或因出血时间过长、宫腔内有残留组织而发生感染。

(3)心理、社会评估:孕妇因阴道出血而出现焦虑和恐惧心理,同时因担心胎儿的健康,可能会表现出伤心、郁闷、烦躁不安等情绪。尤其多年不孕或习惯性流产的孕妇,常为能否继续妊娠而焦虑、悲伤。

(七)护理措施

1.一般护理

(1)卧床休息,禁止性生活。

(2)以高热量、高蛋白、高维生素的清淡饮食为宜。多吃新鲜蔬菜、水果,保持大便通畅。

(3)先兆流产者,禁用肥皂水灌肠;行阴道检查操作时应轻柔,以减少刺激。

(4)做好各种生活护理。

2.病情观察

(1)观察阴道排出物情况:观察阴道出血量及性质,观察有无不凝血现象,观察腹痛和子宫收缩情况,检查阴道有无流液或胚胎组织流出,如有胚胎组织,要仔细查看胎囊是否完整,必要时送病理检查。

(2)预防休克:测量体温、脉搏、呼吸、血压。观察意识和尿量,如有休克征象应立即建立静脉通道,做好输液、输血准备。

(3)预防感染:应监测患者的体温、血象,观察阴道流血及阴道分泌物的性质、颜色、气味等,严格执行无菌操作规程。保持会阴清洁,有阴道出血者,行会阴冲洗每日 2 次。必要时遵医嘱使用抗生素。

3.用药护理

(1)用药目的:黄体酮为维持妊娠所必需的孕激素,能够抑制宫缩。

(2)用药方法:对于黄体功能不足的产妇遵医嘱给予黄体酮,10～20mg 每日或隔日肌内注射。

(3)用药注意事项:可有头晕、头痛、恶心、抑郁、乳房胀痛等。

4.心理护理

为患者提供精神上的支持和心理疏导是非常重要的措施。产妇由于失去胎儿,会出现伤心、悲哀等情绪。护士应给予同情和理解,帮助产妇及家属接受现实,顺利度过悲伤期,以良好的心态面对下一次妊娠,并建议患者做相关的检查,尽可能查明流产的原因,以便在下次妊娠前或妊娠时及时采取处理措施。

5.健康教育

(1)活动指导:早期流产后需休息2周,可做一些轻微活动,避免重体力劳动。

(2)病情观察指导:如出现腹痛剧烈,阴道出血多、时间长或阴道出血带有异味应及时就诊。

(3)饮食卫生指导:嘱产妇进食软、热、易消化、高蛋白质食品,注意补充维生素B、维生素E、维生素C等;保持外阴清洁,1个月内禁止盆浴及性生活。

(4)心理支持:护士在给予患者同情和理解的同时,还应做好疾病知识的健康教育,与产妇家属共同讨论此次流产可能的原因,并向他们讲解流产的相关知识,为再次妊娠做好准备。

(5)出院指导:①做好出院手续办理。②复诊指导:嘱产妇流产1个月后来院复查,如有异常情况,随时复诊。③有习惯性流产史的产妇,在下一次妊娠确诊后应卧床休息,加强营养,补充维生素,定期门诊检查孕激素水平。

二、异位妊娠

受精卵在子宫腔以外着床称为异位妊娠,习惯上称为宫外孕,包括输卵管妊娠、卵巢妊娠、腹腔妊娠、子宫颈妊娠、阔韧带妊娠等。异位妊娠是妇产科常见急腹症,其发病率约为1%,并有逐年增高趋势,是孕产妇死亡的主要原因之一。其中以输卵管妊娠最为常见,占异位妊娠的95%左右。

(一)概述

1.病因

(1)输卵管炎:输卵管妊娠的主要原因。输卵管黏膜炎可使黏膜皱褶粘连,管腔变窄或纤毛缺损,导致受精卵运行受阻而于该处着床;输卵管周围炎可导致输卵管周围粘连、输卵管扭曲、管腔狭窄、蠕动减弱等,影响受精卵运行。

(2)输卵管发育不良或功能异常:输卵管过长、肌层发育差、黏膜纤毛缺乏等,均是导致输卵管妊娠的原因。输卵管功能异常如蠕动、纤毛活动及上皮细胞的分泌功能异常,也可影响受精卵的正常运行。

(3)输卵管手术史:输卵管绝育史及手术史,输卵管绝育术后再通手术等,其输卵管妊娠的发生率为10%~20%。

(4)辅助生殖技术:现代辅助生殖技术的应用,使输卵管妊娠的发生率增加,既往少见的异位妊娠,如卵巢妊娠、子宫颈妊娠、腹腔妊娠的发生率增加。

(5)避孕失败:子宫内节育器避孕失败,发生异位妊娠的机会较大。

(6)其他:子宫肌瘤或卵巢肿瘤及输卵管周围肿瘤及子宫内膜异位症、内分泌失调、神经精神因素等,均可导致受精卵着床于输卵管。

2.病理

由于输卵管管腔小、管壁薄、缺乏黏膜下组织,受精卵着床后,不利于胚胎的生长发育,当输卵管妊娠发展到一定程度时,即可引起以下结局。

(1)输卵管妊娠流产:多见于妊娠 8~12 周的输卵管壶腹部妊娠。由于输卵管妊娠时管壁形成的蜕膜不完整,囊胚突向管腔并可与管壁分离,若整个囊胚剥离落入管腔,并经输卵管逆蠕动排入腹腔,形成输卵管完全流产,出血一般不多。若囊胚部分剥离,部分仍残留于管腔,则为输卵管不完全流产,导致持续反复出血,量较多,血液凝聚并积聚在直肠子宫陷凹,形成盆腔血肿,甚至大量血液流入腹腔,同时引起失血性休克。

(2)输卵管妊娠破裂:多见于妊娠 6 周左右的输卵管峡部妊娠。当囊胚绒毛侵蚀管壁的肌层及浆膜,最终穿破浆膜,形成输卵管妊娠破裂。由于输卵管肌层血管丰富,短期内即可发生大量腹腔内出血,使患者出现休克,也可反复出血,形成盆腔及腹腔血肿。

(3)陈旧性宫外孕:输卵管妊娠流产或破裂,内出血逐渐停止,形成的盆腔血肿可机化变硬,并与周围组织粘连,临床上称为陈旧性宫外孕。

(4)继发性腹腔妊娠:发生输卵管妊娠流产或破裂后,胚胎被排入腹腔,大部分死亡,偶尔也有存活者。若存活胚胎的绒毛组织仍附着于原位或排至腹腔后重新种植,胚胎可获得营养,继续生长发育,形成继发性腹腔妊娠。

(5)子宫变化:输卵管妊娠时,合体滋养细胞产生人绒毛膜促性腺激素,维持黄体功能,使子宫内膜出现蜕膜反应。蜕膜的存在与受精卵的生存密切相关,若胚胎死亡,蜕膜自子宫壁剥离而排出发生阴道流血。

3.临床表现

异位妊娠的典型症状为停经后腹痛及阴道流血,可出现晕厥或休克。

4.治疗要点

异位妊娠的治疗方法包括手术治疗、药物治疗和期待疗法,以手术治疗为主。少数病例可能发生自然流产或被吸收;药物治疗包括化学药物治疗和中药治疗,局部用药采用在 B 超引导下穿刺或在腹腔镜下将化学药物直接注入输卵管的妊娠囊内;手术治疗分为保守手术和根治手术。

(二)护理评估

1.健康史

应仔细询问月经史,准确推断停经时间。评估有无发生异位妊娠有关的高危因素,如盆腔炎、输卵管炎、盆腔手术史、放置节育器等。

2.身体状况

(1)症状。

停经:除输卵管间质部妊娠停经时间较长外,一般停经史为 6~8 周。少数患者无明显停经史,将不规则阴道流血误认为末次月经或由于月经仅过期几日而误认为是月经来潮。

阴道流血:胚胎死亡后,常出现不规则阴道流血,呈暗红色或深褐色,量少,呈点滴状,一般不超过月经量,少数患者阴道流血量较多,类似月经。阴道流血可伴有蜕膜管型或碎片排出,由于子宫蜕膜剥离所致。当病灶去除后阴道流血则停止。

腹痛:腹痛是输卵管妊娠患者的主要症状,95％以上输卵管妊娠患者是以腹痛为主诉就诊的。输卵管妊娠流产或破裂之前,由于胚胎在输卵管内逐渐增大,输卵管膨胀常表现为一侧下腹部隐痛或酸胀感。当发生输卵管妊娠流产或破裂时,突然感到一侧下腹部撕裂样疼痛,常伴有恶心、呕吐。当血液积聚于直肠子宫陷凹处时,出现肛门坠胀感。随着腹腔积血增多,疼痛可由下腹部向全腹部扩散,血液刺激膈肌时,可引起肩胛部放射性疼痛。输卵管峡部妊娠破裂多发生在妊娠 6 周左右,壶腹部妊娠破裂多发生在妊娠 8～12 周,而间质部妊娠可维持到 3～4 个月才破裂。

晕厥与休克:由于腹腔急性内出血及剧烈腹痛,轻者出现晕厥,严重者出现失血性休克,休克程度取决于内出血速度及出血量,与阴道流血量不成正比。

(2)体征。

一般情况:腹腔内出血较多时,呈贫血貌。大量出血时,患者可出现面色苍白、脉快而细弱、血压下降等休克表现。体温一般正常,出现休克时体温略低,腹腔内血液吸收时体温略升高,但不超过 38℃。

腹部检查:患者下腹有明显压痛及反跳痛,但腹肌紧张较轻微。出血较多时,叩诊有移动性浊音。有些患者下腹可触及包块,若反复出血并积聚,包块可逐渐增大变硬。

盆腔检查:阴道内常有少量暗红色血液。输卵管妊娠未发生流产或破裂者,除子宫略大较软外,可触及输卵管胀大及轻度压痛。输卵管妊娠流产或破裂者,阴道后穹窿饱满,触痛。子宫颈轻轻上抬或向左右摇动时可引起剧烈疼痛,称为子宫颈举痛或摇摆痛。内出血多时,子宫有漂浮感。间质部妊娠时,子宫大小与停经月份基本符合,但子宫不对称,一侧角部突起,破裂时的征象与子宫破裂极相似。

(3)心理、社会状况:孕妇及家属对腹痛和出血的恐惧,担心孕妇的生命安全而产生焦虑。对失去孩子表现出悲伤或自责,同时担忧未来能否妊娠等。

3.辅助检查

(1)阴道后穹窿穿刺:抽出暗红色、不凝固的血液,表示腹腔内出血致血腹症的存在,是简单可靠的诊断方法。

(2)人绒毛膜促性腺激素测定:阳性结果有助于诊断。

(3)B超检查:子宫腔内空虚,子宫旁探及低回声区,其内探及胚囊或胎心搏动则可确诊。

(4)腹腔镜检查:有助于提高异位妊娠的诊断准确性,同时可达到治疗的作用,尤其适用于输卵管妊娠尚未破裂或流产的早期诊断及治疗。

(5)子宫内膜病理检查:对于子宫腔排出物或刮出物中仅见蜕膜而无绒毛者,做子宫内膜病理检查有助于异位妊娠的诊断。

(三)护理诊断/合作性问题

1.疼痛

与输卵管妊娠流产或破裂发生有关。

2.焦虑

与担心自身生命安全、失去胎儿有关。

3.潜在并发症

失血性休克。

(四)护理措施

1.急救护理

对于已发生急性内出血者,应去枕平卧,吸氧,保暖;建立静脉通道,做好输液、输血的准备;严密监测生命体征及尿量,并记录;协助医生体检,完成阴道后穹窿穿刺及完善相关辅助检查;在纠正休克的同时做好急诊手术的术前准备。

2.病情观察

测量脉搏、呼吸、血压及尿量,病情严重者每 15～30min 测量一次并记录;注意腹痛性质、部位及伴随症状;观察阴道流血的量、色及性状。切忌以阴道流血量作为判断机体失血量的指标,因其主要是腹腔内出血,全身症状与阴道流血量不成正比,所以要以血压及血红蛋白值确定。

3.治疗配合

对于非手术治疗患者,应保证绝对卧床休息,协助其完成日常生活护理;观察生命体征、腹痛及阴道流血情况;遵医嘱用药,观察用药效果,检测人绒毛膜促性腺激素变化;给予高营养、富含维生素的半流质饮食;保持大便通畅,避免腹压增大;若有阴道排出物,必须送检。

4.心理护理

给予患者心理安慰,维持自尊,消除患者及家属焦虑、恐惧心理,接受并配合治疗。同时注重家庭支持系统的作用,鼓励家属陪伴,提供心理安慰,帮助孕妇度过悲哀时期。

5.健康教育

术后应注意休息,加强营养,纠正贫血,提高机体抵抗力,保持外阴清洁,预防感染,禁止性生活 1 个月。出院后定期随诊,积极消除异位妊娠的因素,以防再次发生。有生育需求者,在医生的指导下有计划地做好再次妊娠的准备。

三、早产

早产(PTL)是指妊娠满 28 周至不满 37 足周(196～258 日)间分娩者。早产分为自发性早产和治疗性早产两种,前者包括未足月分娩和未足月胎膜早破,后者为妊娠并发症或合并症而需要提前终止妊娠者。早产儿各器官发育不成熟,呼吸窘迫综合征、坏死性小肠炎、高胆红素血症、脑室内出血、动脉导管持续开放、视网膜病变、脑瘫等发病率增高。分娩孕周越小,出生体重越低,围生儿预后越差。早产占分娩总数的 5%～15%。近年,由于早产儿及低体重儿治疗学的进步,其生存率明显提高,伤残率下降,故国外不少学者提议,将早产定义的时间上限提前到妊娠 20 周。

(一)病因

(1)宫内感染:常伴发胎膜早破、绒毛膜羊膜炎,30%～40% 的早产与此有关。

(2)下生殖道及泌尿道感染:如 B 族链球菌、沙眼衣原体、支原体引起的下生殖道感染、细菌性阴道病以及无症状性菌尿、急性肾盂肾炎等。

（3）妊娠并发症与合并症：如妊娠期高血压疾病、妊娠肝内胆汁淤积症、妊娠合并心脏病、慢性肾炎等，可因疾病本身或医源性因素提早终止妊娠导致早产。

（4）子宫膨胀过度或子宫畸形：如多胎妊娠、羊水过多、纵隔子宫、双角子宫等。

（5）胎盘因素：如前置胎盘、胎盘早剥等。

（6）宫颈内口松弛。

（二）临床表现

早产的主要临床表现是子宫收缩，最初为不规律宫缩，并常伴有少许阴道流血或血性分泌物，以后可发展为规律宫缩，与足月产相似。胎膜早破的发生较足月产多。宫颈管先逐渐缩短、消退，然后扩张。早产分为两个阶段：先兆早产和早产临产。

（三）辅助检查

1.阴道后穹窿分泌物胎儿纤维连接蛋白（fFN）检测

预测早产发病风险，于妊娠 25～35 周检测。一般以 fFN＞50ng/mL 为阳性，提示早产风险增加；若 fFN 为阴性，则一周内不分娩的阴性预测值达 97％，2 周内不分娩的阴性预测值达 95％。fFN 的意义在于其阴性预测价值。

2.阴道超声检查

宫颈长度＜25mm 或宫颈内口漏斗形成伴有宫颈缩短，提示早产的风险大。

（四）诊断

1.早产临产

妊娠满 28～37 周，出现规律宫缩（每 20min 4 次或每 60min 8 次）同时宫颈管进行性缩短（缩短≥80％），伴有宫口扩张。

2.先兆早产

妊娠满 28～37 周，孕妇虽有上述规律宫缩，但宫颈尚未扩张，而经阴道超声测量宫颈长度≤20mm。

（五）治疗

1.卧床休息

宫颈有改变时，需卧床休息；早产临产需绝对卧床休息。

2.促胎肺成熟治疗

应用糖皮质激素促胎儿肺成熟。

3.抑制宫缩治疗

（1）硫酸镁：高浓度的镁离子直接作用于子宫平滑肌细胞，拮抗钙离子对子宫收缩活性，有较好抑制子宫收缩的作用。

（2）钙离子通道阻断剂：是一类可选择性减少慢通道钙离子内流、干扰细胞内钙离子浓度、抑制子宫收缩的药物。常用药物为硝苯地平。

（3）β-肾上腺素受体激动剂：刺激子宫及全身的肾上腺素 β 受体，降低细胞内钙离子浓度，从而抑制子宫平滑肌的收缩。常用药物为利托君。

（4）非甾体消炎药：吲哚美辛，前列腺素合成酶抑制剂，有使前列腺素水平下降、减少宫缩的作用。

4.控制感染

对阴道分泌物进行细菌学检查,尤其是 B 族链球菌的检查。必要时给予抗生素预防感染。每日进行会阴擦洗,避免感染。

(六)护理评估

1.病史评估

(1)既往史:详细评估有无流产、早产史及药物过敏史,既往症状以及治疗情况。

(2)现病史:详细了解此次子宫收缩开始时间、病因、诱因及特点,当前的实验室检查结果。

(3)心理、社会状况:评估孕妇对疾病知识的了解程度(治疗、护理、预防与预后等),合作程度、经济状况、心理状态(有无焦虑、恐惧、悲观等表现)。早产已不可避免时,孕妇常因不自觉地把一些相关的事情与早产联系起来从而产生自责感;同时恐惧、焦虑、无助、猜疑也是早产孕妇常见的情绪反应。

2.身体评估

(1)生命体征:有无发热,心率、血压、呼吸情况。

(2)临床症状:子宫收缩情况、阴道分泌物情况、阴道出血情况、宫颈扩张情况。

(3)管路评估:有无静脉通道、管路留置及维护情况,管路有无滑脱可能。

(4)营养评估:询问孕妇饮食习惯与嗜好、饮食量和种类,测量体重、体质指数。

(5)专科评估:宫高、腹围、胎心情况。

3.其他

评估孕妇自理能力或日常活动能力,评估有无压疮、跌倒/坠床高危因素,评估孕妇有无泌尿系统感染、呼吸道感染、深静脉血栓等风险。

(七)护理措施

1.一般护理

(1)休息与卧位:宫颈有改变时,需卧床休息;胎膜早破时应抬高臀部。

(2)饮食护理:根据医嘱进食高蛋白、高维生素、易消化食物为宜。鼓励进食粗纤维食物,防止便秘,从而防止过度用力排便造成早产。指导孕妇减少脂肪和盐的摄入,增加富含蛋白质、维生素的食品。

(3)皮肤护理:保持皮肤清洁,穿宽松柔软衣物并保持床单清洁,保持口腔、会阴及肛周清洁。绝对卧床患者,护士每班次均应进行皮肤交接,必要时可在局部使用减压贴进行皮肤保护。

(4)会阴护理:①住院期间用 0.5% 的碘伏溶液行会阴擦洗,每天 2 次,防止生殖系统、泌尿系统的逆行感染。②出院后,每天用温开水冲洗会阴 1 次,大小便后要保持会阴清洁,1 个月内禁止盆浴、性交。

(5)如早产已不可避免,做好分娩时药品、物品准备及新生儿复苏的准备。第二产程行会阴切开术。新生儿娩出后肌内注射维生素 K,预防颅内出血。

2.病情观察

(1)认真观察临产征兆,有无阴道出血、腹痛症状。

(2)对于胎膜早破者,观察羊水性状、记录羊水量。

（3）对于早产临产者，密切观察产程进展，当宫缩达到每 5～6min 1 次，持续 20～30s 时需要做阴道检查。

（4）密切监测宫缩、胎心、胎动等情况。

（5）观察体温、脉搏、血压及呼吸变化，如有异常及时通知医生，观察有无感染征象。

（6）密切观察早产儿的生理状况，进行阿普加评分和身体外观评估。有需要者遵医嘱转儿科观察治疗。

3.用药护理

（1）静脉注射硫酸镁常引起潮热、出汗、口干等症状，给予冲击量时，可引起恶心、呕吐、心慌、头晕，应减慢速度，同时保证用药过程中患者的膝腱反射必须存在、呼吸不少于 16 次/分、尿量每小时不少于 17mL 或 24h 不少于 400mL。一旦出现毒性反应，立即静脉注射 10% 葡萄糖酸钙 10mL。

（2）给予硝苯地平并同时应用硫酸镁时，由于血压可能过低而影响母亲和胎儿，故应密切监测血压。

4.专科指导

早产产妇由于母婴分离，产后乳房未得到及时、有效的吸吮，乳房肿胀发生率较高且泌乳时间后延。因此，在产妇住院期间应及时指导并协助产妇做好乳房护理，教会产妇正确的挤奶手法。产后每天坚持 3h 挤奶 1 次，6h 乳房护理1 次，每次挤奶时间为 20～30min。泌乳后，可将挤出的乳汁收集在已消毒的储奶袋内，并标注好产妇姓名和时间存放在冰箱中，适时送入新生儿监护病房交于护士喂养新生儿，以提高新生儿的免疫力，同时也可减轻产妇因乳汁淤积引起的乳胀，为出院后的母乳喂养打下良好的基础。

5.心理护理

（1）向孕妇讲解预防早产的知识，介绍保胎成功的案例。帮助孕妇树立保胎成功的信心，缓解孕妇紧张及焦虑情绪。

（2）如果早产不可避免，护士应积极给予安慰，用健康、乐观的语言和心态去影响和开导孕妇，耐心解答孕妇疑问，尽量满足合理要求，同时争取丈夫、家人的配合，减轻孕妇的负疚感，以积极的心态接受治疗。也要避免为减轻孕妇的负疚感而给予过于乐观的保证。帮助孕妇及家属以良好的心态迎接早产儿。

（3）营造良好的护理环境，避免外界因素刺激。产后合理安排床位，减少不良刺激。安排床位时尽可能避免和母婴同室产妇同处一室，有条件的情况下，可安排住单人房间，以免同室有婴儿哭声和产妇哺乳，引起产妇对自己孩子的担心和思念。可留一位家属陪伴，给予产妇家庭情感的支持，减轻产妇的焦虑程度。

6.健康教育

（1）饮食指导：根据医嘱进食高蛋白、高维生素、易消化食物。鼓励进食粗纤维食物，摄入新鲜的水果蔬菜、增加膳食纤维，防止便秘。补充足够的钙、镁、锌。牛奶及奶制品含丰富而易吸收的钙质，是补钙的良好食物。

（2）休息与活动：作息规律，保证充足睡眠。出院后适当运动，避免压疮及下肢深静脉血栓。

（3）自我监测：教会孕妇自数胎动的方法，嘱其于每日三餐后，自数胎动 1h（正常情况每小时 3 次以上）。告知孕妇如出现腹痛、阴道出血、阴道流液等不适，应及时就诊。

（4）疾病相关知识宣教：为产妇讲解早产发生的原因，介绍早产儿常规治疗方法，讲解早产儿在喂养、护理、保暖等方面的方法和注意事项，使产妇正确认识和对待早产儿，有助于调整焦虑心态。

（5）早产儿护理指导：教会产妇喂养和护理早产儿的方法。如果母婴分离，教会产妇乳房护理及保持泌乳的方法。

7.延续护理

产妇出院后电话随访，询问其病情变化，了解其心理状态，解答其健康咨询，满足合理需求。告知产妇产后 6 周内禁止性生活，携新生儿在产后 42 日到医院就医。

第六节　妊娠期合并症

一、妊娠合并糖尿病

妊娠合并糖尿病有两种情况，一种为原有糖尿病的基础上合并妊娠；另一种为妊娠前糖代谢正常，妊娠期才出现的糖尿病，称为妊娠期糖尿病（GDM）。大量研究表明 20%～50% 的孕妇可能发生糖尿病，我国发生率高达 17.5%～19.2%，GDM 对母体和胎儿产生近期和远期的不良影响，因此应引起足够的重视与关注。

（一）高危因素

1.孕妇因素

年龄≥35 岁、孕前超重或肥胖、有糖耐量异常史、多囊卵巢综合征。

2.遗传因素

有糖尿病家族史。

3.妊娠分娩史

有不明原因的死胎、死产、流产史，有巨大儿分娩史、胎儿畸形和羊水过多史、GDM 史。

4.本次妊娠因素

妊娠期发现胎儿大于孕周、羊水过多；反复外阴阴道假丝酵母菌者（VVC）。

（二）临床表现

大多数妊娠期糖尿病患者一般无明显的临床表现。妊娠期有三多症状（多饮、多食、多尿）或外阴阴道假丝酵母菌感染反复发作，孕妇体重＞90kg，本次妊娠并发羊水过多或巨大胎儿者，应警惕合并糖尿病的可能。

（三）辅助检查

1.尿常规

尿糖、尿酮体可为阳性，尿糖阳性者应进一步进行空腹血糖检查及糖筛试验以排除生理性糖尿。

2.75g 口服葡萄糖耐量试验（OGTT）

OGTT 试验前连续 3 日正常体力活动、正常饮食，即每日进食碳水化合物不少于 150g，OGTT 前 1 日禁食 8～14h 至次日晨（最迟不超过上午 9 时），检查期间静坐、禁烟。检查时，5min 内口服含 75g 葡萄糖的液体 300mL，分别抽取服糖前，服糖后 1h、2h 的静脉血（从开始饮用葡萄糖水时计算时间），放入含有氟化钠的试管中，采用葡萄糖氧化酶法测定血浆葡萄糖水平。

3.其他

肝、肾功能，24h 尿蛋白定量，眼底检查、B 超、胎儿成熟度等相关检查。

（四）诊断

1.糖尿病合并妊娠的诊断

（1）妊娠前已确诊为糖尿病患者。

（2）妊娠前未进行过血糖检查且存在糖尿病高危因素者，如肥胖（尤其重度肥胖）、一级亲属患 2 型糖尿病、GDM 史或大于胎龄儿分娩史、多囊卵巢综合征及早孕期空腹尿糖反复阳性，在首次产前检查时应明确是否存在孕前糖尿病。经检查达到以下任何一项标准应诊断为糖尿病合并妊娠。① 空腹血糖（FPG）≥7.0mmol/L（126mg/dL）。② 糖化血红蛋白（GHbAIC）≥6.5%（采用 NGSP/DCCT 标化的方法）。③伴有典型的高血糖或高血糖危象症状，同时任意血糖≥11.1mmol/L（200mg/dL）。

如果没有明确的高血糖症状，任意血糖≥11.1mmol/L 需要次日复测上述①或者②确诊。不建议孕早期常规进行 OGTT 检查。

2.GDM 的诊断

GDM 是指妊娠期发生的糖代谢异常，GDM 诊断标准和方法如下。

（1）有条件的医疗机构，在妊娠 24～28 周，应对所有尚未被诊断为糖尿病的孕妇，进行 75g OGTT。凡空腹血糖值≥5.1mmol/L、服糖后 1h 血糖值≥10.0mmol/L、服糖后 2h 血糖值≥8.5mmol/L，三项中出现一项即可诊断为 GDM。

（2）在医疗资源缺乏的地区，如果孕妇具有 GDM 高危因素，建议妊娠 24～28 周首先检查空腹血糖，空腹血糖≥5.1mmol/L，可以直接诊断为 GDM，不必再做 75g OGTT。空腹血糖<4.4mmol/L（80mg/dL）者，发生 GDM 可能性极小，而 4.4mmol/L≤FPG<5.1mmol/L者，应尽早做 75g OGTT。

（3）孕妇具有 GDM 高危因素，首次 OGTT 结果正常者，必要时在孕晚期重复 75g OGTT。未定期孕期检查者，如果首次就诊时间在孕 28 周以后，建议初次就诊时进行 75g OGTT 或 FPG。

（五）治疗

处理原则为通过健康教育、饮食控制、运动疗法及药物治疗严密监测维持血糖在正常范围，以减少母儿并发症，降低围生儿病死率。

1.医学营养治疗

医学营养治疗是诊断 GDM 之后采取的第一步，大多数 GDM 产妇经过饮食治疗和适当运动后血糖能够达标。理想的饮食控制目标是既能保证和提供妊娠期间热量和营养需要，又能避免餐后高血糖或饥饿性酮症出现,保证胎儿正常生长发育。每日摄入能量根据妊娠前体质指数、孕周而定,妊娠早期应保证不低于 1500kcal/d(1kcal＝4.184kJ),妊娠晚期不低于1800kcal/d。不同种类食物摄入的热量也应有所差异,其中糖类占 50％～60％,蛋白质占15％～20％,脂肪占 25％～30％。

2.药物治疗

根据空腹及餐后血糖值可将 GDM 分为两型:①A1 型:经饮食控制后空腹血糖及餐后2h血糖分别低于 5.8mmol/L、6.7mmol/L。②A2 型:饮食控制后未达到 A1 型水平。对 A2 型GDM 产妇首先推荐应用胰岛素控制血糖,并根据产妇的血糖值、孕周、体重制订个体化的用药治疗方案。随着妊娠进展,抗胰岛素激素分泌逐渐增多,妊娠中晚期胰岛素需要量常有不同程度的增加。妊娠 32～36 周胰岛素用量达最高峰,妊娠 36 周后胰岛素用量逐渐下降,特别在夜间,应根据血糖及时进行胰岛素用量的调整。手术前后、产程中及产后非正常进食期间应停止皮下注射胰岛素,改为静脉滴注,根据血糖值进行胰岛素用量调整,以防高血糖或低血糖的发生。口服降糖药治疗 GDM 尚存争议,妊娠期一般不推荐使用口服降糖药。

3.运动疗法

运动疗法是配合药物、饮食疗法治疗妊娠期糖尿病的一项重要措施。运动增强心肌和骨骼肌的力量,可降低妊娠期基础胰岛素抵抗,促进机体各部位的血液循环等。中等强度的运动对母儿无不良影响,而且有利于 GDM 的控制和正常分娩,减少与 GDM 相关的不良结局的发生。GDM 孕妇可根据病情及有无并发症等不同条件在医生的指导下选择合适的运动方式,《妊娠合并糖尿病诊治指南(2014)》中推荐的有氧运动为步行。美国运动医学会(ACSM)推荐:糖尿病产妇应以有氧运动为主,每个星期至少运动 3～5 日,达到 40％～85％的最大氧耗量或是 60％～90％的最大心率,每天运动持续时间为 20～60min。因此对于没有运动禁忌证的 GDM 产妇而言,在妊娠中晚期可以坚持中等强度的运动。

4.其他

定期进行产前检查,了解孕妇及胎儿宫内生长状况,预防死胎的发生。根据产妇血糖控制情况、骨盆、宫颈成熟度、既往史以及胎儿孕周、体重、宫内情况等选择适宜的分娩时机和方式。糖尿病本身不是剖宫产指征。拟行阴道分娩者,应制订分娩计划,产程中密切监测产妇的血糖、宫缩、胎心率变化,避免产程过长。妊娠期血糖控制不好、胎儿偏大(尤其估计胎儿体质量≥4250g 者)或既往有死胎、死产史者,应适当放宽剖宫产指征。糖尿病伴微血管病变、合并重度子痫前期或胎儿生长受限、胎儿窘迫、胎位异常和剖宫产史等情况为选择性剖宫产指征。在终止妊娠前 48h,应用地塞米松促进胎儿肺泡表面活性物质的产生,减少新生儿呼吸窘迫综合征的发生,同时监测孕妇血糖变化。

(六)护理评估

1.病史评估

(1)既往史:了解孕妇有无糖尿病家族史或妊娠期糖尿病病史、多囊卵巢综合征、不明原因的死胎、死产、巨大儿、畸形儿等分娩史。

(2)现病史:了解本次妊娠经过,孕妇目前的临床症状,血糖情况,是否应用胰岛素,有无明确药物过敏史。

2.身体评估

(1)症状与体征评估:有无发热,有无心率、血压、呼吸节律变化,有无"三多一少"、疲乏无力的临床表现,有无低血糖症状。

(2)营养评估:询问孕妇饮食习惯与嗜好、饮食量和食物种类,测量体重、体质指数。

(3)并发症评估:有无视网膜、心血管和肾脏并发症。

(4)专科评估:测量宫高、腹围、胎心、胎动等情况。

3.风险评估

评估孕妇自理能力或日常活动能力,有无压疮、跌倒、坠床高危因素;评估孕妇有无泌尿系统感染、呼吸道感染、深静脉血栓等风险。

4.心理、社会状况评估

孕妇及家属对疾病的认知程度,对妊娠期糖尿病相关知识的掌握情况,对检查及治疗的配合情况;是否因担心母婴安全而产生焦虑、抑郁、恐惧的心理;社会及家庭支持系统是否建立完善等。

(七)护理措施

1.妊娠期

(1)病情观察。

母体监测:①血糖。妊娠期血糖控制目标为餐前、餐后 1h、餐后 2h 分别≤5.3mmol/L、7.8mmol/L、6.7mmol/L,夜间血糖不低于 3.3mmol/L;孕期糖化血红蛋白最好≤5.5%。②每周测量体重、宫高、腹围,每天监测血压。③遵医嘱对孕妇尿酮体、糖化血红蛋白、眼底功能、肾功能、血脂等进行监测,发现异常情况及时通知医生进行处理。

胎儿监测:①B 超检查。产检时常规进行 B 超检查,监测胎头双顶径、羊水量、胎盘成熟情况,判断胎儿中枢神经系统和心脏的发育情况,排除胎儿畸形。条件允许可行胎儿超声心动图检查。②胎动计数。28 周后常规监测,12h 正常值为 30 次左右,高于 40 次或低于 20 次均为胎动异常。③胎心监护。妊娠 32 周起,每周行 1 次无应激试验(NST),了解胎儿宫内储备情况,若 NST 结果可疑,则进一步行催产素激惹试验(OCT)。

(2)用药护理。

用药的目的:通过注射胰岛素,使血糖保持在正常水平。

常用的胰岛素制剂及其特点:①超短效胰岛素类似物。其特点是起效迅速,药物维持时间短,具有最强的降低餐后血糖的作用,不易发生低血糖,用于控制餐后血糖水平。②短效胰岛素。其特点是起效快,剂量易于调整,可皮下、肌内和静脉注射使用。静脉注射胰岛素后能使血糖迅速下降,故可用于抢救糖尿病酮症酸中毒患者。③中效胰岛素。其特点是起效慢,药效持续时间长,其降低血糖的强度弱于短效胰岛素,只能皮下注射而不能静脉使用。④长效胰岛素。可用于控制夜间血糖和餐前血糖

妊娠期胰岛素应用的注意事项:①应用胰岛素应从小剂量开始,0.3～0.6U/(kg·d)。每天计划应用的胰岛素总量应分配到三餐前使用,分配原则是早餐前最多,中餐前最少,晚餐前用量居中。每次调整后观察 2～3 日判断疗效,每次以增减 2～4U 或不超过胰岛素每天用量的 20%为宜,直至达到血糖控制目标。②胰岛素治疗期间清晨或空腹高血糖的处理:夜间胰

岛素作用不足、黎明现象和索莫吉反应均可导致高血糖的发生。前两种情况必须在睡前增加中效胰岛素用量,而出现索莫吉反应时应减少睡前中效胰岛素的用量。③妊娠过程中机体对胰岛素需求的变化:妊娠中、晚期对胰岛素需要量有不同程度的增加;妊娠 32～36 周胰岛素需要量达高峰,妊娠 36 周后稍下降,应根据个体血糖监测结果,不断调整胰岛素用量。

(3)专科指导:按"妊娠期糖尿病一日门诊"进行妊娠期的专科指导。"一日门诊"主要内容及流程:孕妇早 7:00 来到门诊检测空腹血糖,19:00 检测餐后 2h 血糖后由家属陪伴离开医院,由 1 名具有营养师资格的护士全程陪护。①就餐:全天在营养食堂进食 3 餐以及 2 次加餐。GDM 孕妇全天进食能量为 1800kal,此能量为孕中、晚期能量摄入最低标准。②测量血糖:GDM 孕妇全天测量 3 餐前及 3 餐后 2h 共 6 次血糖。③授课:早餐后开始授课,授课教师由门诊具有营养师资格的糖尿病专科护士担当,主要内容是妊娠期糖尿病的饮食管理,如妊娠期糖尿病血糖控制标准、GDM 患者一日能量需求的计算方法、如何使用食物交换搭配一日的膳食和控制血糖的有效方法及运动方式、运动强度的选择等。④运动:护士根据孕妇不同情况给予相应的运动指导,如对于有早产危险的孕妇指导其采取坐位进行上肢轻微负重的运动,达到消耗能量,降低血糖的目的;不存在除 GDM 以外合并症的孕妇采取大步走、孕期瑜伽、球操的运动形式,运动强度以身体微微出汗同时可以与同行者交谈为宜。⑤膳食分析及反馈:营养科营养师对当日膳食食谱进行分析和讲解,晚餐后 GDM 孕妇填写"一日门诊反馈表"。

(4)并发症护理观察。①妊娠期高血压疾病:糖尿病孕妇可导致广泛的血管病变,在孕期密切监测血压及尿蛋白变化,警惕子痫前期的发生。②感染:注意孕妇有无白带增多、外阴瘙痒、尿急、尿频、尿痛等表现,按需行尿常规检查。③羊水过多:注意孕妇的宫高曲线及子宫张力,如宫高增长过快或子宫张力增大应及时进行 B 超检查,了解羊水量。④酮症酸中毒:妊娠期出现不明原因的恶心、呕吐、乏力、头痛甚至昏迷,注意检查血糖及尿酮体水平,必要时进行血气分析明确诊断。⑤甲状腺功能检测:必要时进行检查,了解孕妇甲状腺功能。⑥其他:注意观察孕妇主诉及行为变化,遵医嘱进行肝肾功能、血脂、眼底等检查。

(5)心理护理:糖尿病孕妇因控制饮食、应用胰岛素治疗、缺乏糖尿病知识、担心胎儿发育受影响等,常有紧张焦虑等负性情绪。应积极开展心理疏导,建立一对一的沟通交流,通过健康宣教使孕妇及家属了解 GDM 并非是不可治愈的疾病,努力消除产妇的焦虑、紧张心理,引导孕妇以乐观向上的心态面对疾病,使孕妇体会到医护人员的支持与关怀,确保通过医疗和护理干预实现理想的妊娠结局。

(6)健康教育:糖尿病孕妇大多数在孕早期及中期都无明显的症状和体征,导致孕妇及家属常常忽略其危害,要提高孕妇及家属的依从性及配合程度,首先应加强健康教育,内容包括:疾病相关知识(GDM 高危因素、临床表现、对母胎的影响、常见并发症的预防及处理)、饮食运动指导、卫生指导、用药指导及出院指导。

饮食控制:①控制总能量,建立合理的饮食结构,控制碳水化合物、蛋白质和脂肪的比例,提高膳食中可溶性纤维含量,每日摄入量 25～30g;有计划地增加富含维生素 B_6、钙、钾、铁、锌、铜的食物,如瘦肉、家禽、鱼、虾、奶制品、新鲜水果和蔬菜等。②鼓励孕妇定时定量进餐,三餐间可少量加餐,避免短期内进食过多造成糖负荷,并注意预防两餐间低血糖的发生。③饮食清淡,低脂少油,禁止精制糖的摄入,适当限制食盐的摄入。④合理控制孕妇体重增长。

运动指导:①运动类型。运动有多种形式,由于妊娠的特殊性,孕期运动必须结合自身的状况,选择既能取得治疗效果、又可保证母胎安全的运动形式。步行是一种非常适宜 GDM 孕妇的活动,简便易行,可以根据自身情况选择不同的步行速度。建议每天步行 500～1500m。②运动时间。从 10min 开始,逐步增加至 30min(达到运动强度),中间可有间歇。宜在餐后进行,应从吃第一口饭的时间算起,饭后 30min～60min 开始运动。因为此时血糖较高,且避免了胰岛素的作用高峰,不会发生低血糖。若运动间歇超过 3～4 日,则运动锻炼的效果和蓄积作用将减少,难以产生疗效,因此运动不应间断。如果运动量小,且身体条件好,运动后又不疲劳,可坚持每天运动。③运动强度:规律的运动频率为餐后进行 30min,每周 3～5 次的有氧锻炼。这样的体育活动就能达到降低空腹血糖和糖化血红蛋白水平的作用。临床上多用运动中的心率作为评定运动强度大小的指标,其中靶心率是最常应用的指标。靶心率是指获得较好运动效果,并能确保安全的运动时的心率。计算公式为:靶心率＝170－年龄,或靶心率＝(220－年龄)×70％。④使用胰岛素孕妇运动注意事项:应避开胰岛素作用高峰期。注射胰岛素侧肢体适当限制活动。运动前监测血糖水平,血糖值＜5.5mmol/L 时要先进食,再进行运动,血糖值＞13.9mmol/L 时需监测尿酮体,若尿酮阳性或合并其他不适,需警惕糖尿病酮症酸中毒的可能,此时要停止运动,立即就医。避免清晨空腹进行运动。运动时应随身携带饼干或糖果,发生低血糖时立即进食。不管是否使用胰岛素,运动期间出现腹痛、阴道流血或流水、憋气、头晕、眼花、严重头痛、胸痛、肌无力等情况应及时就医。

卫生指导:GDM 孕妇抵抗力下降,易合并感染,应指导并协助孕妇做好个人卫生,尤其是会阴部卫生,勤换内裤,保持清洁干燥,如皮肤出现瘙痒禁止挠抓,以防破溃感染。

用药指导:指导孕妇自我注射胰岛素的方法及注意事项。①要做好注射前的准备工作。②选择适合的注射区域:选择上臂外侧、腹部、大腿外侧或臀部作为常用的胰岛素注射部位,要注意经常更换注射部位。③按操作程序注射时孕妇可用左手轻轻地捏起注射部位的皮肤,用右手持胰岛素笔将针头直接刺入捏起的皮肤内,然后推注药液。注射完毕后,将拇指从剂量按钮上移开,待针头在皮肤内停留 10s 后将其拔出,再用干棉签按压针眼 3min 以上即可。④注意用药后的不良反应:低血糖。

出院指导:①加强孕妇及家属对 GDM 相关知识的认识;保持个人卫生;养成正确的饮食、运动习惯,合理控制体重,掌握自我血糖监测及胰岛素注射和保存的方法,使血糖维持在正常范围,预防并发症的发生。②了解不良情绪对疾病的影响,树立战胜疾病、顺利分娩的信心。③定期产前检查,保证孕期安全,如有不适随时到医院就诊。

(7)延续护理:①在原有的营养中心的基础上成立了延续护理中心,人员全部由有国家公共营养师资格的护士组成,其中主管护师 3 名,护师 2 名。护士长负责该中心全面的质量控制,2 名护士负责营养分析及患者追踪和随访,1 名护士负责"一日门诊"当天对 GDM 患者的管理和指导,1 名护士负责 GDM 患者用药指导。②制订个性化随访计划:向 GDM 孕妇发放追踪卡,每周详细记录 3 日,记录每日食物摄入量及运动和餐后 2h 血糖情况,并于下一周前往营养中心进行膳食分析及接受相应指导,直至分娩。每次随访根据患者的血糖控制情况、孕妇体重增长情况及胎儿生长情况给予相应的营养指导。

2.分娩期

(1)病情观察:①临产后停止皮下注射胰岛素,根据血糖水平调整静脉滴注胰岛素的用量,每 2h 监测 1 次血糖,血糖维持在 4.4～6.7mmol/L,血糖升高时检查尿酮体变化。②按时测量并记录宫缩、胎心、羊水、宫口扩张及胎先露下降情况;4h 测 1 次生命体征。③产程时间不宜过长,总产程尽量少于 12h,产程过长会增加酮症酸中毒、胎儿缺氧和感染发生的风险。④糖尿病产妇巨大儿发生率高达 25％～42％,必要时行会阴侧切及低位产钳助产术;警惕肩难产、产道损伤等情况发生。⑤分娩后 2h 内监测产妇意识状态、血压、脉搏、呼吸、体温、阴道出血(颜色、性质、量)及子宫收缩情况,如发现异常及时通知医生。

(2)用药护理。

胰岛素使用原则:产程中及围术期停用所有皮下注射胰岛素,改用胰岛素静脉滴注,以避免出现高血糖或低血糖。

胰岛素使用方法:正式临产或血糖水平＜3.9mmol/L 时,静脉滴注 5％葡萄糖或乳酸钠林格液,并以 100～150mL/h 的速度滴注,以维持血糖水平在 5.6mmol/L;如果血糖水平＞5.6mmol/L,则采用 5％葡萄糖液加短效胰岛素,按 1～4U/h 的速度静脉滴注。

注意事项:产程中每 1～2h 监测 1 次血糖,根据血糖值维持小剂量胰岛素静脉滴注。妊娠期应用胰岛素控制血糖者计划分娩时,引产前 1 日睡前正常使用中效胰岛素,引产当日停用早餐前胰岛素,并给予 0.9％氯化钠注射液静脉滴注。

(3)专科指导:①分娩镇痛、导乐陪产、丈夫陪产、自由体位分娩。②新生儿护理:a.胎儿娩出前做好新生儿窒息复苏的准备,同时请儿科医生到场。b.GDM 产妇的新生儿由于抵抗力弱,肺发育较差,无论孕周、出生体重多少,均按高危儿处理,注意保暖和吸氧。c.动态监测血糖变化:新生儿出生后、30min、3h、6h、12h 分别进行末梢血血糖测定,若新生儿持续哭闹、额头出现汗珠或血糖值低于2.6mmol/L等情况表示发生低血糖,应及时通知医生,协助进行处理,必要时用 10％葡萄糖缓慢静脉滴注。遵医嘱常规检查血红蛋白、血钾、血钙、血细胞比容、胆红素等相关检查,密切注意新生儿呼吸窘迫综合征的发生。d.预防新生儿低血糖的发生:鼓励母乳喂养,并在分娩后喂服 5％葡萄糖水 10mL。

(4)并发症护理观察。

低血糖:观察产妇有无心动过速、盗汗、面色苍白、饥饿感、恶心和呕吐等低血糖表现。

酮症酸中毒:常表现为不明原因的恶心、呕吐、乏力、口渴、多饮、多尿、皮肤黏膜干燥、眼球下陷、呼气有铜臭味,少数伴有腹痛,病情严重者出现意识障碍或昏迷;实验室检查显示血糖＞13.9mmol/L。一旦发生,及时通知医生并协助处理。

(5)心理护理:告知产妇紧张和焦虑可使心率加快、呼吸急促,使子宫收缩乏力、产程延长,导致产妇体力消耗过多,引起糖尿病酮症酸中毒。通过产妇言语、姿势、情绪、感知水平及不适程度评估其心理状态,及时给予指导。助产人员需耐心反复地提醒产妇用力技巧,如产妇配合较好,应给予直接鼓励,以增强产妇分娩的信心。告知患者分娩过程中疼痛的出现时间、持续时间、程度及频率,让产妇有充分的思想准备,增加自信心。

(6)健康教育。

饮食:产程中体力消耗大而进食少,易出现低血糖。临产后仍采取糖尿病饮食,严格限制碳水化合物和糖类的摄入。若因子宫收缩疼痛剧烈影响进食,指导其少量多次进食易消化食物,并注意补充水分,为分娩提供能量支持,保证精力充沛。

运动指导:产程中日间鼓励产妇下床活动,有利于宫口扩张及胎先露下降,夜间在宫缩间歇期入睡,以保持体力。

用药指导:告知产妇引产当日停用早餐前胰岛素,产程中及围术期停用所有皮下注射胰岛素,改用胰岛素静脉滴注,以避免出现高血糖或低血糖。

3.产褥期

(1)病情观察。

产妇:分娩后给予产妇适量的葡萄糖液体加胰岛素静脉滴注,以预防产妇剖宫产术后低血糖现象的发生,遵医嘱完善糖化血红蛋白检查。观察子宫复旧及阴道出血情况,如有异常及时通知医生,并准确记录出血量。观察会阴伤口或剖宫产手术切口愈合情况,如有异常情况通知医生并协助处理。

新生儿:由于受母体血糖及胰岛素的影响,GDM产妇的新生儿出生后较正常新生儿更易出现多种并发症:①低血糖:轻者表现为面色苍白、烦躁、多汗,重者甚至出现淡漠、反应低下、嗜睡、肌张力降低、呼吸困难等,应加强母乳喂养,每日监测体重变化,必要时遵医嘱给予人工代奶。②黄疸:注意观察患儿皮肤颜色、精神状态、食欲、肌张力、大小便等,发现异常及时报告儿科医生,避免核黄疸发生。③新生儿呼吸窘迫综合征:多发生于生后6h内,表现为皮肤发绀、呼吸困难进行性加重、呻吟样呼吸,严重时"三凹征"阳性。应严密观察面色、呼吸情况,每日定时监测2次体温。④低血钙:表现为手足抽搐、震颤、惊厥,必要时进行血液生化检查,根据病情遵医嘱给予口服补钙,如需静脉补液者转儿科进行治疗。

(2)用药护理:①妊娠期应用胰岛素的产妇剖宫产术后禁食或未能恢复正常饮食期间,给予静脉输液,胰岛素与葡萄糖比例为1:4～1:6,同时监测血糖水平及尿酮体,根据监测结果调整胰岛素用量。②妊娠期应用胰岛素者,一旦恢复正常饮食,应及时行血糖监测,血糖水平显著异常者,应用胰岛素皮下注射,并根据血糖水平调整剂量,所需胰岛素的剂量一般较妊娠期明显减少。

(3)专科指导:指导产妇进行母乳喂养、新生儿抚触及乳房护理。

(4)并发症护理观察。

产褥期感染:GDM产妇自身杀菌能力和吞噬白细胞能力较健康产妇有所降低,加之产程中阴道的损伤及尿糖高,产后极易产生泌尿系统和生殖系统感染。对其护理要点是:①住院期间。用0.5%的碘伏溶液行会阴擦洗,每天2次;剖宫产者注意观察手术切口是否发生感染,并保持伤口干燥清洁;留置尿管者及时拔掉导尿管,并密切观察产妇是否有发热、头晕等症状。必要时遵医嘱查血常规,应用抗生素治疗。②出院后。指导产妇每天用温开水冲洗会阴1次,大小便后要保持会阴清洁,勤换卫生巾和内裤,1个月内禁止盆浴。

产后出血:妊娠合并糖尿病的产妇,分娩巨大儿的概率较大,使产后出血的风险增加。产后2h,产妇仍需留在产房接受监护,要密切观察产妇的子宫收缩、阴道出血及会阴伤口情况。注意保暖,保持静脉通道通畅,充分做好输血和急救准备。定时测量产妇的血压、脉搏、体温、呼吸。督促产妇及时排空膀胱,以免影响宫缩致产后出血。早期哺乳,可刺激子宫收缩,减少阴道出血量。

（5）健康教育。

饮食：妊娠期无需胰岛素治疗的 GDM 产妇，产后可恢复正常饮食，但应避免高糖及高脂饮食。由于产褥期哺乳的需要，一般不主张产妇减肥和低热量饮食治疗，主张适当增加热量。鼓励多进食蔬菜、豆类以及含有对哺乳期妇女最适宜的营养素，如荞麦和玉米粉等含糖偏低的产品，注意补充维生素及钙、铁等微量元素。

运动：运动有利于血糖的控制，对改善肥胖、维持体质量在正常范围具有重要作用，同时对产后子宫复旧、恶露的排出、盆底肌肉的康复起到促进作用。可指导产妇选择舒缓有节奏的运动项目，如产后健身操、室内慢步、打太极拳等有氧运动。运动时间选择在餐后 1h 进行，每次持续 20～30min，每日 2 次，每周运动 3～5 日，以产妇个体耐受为度。同时备好糖果、饼干等食品，若有不适，即刻进食，以避免发生低血糖。

出院指导：①告知新生儿免疫接种、出生证明办理及产后复查随访等事项。②产后合理饮食及适当运动，坚持母乳喂养，避免肥胖，减少 2 型糖尿病的发生。③定期到产科和内科复查，产后随访时检查内容包括身高、体质量、体质指数、腰围及臀围的测定、产后血糖情况。所有 GDM 产妇产后应检查空腹血糖，空腹血糖正常者产后 6～12 周进行口服 75g 葡萄糖监测，便于进一步诊治，如产后正常也需要每 3 年随访 1 次。

（6）延续护理：①与医生共同建立患者追踪系统。GDM 孕妇参加"一日门诊"后，护士指导 GDM 孕妇定期复诊和产后 42 日前往指定医生处进行血糖评估，了解产妇产后血糖恢复情况，减少 2 型糖尿病发生的风险。②产后随访。向产妇讲解产后随访的意义，指导其改变不良的生活方式，合理饮食及适当运动，鼓励母乳喂养。随访时建议进行身高、体质量、体质指数、腰围及臀围的测定，同时了解产后血糖的恢复情况。建议所有 GDM 产妇产后行 OGTT，测定空腹血糖及服糖后 2h 血糖水平，有条件者建议监测血脂及胰岛素水平，至少每 3 年进行 1 次随访。

二、妊娠合并心脏病

妊娠合并心脏病是产科中严重的合并症。妊娠期、分娩期及产褥期均可能使心脏病患者的心脏负担加重，从而诱发心力衰竭。心脏病是导致孕产妇死亡的主要原因之一，在我国孕产妇的死亡病因中高居第二位，是非直接产科死因的第一位。

（一）概述

1.妊娠、分娩、产褥对心血管系统的影响

（1）妊娠期：母体循环血量自妊娠第 6 周开始逐渐增加，至妊娠 32～34 周达到高峰，血容量较妊娠前增加 30%～45%，血容量增加引起心排血量的增加和心率加快。妊娠晚期由于子宫增大、膈肌上抬使大血管扭曲，心脏向左、向上移位，心尖搏动向左移位 2.5～3cm，心脏的负担加重，容易发生心力衰竭。

（2）分娩期：此期是心脏负担最重的时期。第一产程时，每次宫缩有 250～500mL 的血液被挤入体循环，使回心血量增多，心脏负担增加。第二产程时，除子宫收缩外，由于孕妇用力屏气，肺循环压力增高,使周围循环阻力增大,故此期的心脏负担最重。第三产程时,胎儿及胎盘娩出后,子宫突然缩小,胎盘血液循环停止,使回心血量急剧增加。同时,由于胎儿娩出后,腹腔内压骤减,大量血液涌向内脏,造成血流动力学急剧变化,患心脏病的孕妇极易发生心力衰竭。

(3)产褥期:产后3日内,除子宫收缩使一部分血液进入体循环、增加全身血容量外,妊娠期间潴留的组织间液也开始回到体循环,增加了血容量。因此,产后3日仍然是心脏负担较重的时期。

鉴于妊娠期、分娩期及产褥期血容量和血流动力学等方面对心脏的影响,妊娠32～34周、分娩期及产后3日内,心脏负担最重,该时期是心脏病孕产妇发生心力衰竭的最危险时期。

2.心脏病对母儿的影响

心脏病不影响受孕。不宜妊娠者妊娠后或者妊娠后心功能恶化者,流产、早产、胎儿生长受限、胎儿窘迫、死胎、新生儿窒息的发生率均明显增高。心力衰竭和严重感染是心脏病孕产妇死亡的主要原因。

3.心脏病孕妇心功能分级

依据患者生活能力、病情、所能负担的劳动强度将心脏病孕妇的心功能分为四级。

Ⅰ级:一般体力活动不受限制。

Ⅱ级:一般体力活动轻度受限制,活动后有心悸、轻度气短,休息时无症状。

Ⅲ级:一般体力活动显著受限制,轻微日常工作后即感不适、心悸、呼吸困难,休息时无不适;或既往有心力衰竭史者。

Ⅳ级:一般体力活动严重受限制,不能进行任何活动,休息时仍有心悸、呼吸困难等心力衰竭表现。

4.早期心力衰竭的判断

若出现下述症状及体征,应考虑为早期心力衰竭:轻微活动后即出现胸闷、心悸、气短;休息时心率每分钟超过110次,呼吸每分钟超过20次;夜间常因胸闷而坐起呼吸或需到窗口呼吸新鲜空气;肺底部出现少量持续性湿啰音,咳嗽后不消失。

5.治疗要点

对于不宜妊娠者,需严格避孕。不宜妊娠者妊娠后,应在妊娠12周前选择安全可靠的方法终止妊娠。可以妊娠者,密切监护,适时终止妊娠。分娩期应根据心功能级别及产科情况,选择合适的分娩方式。产后3日内,尤其是产后24h内,严密监护。心功能Ⅲ级及以上者不宜哺乳。不宜再妊娠者可在产后1周行绝育术。

(二)护理评估

1.健康史

应注意询问孕妇与心脏病诊治有关的既往史,如既往有无心脏病史、风湿热病史或心力衰竭史等。了解此次妊娠过程中,是否出现胸闷、心悸、气促等心脏病症状或者是劳动后症状是否加重,休息时症状是否减轻。是否存在上呼吸道感染、重度贫血等可诱发心力衰竭的因素。了解此次整个妊娠期的心脏功能状况及胎儿的生长发育情况。

2.身体评估

妊娠期间血液循环系统正常的生理变化,可使一些临床表现类似心脏病的症状和体征。

护士应该全面收集资料,进行综合评估,及时诊断心脏病。

(1)妊娠期:评估有无劳力性呼吸困难、经常性夜间端坐呼吸、咯血,以及经常出现胸闷、胸痛等心功能异常的症状和早期心力衰竭的症状。同时注意有无头昏、眼花、恶心、呕吐等自觉症状。有无发绀、杵状指、持续性颈静脉怒张,心脏听诊有无舒张期 2 级以上或收缩期 3 级以上杂音,有无舒张期奔马律、心包摩擦音、交替脉等体征。测量血压和体重,观察有无水肿。

(2)分娩期:早期发现心力衰竭,需对心脏病孕妇进行一般分娩妇女的评估及心功能的评估。若脉搏每分钟大于 100 次或呼吸每分钟大于 25 次则需给予处理,同时需评估是否有渐进性呼吸困难、咳嗽或肺底部啰音;评估皮肤颜色及湿度,是否有发热、发绀或苍白。

(3)产褥期:执行常规性评估及心功能评估,包括生命体征、恶露及子宫收缩情况、切口疼痛、休息、排尿、出入水量、体重及进食情况等。

(4)心理、社会状况:重点评估患者因担心自身及胎儿的安全而出现紧张、恐惧、不安的情绪。同时需要评估孕妇在此次妊娠过程中,对其妊娠、分娩的适应能力以及社会支持系统是否得当等,这些都可能导致焦虑情绪。

3.辅助检查

(1)心电图检查:有严重的心律失常,如心房颤动、心房扑动、房室传导阻滞等。

(2)X 线检查:显示心脏扩大,尤其是个别心腔扩大。

(3)超声心动图检查:心肌肥厚、瓣膜运动异常、心内结构畸形等。

(4)胎儿电子监护仪检测:了解胎儿在子宫内的情况。

(三)护理诊断/合作性问题

1.活动无耐力

与妊娠、分娩增加心脏负荷有关。

2.焦虑

与担心自己及胎儿安全有关。

3.潜在并发症

心力衰竭、感染、洋地黄药物中毒。

(四)护理措施

1.一般护理

(1)判断是否可以妊娠:心功能Ⅰ级或Ⅱ级、既往无心力衰竭史,可以妊娠;心功能Ⅲ级或Ⅳ级、既往有心力衰竭史,不宜妊娠。指导采取有效措施严格避孕。

(2)加强妊娠期保健:增加产前检查的次数,及早发现心力衰竭的早期征象。从确诊早孕开始,在妊娠 20 周前,应每 2 周行产前检查 1 次,妊娠 20 周后,尤其是妊娠 32 周后,产前检查应每周 1 次。若心功能Ⅲ级或Ⅲ级以上,应住院观察治疗。妊娠 36～38 周应提前入院待产。

(3)保证充分休息:增加休息及睡眠时间,每日睡眠至少 10h,并有午休时间 2h 左右。患者宜采取左侧卧位。避免孕妇过度劳累及情绪激动。

(4)保证合理饮食:应进食高蛋白、高维生素、低盐、低脂且富含铁、锌、钙等饮食,少食多餐。以每月体重增加不超过 0.5kg,整个妊娠期体重不超过 12kg 为宜,以免增加心脏的负担。在妊娠 16 周起适当限制食盐量,每日不超过 4～5g。妊娠 20 周后应预防性地使用铁剂防止贫血,同时监测体重和水肿的情况,注意液体出入量的平衡。

(5)积极预防和治疗各种诱发心力衰竭的因素:应尽量避免感染,特别是上呼吸道感染。尽量避免到公共场所,注意保暖。注意个人卫生,保持会阴部清洁干净,预防泌尿系统、生殖系统感染。积极治疗并预防贫血、妊娠期高血压等。

2.病情观察

妊娠期间,应加强产前检查及妊娠期保健,以便及时监测和观察病情,防止早期心力衰竭。密切观察孕产妇心功能状态,提供安静、舒适的休息环境。严密观察产程进展,第一产程每15min测量产妇的生命体征,持续监测胎心率及宫缩。第二产程每10min测量一次,以便及早发现心力衰竭的征象,给予及时处理。产后密切观察有无感染。

3.治疗配合

(1)分娩期。

阴道分娩。

第一产程:安慰和鼓励产妇,提供心理支持,消除紧张情绪。取左侧卧位,吸氧。指导产妇做深呼吸或腹部按摩,减轻不适感。严密监测生命体征,每15min测量一次,必要时遵医嘱给予强心药物,输液时应严格控制滴数。情绪过度紧张者,遵医嘱给予哌替啶、地西泮等镇静剂。严密监测胎心率、宫缩、子宫口扩张、胎先露下降等情况。

第二产程:避免产妇用力屏气,以减轻心脏负担。尽可能缩短第二产程,可于子宫口开全后,行会阴侧切,同时可行胎头吸引术、产钳术、臀位助产术等方法。

第三产程:胎儿娩出后,为防止腹压突然骤降而诱发心力衰竭,应在产妇腹部放置1～2kg沙袋或使用收腹带压迫。如子宫收缩不佳,可肌内注射缩宫素10～20U,但禁用麦角新碱。对产后大出血者,应适当给予输血、输液,但需注意输入速度。

剖宫产:对胎儿偏大、产道条件不佳及心功能Ⅲ级或Ⅳ级者,均应择期剖宫产。以连续硬膜外阻滞麻醉为好,麻醉剂中不应加肾上腺素,麻醉平面也不宜过高。为防止仰卧位低血压综合征,可采取左侧卧位15°,上半身抬高30°。术中、术后应严格限制输液量。不宜再妊娠者,同时行输卵管结扎术。

(2)产褥期:产后3日,尤其是产后24h内,需绝对卧床休息,严密观察生命体征。应给予广谱抗生素预防感染,直至产后1周左右无感染征象时停药。有便秘者遵医嘱给予缓泻剂,防止用力排便而引起心力衰竭或血栓脱落。

4.心理护理

妊娠期,耐心向孕妇及其家属解释心脏病对其妊娠、分娩的影响,告知孕妇识别心力衰竭的症状和体征,以便及早发现心力衰竭,并指导采取有效措施。陪伴、安慰和鼓励孕产妇,及时解答孕产妇提出的问题,缓解其紧张情绪,解除思想顾虑。

5.健康教育

指导孕妇掌握妊娠合并心脏病的相关知识,积极治疗。对不宜妊娠者,为防止再次妊娠,应选择有效的避孕方式,一般绝育术是最好的选择;口服避孕药易造成血栓形成,子宫内节育器易造成菌血症,均宜避免。对心功能Ⅲ级及Ⅲ级以上者,不宜哺乳,应指导正确的新生儿喂养方法。此外,应尽可能避免一切诱发心力衰竭的诱因,如劳累、感冒、情绪激动等,防止心力衰竭。

三、妊娠合并急性脂肪肝

妊娠期急性脂肪肝(AFLP)是发生于妊娠后期的一种与线粒体脂肪酸氧化障碍有关的、以肝细胞大面积脂肪变性为主要特征的危重疾病,多见于初产妇和妊娠期高血压疾病产妇,发病率为 $1/15\ 000 \sim 1/10\ 000$。

(一)病因及发病机制

多数人认为妊娠后体内性激素水平的变化与本病有直接关系。妊娠引起的激素变化,使脂肪酸代谢发生障碍,致游离脂肪酸堆积在肝细胞和肾、胰、脑等其他脏器。由于造成多脏器损害,近年来已有多例复发病例和其子代有遗传缺陷的报道,故有学者提出可能是先天遗传性疾病。此外可能也与病毒感染、中毒、药物(如四环素)、营养不良、妊娠期高血压疾病等多因素对线粒体脂肪酸氧化的损害作用有关。

(二)临床表现

起病初期仅有持续性恶心、呕吐、乏力、上腹痛或头痛等症状,数天至1周出现黄疸且进行性加深,常无瘙痒。腹痛可局限于右上腹,也可呈弥散性。常伴有高血压、蛋白尿、水肿,少数人有一过性多尿和烦渴,如不分娩病情继续进展,出现凝血功能障碍(皮肤瘀点、瘀斑以及消化道、牙龈出血等)、低血糖、意识障碍、精神症状及肝性脑病、尿少、无尿和肾衰竭,常于短期内死亡。AFLP 时死产、死胎、早产及产后出血多见。少数患者还可出现胰腺炎和低蛋白血症。

(三)辅助检查

1.血常规

外周血白细胞计数升高,可达 $(15.0 \sim 30.0) \times 10^9/L$,出现中毒颗粒,并见幼红细胞和嗜碱性点彩红细胞;血小板计数减少,外周血涂片可见肥大血小板。

2.血清总胆红素

血清总胆红素中度或重度升高,以直接胆红素为主,一般不超过 $200\mu mol/L$;血转氨酶轻度或中度升高,ALT 不超过 $300U/L$,有酶-胆分离现象;血碱性磷酸酶明显升高;血清蛋白偏低,β 脂蛋白升高。

3.血糖

血糖可降至正常值的 $1/3 \sim 1/2$,是 AFLP 的一个显著特征;血氨升高,出现肝性脑病时可高达正常值的 10 倍。

4.凝血功能

凝血酶原时间和部分凝血活酶时间延长,纤维蛋白原降低。

5.血尿酸、肌酐和尿素氮

血尿酸、肌酐和尿素氮均升高。尤其是尿酸的增高程度与肾功能不成比例,有时高尿酸血症可在 AFLP 临床发作前就存在。

6.尿蛋白及尿胆红素

尿蛋白阳性,尿胆红素阴性。尿胆红素阴性是较重要的诊断依据之一,但尿胆红素阳性不能排除 AFLP。

7.影像学检查

B超见肝区的弥散性高密度区,回声强弱不均,呈雪花状,有典型的脂肪肝波形。CT及MRI检查可显示肝内多余的脂肪,肝实质呈均匀一致的密度减低影。

8.病理检查

病理肝组织学检查是唯一的确诊方法。当临床高度怀疑AFIP时,应及早在弥散性血管内凝血(DIC)发生前做穿刺活组织检查。典型病理变化为肝细胞弥散性、微滴性脂肪变性,炎症、坏死不明显。本病开始时肝小叶周围肿胀的肝细胞充满细小的脂肪滴,细胞核仍位于细胞中央。以后病变累及门脉区的肝细胞组,肝小叶结构清晰,基本正常。病情进一步发展,肾脏、胰腺、脑等均有微囊样脂肪变性。HE染色时,可见肝细胞脂肪变性形成独特的空泡,肝细胞呈气球样变,肝血窦内出现嗜酸小体。电镜观察可见肝细胞核位于中央,胞质中充满大小不等的囊泡,可见脂肪滴,线粒体基质密度增高,并明显肿大。如患者康复,上述的病理变化可完全消失,肝脏无伤痕遗留。

(四)诊断

1.病史

无肝炎接触史,既往无肝病史。

2.临床表现

妊娠晚期突然发生不明原因的恶心、呕吐、上腹痛、黄疸时需高度警惕AFILP。

3.实验室检查

(1)白细胞计数升高,$\geqslant 15.0 \times 10^9/L$,有时可达$30 \times 10^9/L$。血小板计数减少$<100 \times 10^9/L$。外周血涂片可见肥大血小板、幼红细胞、嗜碱性点彩红细胞。

(2)血清转氨酶轻度或中度升高,一般不超过300U/L,血清碱性磷酸酶明显升高,血清胆红素升高,但很少$>200\mu mol/L$。

(3)血糖降低,血氨升高:持续性重度低血糖是AFLP的一个显著特征,常可降至正常值的$1/3 \sim 1/20$。血氨在AFLP的早期就可升高,出现昏迷时则高达正常值的10倍。

(4)凝血酶原时间延长,部分凝血活酶时间延长,血浆抗凝血酶Ⅲ和纤维蛋白原减少。

(5)血尿酸、肌酐和尿素氮均升高,尤其是尿酸的增高程度与肾功能不成比例,有时高尿酸血症可在AFLP临床发作前即存在。

(6)尿蛋白阳性,尿胆红素阴性。尿胆红素阴性是较重要的诊断指标之一,但尿胆红素阳性不能排除AFLP。

4.影像诊断

影像诊断是AFLP的辅助诊断。B超主要表现为肝区弥散的密度增高,呈雪花状,强弱不均。CT检查示肝实质为均匀一致的密度减低影。

(五)治疗

AFLP尚无特效疗法,保守治疗风险极高,因此提高认识、早期诊断及治疗是关键,尽快终止妊娠,可以降低母婴病死率。

1.产科处理

(1)本病可迅速恶化,危及母儿生命,一经诊断,应立即终止妊娠。期待治疗不能缓解病情,而是呈进行性加重趋势,及时终止妊娠已使母儿存活率明显升高。

(2)终止妊娠的方式是经剖宫产还是经阴道,目前尚无一致意见。一般认为,宫颈条件差或胎位异常者,应多采用剖宫产,术中采取局麻或硬膜外麻醉,不用全麻以免加重肝损害。若胎死宫内,宫颈条件差,短期不能经阴道分娩的也应行剖宫产。剖宫产时如出现凝血机制障碍,出血不止经用宫缩剂等处理无效者,应行次全子宫切除。术后禁用镇静、痛剂。若条件许可,胎盘功能好,经阴道分娩的结果也较好。

(3)注意休息,不宜哺乳。

2.支持疗法

(1)给予低脂肪、低蛋白、高糖饮食。纠正低血糖,注意电解质平衡,纠正代谢性酸中毒。

(2)每天给予维生素 K_1、维生素 C、ATP 及辅酶 A,静脉应用保肝及降血氨药物。

(3)酌情输血浆、纤维蛋白原、血小板及凝血酶原复合物等纠正凝血功能障碍,给予人体清蛋白以纠正低蛋白血症,降低脑水肿的发生。

3.对症治疗

(1)早期短时间应用肾上腺皮质激素,如氢化可的松,以保护肾小管上皮。

(2)血浆置换是目前最常用的人工肝支持治疗方法。

(3)根据病情应用抗凝剂和 H_2 受体阻滞剂,维持胃液 pH 值＞5,防止应激性溃疡的发生。

(4)肾衰竭利尿无效者可行透析疗法、人工肾等治疗。使用对肝功能影响小的抗生素,如氨苄西林 6~8g/d,防治感染。

(5)发生 DIC 时应及早应用肝素。

经上述治疗,多数产妇病情改善,预后良好。损害的肝脏一般在产后 4 周能恢复,无慢性肝病后遗症。少数产妇虽经迅速终止妊娠及上述各种方法治疗,病情继续恶化的,可考虑肝脏移植。文献报道对不可逆肝功能衰竭者,肝移植确能提高生存率。

(六)护理评估

1.病史评估

(1)既往史:分娩的次数,初次生育的年龄、分娩方式、胎儿的大小;有无肝病史;妊娠期间肝功能情况;药物使用情况及有无过敏。

(2)现病史:了解此次妊娠经过,孕妇目前的临床症状、肝功能情况、是否应用某种药物。

(3)心理、社会状况:评估产妇对急性脂肪肝的认知程度、相关知识的掌握情况,对检查及治疗的配合情况;评估是否因担心母婴安全而产生焦虑、抑郁、恐惧的心理;评估社会及家庭支持系统是否建立完善等;了解急性脂肪肝对产妇生活的影响。

2.身体评估

(1)症状与体征:妊娠晚期是否出现不明原因的恶心、呕吐、上腹痛等症状,是否出现黄疸而不伴皮肤瘙痒等症状。

(2)营养评估:询问孕妇饮食习惯与嗜好、饮食量和种类;测量体重。

（3）专科评估：测量宫高、腹围，观察胎心、胎动等情况。

（4）其他评估：评估自理能力或日常活动能力、有无压疮、跌倒/坠床高危因素；评估孕妇有无泌尿系统感染、呼吸道感染、深静脉血栓等风险。

（七）护理措施

1.妊娠期

（1）一般护理：①测量生命体征，安置床位，为产妇佩戴腕带，根据病历首页正确填写姓名、年龄、病历号、护理单元、床号等信息，查看入院须知及家属签字情况，通知其主管医生。②保持病室整洁、舒适、安全，病室温度和湿度适宜，定时开窗通风。③遵医嘱指导产妇饮食，嘱产妇左侧卧位，注意休息，保持轻松愉快的心情。④嘱产妇定时计数胎动，必要时吸氧。⑤每日测体温、脉搏 1～2 次。体温＞37.2℃者，每日测体温 4 次，高热者按高热护理常规护理。⑥每周测体重 1 次。⑦生活不能自理者，如阴道出血、发热、重度贫血及长期保留导尿管者，每日清洁外阴 1～2 次，预防感染。⑧每日记录大便次数，3 日无大便者可根据医嘱给予缓泻剂。⑨做好生活护理，提供必要帮助。

（2）病情观察：①严密监测生命体征，持续心电监护，准确记录出入量，观察神志及瞳孔的变化以了解有无肝性脑病的先兆。②注意观察其有无口渴、喜冷饮、上腹痛、尿色加深、巩膜、皮肤黄染等症状。③注意观察有无头晕、头痛、视物模糊等症状，警惕子痫的发生。④观察有无心慌、出冷汗等低血糖症状，随时监测血糖情况。⑤密切观察体重变化，体重骤增时及时通知医生。⑥警惕出血、肝肾综合征、胸腔积液、腹腔积液、脑水肿、感染及多脏器功能衰竭的发生，密切监测，做好抢救准备。

（3）用药护理：①遵医嘱给予成分输血（红细胞、血小板、清蛋白等）。输血时严格执行输血查对制度，密切观察输血反应，及时做出相应处理。②遵医嘱给予保肝治疗，如维生素 C、氨基酸等。输注过程中注意控制输液速度，观察有无输液反应，若发生及时给予处理。

（4）专科指导：①急性脂肪肝可导致胎儿在宫内窘迫或死亡，应预防胎死宫内。注意听胎心，监测频率每天不少于 10 次，白天每间隔 2h 监听 1 次，夜间每 3h 监听 1 次，每间隔 1 日进行胎心监测 1 次。②严密观察孕妇胎动情况，教会患者自数胎动的方法，发现异常及时报告医生。③遵医嘱及时进行 B 型超声检查，对出现异常情况的产妇及时终止妊娠。

（5）并发症护理观察：①死胎。严密监测胎儿宫内情况，注意观察胎心、胎动情况。②早产。密切观察先兆早产征象，一经发现及时给予处理。

（6）心理护理：孕妇了解病情后会产生焦虑心理，并且担心胎儿的身体健康，会产生较严重的抑郁心理。护士要正确安慰孕妇，对孕妇进行有效的心理疏导，使其放松心情，配合治疗。如果情况许可，将孕妇放置单间内由家属陪同，以缓解焦虑、紧张的情绪。

（7）健康教育：①饮食控制。以进食碳水化合物、高维生素、低蛋白的清淡易消化的食物为主，禁食动物脂肪、骨髓、黄油、内脏等。葡萄糖除能供给热量、减少蛋白质分解外，还能促进氨合成谷氨酰胺，以降低血氨，防止肝性脑病的发生，所以可适当补充葡萄糖。出现腹腔积液者要限制钠盐和水的摄入。保持大便通畅，减少肠内有毒物质，可给予植物蛋白饮食、高维生素饮食，有利于氨的排除，且利于排便。②卧床休息。绝对卧床休息，保持病房安静，各种治疗、操作尽量集中执行，动作应轻柔、熟练，保证孕妇充分的休息。保持各种管道通畅，双下肢水肿者给予抬高双下肢。③卫生指导。保持床单清洁干燥、平整,衣着宽松舒适,保持皮肤清洁卫生。定时翻身,改善受压部位的血液循环,特别是有水肿的产妇,应防止水肿部位受压而破损,引起压疮。黄疸者因胆盐沉积出现皮肤瘙痒时,可用温水擦浴并涂抹止痒药物,防止抓伤,引起感染。

2.分娩期

(1)病情观察:①持续吸氧,心电监护,注意产妇生命体征及神志改变。②加强电子胎心监护,如有异常情况及时通知医生。③注意产妇自觉症状,如有全身不适、右上腹疼痛,立即通知医生做好抢救准备。

(2)健康教育:加强手术前心理护理,避免紧张。

3.产褥期

(1)病情观察:①密切观察生命体征,发现异常及时处理。②术后加强尿管护理,保持会阴部清洁干燥,行会阴擦洗每日 2 次,预防尿路感染,保持管壁清洁无污迹,注意观察尿量及尿液的性质、有无感染迹象。③出血的观察:a.产后 2h 内每 30min 按摩 1 次宫底,观察宫缩情况及阴道出血的性质和量,2h 后每小时观察 1 次子宫收缩和阴道出血情况。用称重法计算出血量。b.观察手术切口渗血、渗液情况。c.观察皮肤黏膜有无淤血、瘀斑;观察采血部位和针眼处有无渗血,尽量选择静脉留置,以减少穿刺次数,做好静脉维护,注意穿刺处有无瘀斑。d.密切观察有无血压下降、肠鸣音亢进等情况,如出现心悸、头晕、脉搏细速、面色苍白等,应警惕消化道出血。e.人工肝支持治疗:严密监测生命体征、血氧饱和度,做好循环管路、人工肝支持系统运行参数、不良反应的观察。血浆置换时观察有无过敏反应、低血压、出血倾向、低钙、低钾血症。血液灌流时需警惕栓塞并发症、血小板减少的发生。治疗过程中做好血管通道的护理,防止导管脱出。

(2)专科指导:注意观察乳房情况,做好乳房护理,AFLP 产妇不宜母乳喂养。视乳汁分泌程度口服炒麦芽或芒硝外敷回奶,避免使用有损肝脏的药物。

(3)并发症护理观察:①肝性脑病。密切注意产妇的精神意识状态,重视产妇的主诉,注意与产妇交流与沟通的技巧,注意有无腹胀,如产妇出现精神萎靡、嗜睡或兴奋、血压偏低等,应警惕肝性脑病的发生。保持大便通畅,预防肝性脑病。

②感染。遵医嘱早期禁食,后期给予低脂优质蛋白饮食,同时给予纤维蛋白原、人血清蛋白和抗生素,纠正贫血,改善凝血功能,预防感染。

③肝肾综合征。准确记录 24h 出入量,观察肾功能,血容量补足后若仍少尿,遵医嘱给予利尿剂,无效者提示可能发生急性肾衰竭,应尽早采取血液透析。

(4)健康教育:①饮食。遵医嘱早期禁食,恢复期逐渐给予低脂肪、低蛋白、高维生素、高碳水化合物饮食,保证足够热量,逐渐增加饮食中蛋白质含量,且由植物蛋白向动物蛋白逐渐过渡。②运动。注意休息,适当活动。③出院指导。a.宜进食清淡易消化富含营养的食物,食物中应有足够的蔬菜、水果及谷类,多喝汤类,少食多餐,以每日 4~5 餐为宜。b.注意休息,避免劳累,产后不宜哺乳,保证充足睡眠。c.定期随访肝功能。若再次妊娠,仍有一定的复发倾向。d.合并有代谢性疾病、内分泌疾病、消化性疾病的应积极治疗原发病。e.保持外阴清洁及个人卫生,勤换内衣裤,产后可进行沐浴、刷牙。f.保持心情愉快,指导产妇心理调适,保持乐观,情绪稳定。g.产后 42 日内禁止性生活,42 日后建议避孕,再次妊娠有再发生 AFLP 的可能。指导产妇选择适合的避孕方法,产后避孕不宜用避孕药;正常产后 3 个月,可以选择宫内节育器避孕。h.指导产妇将孕期保健册交地段保健机构,产后 42 日产妇及婴儿应来医院进行产后复查。i.指导产妇在产褥期如有异常应及时到医院检查。

第七节　分娩期并发症

一、胎膜早破

胎膜早破是指临产前胎膜自然破裂,是常见的分娩期并发症。妊娠满 37 周胎膜早破的发生率为 10% 左右。胎膜早破的围生期结局与破膜时妊娠周数有关,妊娠周数越少,围生儿病死率越高,常引起早产及母儿感染。

(一)概述

1.病因病理

(1)生殖道感染:胎膜炎常由细菌、病毒、弓形虫和衣原体等感染引起,可使胎膜局部张力下降而破裂。

(2)创伤:妊娠晚期性交或创伤产生机械性刺激或增加了绒毛-羊膜感染的机会,可引起胎膜炎。

(3)子宫颈内口松弛:前羊水囊楔入,受压不均匀易发生胎膜早破。

(4)羊膜腔内压力增高:如多胎妊娠、羊水过多等。

(5)胎先露与骨盆入口未能很好衔接:如头盆不称、胎方位异常等,可导致胎膜早破。

(6)胎膜发育不良:胎膜发育不良可致胎膜菲薄脆弱。

2.临床表现

胎膜早破的典型表现为孕妇突感不能自控的液体自阴道流出,咳嗽、用力时增多,无腹痛等其他产兆。肛查时触不到羊膜囊,上推胎先露,阴道流液量增多。阴道窥器检查可见液体从子宫颈外口流出。

3.处理要点

妊娠 28～35 周,不伴感染,胎儿情况良好者,行期待疗法;妊娠 35 周后尽快终止妊娠。

(二)护理评估

1.健康史

评估有无胎方位异常、胎先露高浮、胎先露衔接不良、胎膜炎、多胎妊娠、羊水过多、妊娠晚期性生活、创伤及子宫颈内口松弛等因素。

2.身体状况

(1)症状:孕妇突感阴道有不能自控的较多液体流出,咳嗽、用力时流液增多。

(2)体征:肛查时触不到羊膜囊,上推先露部阴道流液量增多,阴道窥器检查可见液体从子宫颈口流出。

（3）心理、社会状态：突然发生的胎膜早破使孕妇及家属惊慌失措，若有脐带脱垂，看到医护人员的紧急处理，他们会更加焦虑，担心孕妇和胎儿的安危。

3.辅助检查

（1）阴道液检查：用石蕊试纸测定阴道流液，pH≥6.5；阴道液干燥涂片检查呈羊齿状结晶。

（2）羊膜镜检查：看不到前羊膜囊，可确诊为胎膜早破。

（三）护理诊断/合作性问题

1.有围生儿受伤的危险

与脐带受压和早产儿各器官发育不成熟有关。

2.感染

与破膜后子宫腔感染机会增加有关。

3.恐惧

与担心自身及胎儿安危有关。

（四）护理措施

1.防止围生儿受伤

（1）嘱胎膜早破、胎先露未衔接的产妇及时住院，应绝对卧床休息，采取头低臀高左侧卧位为宜，注意监测胎心率，配合医生在严格消毒下行阴道检查，确定有无脐带脱垂，若有脐带脱垂需在数分钟内结束分娩者，应立即做好接产及抢救新生儿准备。

（2）脐带先露者，可取臀高位，采用上推胎先露等方法迅速恢复胎心率，等待胎头衔接和子宫口扩张。

（3）密切观察胎心率的变化，监测胎动，了解胎儿子宫内安危。定时观察羊水性状、颜色及气味等。头先露者，如阴道流出混有胎粪的羊水，表明胎儿子宫内缺氧，应及时给予吸氧，报告医生。

（4）妊娠周数小于35周的胎膜早破者，遵医嘱给予地塞米松10mL，肌内注射，促进胎肺成熟，并做好早产儿的抢救和护理准备。

2.预防感染

保持外阴清洁，使用消毒会阴垫，会阴擦洗每日2次；破膜12h遵医嘱使用抗生素；严密观察生命体征，定期复查白细胞计数。

3.心理护理

用婉转的语言将分娩情况及可能发生的问题及时告知产妇及其家属，并将处理措施和注意事项交代清楚，取得他们的配合，多陪伴产妇，及时解答疑问，鼓励产妇说出心中的感受和焦虑，给予精神安慰，提供必要的帮助，缓解焦虑。

4.健康教育

加强围生期卫生宣教与指导，嘱孕妇妊娠后期禁止性生活，避免负重和腹部受撞击；告知子宫颈内口松弛者于妊娠14～16周行子宫颈环扎术；注意补充维生素及微量元素；指导头盆不称、胎方位异常的孕妇提前住院待产；告知孕妇一旦破膜，应立即平卧并抬高臀部，禁止直立行走，尽快住院。

二、产后出血

胎儿娩出后 24h 内，失血量超过 500mL，剖宫产时失血量超过 1000mL，称产后出血。

（一）临床表现

1. 阴道出血

子宫收缩乏力所致出血，表现为胎盘娩出后阴道大量出血、色暗红，子宫软，轮廓不清；胎盘因素所致出血，多在胎儿娩出数分钟后出现大量阴道出血、色暗红；软产道裂伤所致出血，表现为胎儿娩出后立即出现阴道出血、色鲜红；隐匿性软产道损伤时，常伴阴道疼痛或肛门坠胀感，而阴道出血不多；凝血功能障碍性出血，胎儿娩出后阴道出血呈持续性，且血液不凝。

2. 低血压症状

阴道出血量多时，产妇可出现面色苍白、出冷汗，产妇主诉口渴、心悸、头晕、脉搏细数、血压下降等低血压，甚至休克的临床表现。

（二）评估和观察要点

1. 评估要点

①健康史：了解与产后出血原因相关的健康史，如孕前是否患有出血性疾病、重症肝炎、贫血；巨大儿、多胎、羊水过多、妊娠期高血压、前置胎盘、胎盘早剥，临产后使用过多的镇静药或产程延长等。②评估出血量：采用称重法、容积法、休克指数法等测量出血量；评估产妇有无早期休克的表现。

2. 观察要点

①观察子宫收缩、宫底高度及阴道出血情况。如产妇伴有尿频或肛门坠胀感，应检查排除有无阴道壁血肿。②严密观察产妇面色、血压、脉搏、神志等情况，及时发现早期休克表现。

（三）护理措施

（1）严密观察生命体征变化，及时发现早期休克表现。

（2）观察子宫收缩及阴道出血的颜色及量，积极寻找出血原因。子宫收缩乏力者，遵医嘱使用缩宫药，并按摩子宫；子宫收缩好，阴道出血为鲜红者，应考虑有无软产道裂伤，应行产道检查（宫颈、阴道、外阴检查），如有裂伤行伤口缝合。

（3）多胎、晚期妊娠出血的患者，易发生产后出血，应遵医嘱给予缩宫药。24h 内密切观察宫缩和阴道流血情况。

（4）抢救过程中，严格无菌操作，给予平卧或头高、足高位，预防休克。

（5）一级急救处理启动：①当产妇产后出血＞400mL 时，立即组织人员进行抢救，开放 2 条静脉通路，给予吸氧、保暖、心电监护，遵医嘱交叉配血，导尿；②二级急救处理启动：当出血达到 500～1500mL 时，给予抗休克治疗，同时针对病因止血；③三级急救处理启动：当达到 1500mL 以上时，通知麻醉师行呼吸道管理、维持血容量，病情严重时，启动多学科团队进行救治。

（6）做好产妇及其家属的安抚、解释工作，缓解紧张情绪，并做好新生儿的护理。

（四）健康教育

（1）告知产妇观察子宫复旧及阴道出血的方法，出现异常及时就诊。

(2)进行产褥期卫生指导,保持良好的卫生习惯,增加抵抗力,避免发生感染。

(3)给予产妇营养指导,鼓励进食营养丰富易消化的饮食,多进食含铁、高蛋白质、高维生素食物。

(4)告知产后复查时间,指导产后避孕方法。

三、子宫破裂

子宫破裂是指子宫体部或子宫下段于妊娠晚期或分娩期发生破裂,是产科极严重的并发症。若不能及时诊断处理,将威胁母儿生命。子宫破裂多发生于经产妇,尤其是多产妇。

(一)概述

1.病因

(1)梗阻性难产:引起子宫破裂最常见的原因。骨盆明显狭窄、头盆不称、胎方位异常、胎儿畸形和骨盆肿瘤嵌顿于盆腔内而阻塞产道等,均可引起胎先露下降受阻,子宫上段为克服产道阻力而强烈收缩,使子宫下段过分伸展、变薄,发生子宫破裂。

(2)瘢痕子宫破裂:子宫曾行过各种手术,包括剖宫产术、子宫修补术、子宫肌瘤摘除术、子宫纵隔切除术等,在妊娠晚期或分娩期子宫瘢痕可自发破裂。

(3)分娩时的手术损伤:不适当或粗暴的阴道助产手术、内倒转术、穿颅术等操作不慎可导致子宫创伤性破裂。

(4)宫缩剂使用不当:如分娩前肌内注射缩宫素或过量静脉滴注缩宫素等,致使子宫强烈收缩而破裂。

2.分类

(1)根据破裂原因分类:分为自然破裂和创伤性破裂。

(2)根据破裂程度分类:分为完全破裂和不完全破裂。完全破裂是指子宫壁全层破裂,使子宫腔与腹腔相通。不完全破裂是指子宫肌层全部或部分破裂,浆膜层尚未穿破,子宫腔与腹腔未相通,胎儿及其附属物仍在子宫腔内。

(3)根据破裂部位分类:分为子宫下段破裂和子宫体部破裂。

3.临床表现

子宫破裂大多数发生在分娩过程中,可分为先兆子宫破裂和子宫破裂两个阶段。子宫病理性缩复环形成、下腹部压痛、胎心率改变及血尿出现是先兆子宫破裂的四大主要表现。

4.治疗要点

先兆子宫破裂时应立即抑制宫缩,尽快行剖宫产术;子宫破裂时,在抢救休克的同时,无论胎儿是否存活,尽快剖腹取胎,行子宫修补或切除术。

(二)护理评估

1.健康史

评估有无胎先露下降受阻、子宫瘢痕、宫缩剂使用不当和手术创伤等原因或诱因。

2.身体状况

(1)临床表现:子宫破裂可分为先兆子宫破裂和子宫破裂两个阶段。

（2）心理、社会状态：产妇因剧烈的腹痛而烦躁不安，担心自身及胎儿安危，随着休克的发生，渐有不祥预兆。家属恐慌，会出现悲伤、失望，甚至抱怨、愤怒的情绪。

3.辅助检查

（1）B超检查：仅用于可疑子宫破裂病例，以了解胎儿与子宫破裂的位置关系。

（2）实验室检查：血常规检查见血红蛋白值下降，尿常规检查出现肉眼血尿或镜下血尿。

（三）护理诊断/合作性问题

1.急性疼痛

与强直性子宫收缩有关。

2.组织灌注改变

与外周循环血量减少有关。

3.恐惧

与疼痛、担心自己和胎儿安危有关。

4.预感性悲哀

与子宫破裂后胎儿死亡有关。

（四）护理措施

1.抑制宫缩，预防子宫破裂

（1）严密观察宫缩和腹形，对宫缩过强、产妇异常腹痛要高度警惕；发现子宫破裂的先兆，应立即停止缩宫素的使用，报告医生。

（2）遵医嘱吸氧、建立静脉通路，使用宫缩抑制剂，缓解宫缩和胎儿缺氧。

（3）做好剖宫产术的术前准备。

2.抢救休克

（1）取中凹卧位或平卧位、吸氧、保暖。

（2）严密观察生命体征，迅速建立静脉通道，遵医嘱输血、输液。

（3）尽快做好剖腹探查手术准备，安慰产妇并护送至手术室，移动产妇力求平稳，减少刺激。

3.心理护理

对产妇及家属因子宫切除、胎儿死亡所表现的怨恨情绪给予同情和理解，耐心倾听他们的感受，了解他们的需求，提供必要帮助，促使他们接受现实，尽快解脱悲哀情绪，树立起生活的信心。

4.健康教育

加强产前检查，有骨盆狭窄、胎方位异常或子宫瘢痕者应在预产期前2周住院待产。宣传计划生育，减少分娩、流产的次数。对行子宫修补术的患者，指导其2年后再孕，可选用药物或避孕套避孕。

四、羊水栓塞

羊水栓塞指在分娩过程中羊水突然进入母体血循环引起急性肺栓塞、过敏性休克、弥散性血管内凝血、肾衰竭等一系列病理改变的严重分娩并发症。多数发生在足月分娩,也可发生在10~14周钳刮术时。

(一)临床表现

羊水栓塞起病急骤、临床表现复杂。

1.典型羊水栓塞

典型羊水栓塞是以骤然的血压下降(血压与失血量不符合)、组织缺氧和消耗性凝血病为特征的急性综合征。

2.不典型羊水栓塞

有些病情发展缓慢,症状隐匿。有些患者羊水破裂时突然一阵呛咳,之后缓解;也有些仅表现为分娩或剖宫产时的一次寒战,数小时后才出现大量阴道出血,无凝血块,伤口渗血、酱油色血尿等,并出现休克症状。

(二)评估和观察要点

1.评估要点

①健康史:了解有无羊水栓塞发生的各种诱因、有无中期妊娠引产或钳刮术及羊膜穿刺术等手术史、有无急产、宫颈裂伤、子宫破裂史等;②产妇生命体征是否正常;③评估宫缩情况,宫缩的频度、强度、间隔时间是否正常;④产妇胎膜是否破裂;是否存在羊水栓塞的高危因素。

2.观察要点

①破膜后应注意观察产妇有无寒战、呛咳、气急、恶心、呕吐、烦躁不安等羊水栓塞的前驱症状。②监测和观察产妇生命体征变化。③观察产程进展,有无宫缩过频、过强等;是否有急产等情况。④观察阴道出血量及有无凝血块,是否出现全身出血倾向、切口渗血、少尿、无尿等表现。

(三)护理措施

(1)如产妇神志清醒,应鼓励产妇,使其有信心。医务人员应对于家属焦虑的心情表示理解,向家属介绍产妇病情的实际情况。

(2)处理与配合:①通知医师到场抢救,并做好基础护理工作,如开放静脉、吸氧、保暖、体位管理等。②取半卧位或抬高头肩部卧位,加压给氧,及时做好气管插管或气管切开准备工作。③助产士做好任务分工,正确有效及时配合医师完成治疗。④产妇由专人进行护理,保持呼吸道通畅。⑤留置导尿管,保持导尿管的通畅,观察尿色、量和性状,防止肾衰竭发生。⑥严密监测血压、心率、呼吸,准确记录出入量,观察血凝情况,详细记录病情变化。⑦严格执行无菌操作,遵医嘱使用抗生素预防感染。⑧遵照医嘱及时采集血、尿标本,并及时送检。及时向医师汇报危急值,遵医嘱给予相应处理。

(3)终止妊娠:羊水栓塞发生于第一产程,应积极配合医师协助产妇改善呼吸循环功能,防止DIC,配合休克抢救,做好术前准备工作,待病情平稳后迅速结束分娩。

(四)健康教育

1.相关知识介绍

抢救结束,产妇病情稳定后,可以对产妇介绍疾病相关知识,告知产妇及其家属发生羊水栓塞的诱因、危险性及治疗过程中可能造成的母儿影响。

2.康复与心理辅导

病情稳定后,应对产妇及其家属进行针对性的康复与心理辅导。对子宫切除术后的患者,应进一步加强心理护理,疏导产妇因子宫切除对其造成的生理及心理的影响。

3.进行饮食指导

分娩初期应食用清淡易消化的食物。应多进食高蛋白、高纤维等食物,贫血产妇还应多食用含铁多的食物或遵医嘱补充铁剂。

4.个人卫生指导

产妇注意外阴清洁,勤换内衣裤和卫生巾,排便后用清水清洗外阴等。

第四章 儿科常见疾病的护理

第一节 急性上呼吸道感染

急性上呼吸道感染主要是指鼻、鼻咽和咽部的急性炎症,根据主要感染部位不同可分别诊断为"急性鼻炎""急性咽炎""急性扁桃体炎"等,感染部位不确切者统称为上呼吸道感染,简称上感,是小儿最常见的疾病。其一年四季均可发生,以冬春季和气温骤变时多见。

一、病因

1.内因

由于上呼吸道的解剖生理和免疫特点,婴幼儿易患呼吸道感染。

2.诱因

维生素 D 缺乏性佝偻病、营养不良、贫血、先天性心脏病,居室拥挤、通风不良、冷暖失调及护理不当等易诱发本病。

3.外因

90%以上由病毒引起,如合胞病毒、流感病毒、副流感病毒、腺病毒、鼻病毒、柯萨奇病毒等;也可原发或继发细菌感染,最常见的是溶血链球菌,其次为肺炎链球菌、流感杆菌、葡萄球菌等。

二、临床表现

病情轻重不一,与年龄、病原和机体抵抗力不同有关。

(一)一般类型上感

1.症状

婴幼儿以发热等全身症状为突出,年长儿以呼吸道局部表现为主,一般病程为 3～5 日。

(1)呼吸道局部症状:鼻塞、流涕、打喷嚏、咽部不适、咽痛等。

(2)全身症状:发热、畏寒、头痛、烦躁不安、食欲减退、乏力等,可伴有呕吐、腹泻、腹痛,甚至高热惊厥。部分患儿可出现阵发性脐周疼痛,与发热所致肠痉挛或肠系膜淋巴结炎有关。

2.体征

可见咽部充血,扁桃体肿大,颌下淋巴结肿大、触痛。肠道病毒感染者可出现不同形态皮疹。

(二)两种特殊类型上感

1.疱疹性咽峡炎

疱疹性咽峡炎由柯萨奇 A 组病毒引起,好发于夏秋季。表现为急起高热、咽痛、流涎、厌食等。体检可见咽充血,咽腭弓、悬雍垂、软腭等处有 2～4mm 大小的灰白色疱疹,周围有红晕,疱疹破溃后形成小溃疡。病程为 1 周左右。

2.咽-结合膜热

咽-结合膜热由腺病毒(3、7 型)引起,春夏季发病多见,可在集体儿童机构中流行。临床上以发热、咽痛、结膜炎为特征。体检可见咽充血,一侧或双侧滤泡性眼结膜炎,颈部或耳后淋巴结肿大。病程为 1～2 周。

(三)并发症

可向邻近器官蔓延,引起中耳炎、鼻窦炎、咽后壁脓肿、颈淋巴结炎、喉炎、支气管炎、肺炎等。年长儿患链球菌性上感,可引起急性肾炎、风湿热等疾病。

三、实验室及其他检查

病毒感染者白细胞计数正常或偏低,病毒分离和血清反应可明确病原菌;细菌感染者白细胞计数增高,中性粒细胞增高,咽拭子培养可有细菌生长。

四、治疗

以支持疗法及对症治疗为主,防治并发症。注意休息,多饮水,给予易消化的食物。适当选用抗病毒药物,如利巴韦林(病毒唑),每日 10～15mg/kg,分次肌内注射或静脉滴注,疗程 3～5 日。继发细菌感染或发生并发症者,可选用抗生素。如确为链球菌感染或既往有肾炎或风湿热病史者,可用青霉素,疗程为 10～14 日。

五、常见护理诊断

1.体温过高

与上呼吸道感染有关。

2.舒适度的改变

与咽痛、鼻塞等有关。

3.潜在并发症

惊厥。

六、护理措施

(一)降低体温

(1)密切观察病情变化,体温超过 38.5℃时给予物理降温,如头部冷敷、腋下及腹股沟处放置冰袋、温水擦浴等。物理降温无效者,可遵医嘱给予退热剂,如口服对乙酰氨基酚或肌内注射柴胡注射液等。

(2)给予易消化和富含维生素的清淡饮食,保持口腔清洁。及时更换汗湿的衣服,避免因受凉而使症状加重或反复。

(3)保持水、电解质平衡,鼓励患儿多饮水,必要时静脉补充营养和水分。

(二)促进舒适

(1)清除呼吸道分泌物,保持呼吸道通畅。鼻塞严重时于清除鼻腔分泌物后用0.5%麻黄素液滴鼻,每次1～2滴。对因鼻塞而妨碍吸吮的婴幼儿,宜在哺乳前10～15min滴鼻,使鼻腔通畅,保证吸吮。

(2)咽部不适或咽痛时可用温盐水或复方硼砂液漱口、含服润喉片或应用咽喉喷雾剂等。

(三)病情观察

密切观察病情变化,警惕高热惊厥的发生。如患儿病情加重,体温持续不退,应考虑并发症的可能,及时通知医生。若在病程中出现皮疹,应区别是否为某种传染病的早期征象,以便及时采取措施。

七、保健指导

(1)室内要经常通风,保持空气清新。在集体儿童机构中,如有上感流行趋势,应早期隔离患儿,室内用食醋熏蒸法消毒。

(2)加强体格锻炼,适量户外活动;气候变化时及时添减衣服,避免过冷或过热;呼吸道疾病流行期间,尽量避免去人多拥挤的公共场所。

(3)保证合理均衡的营养和充足的睡眠,婴儿期鼓励母乳喂养,及时添加辅食。

(4)积极防治各种慢性病,如佝偻病、营养不良及贫血等,按时进行预防接种。

第二节 急性支气管炎

急性支气管炎是支气管黏膜的急性炎症,临床以发热、咳嗽、肺部可变的干湿性啰音为主,常与气管炎同时发生,故又称为急性气管支气管炎。多继发于上呼吸道感染后或为麻疹、百日咳等急性传染病的一种临床表现。

一、病因

凡能引起上感的病原体皆可引起支气管炎,包括病毒、细菌、肺炎支原体等,也可在病毒感染的基础上继发细菌感染,即混合感染。特异性体质、免疫功能低下、营养不良、佝偻病、鼻窦炎等均为本病的诱发因素。

二、临床表现

1.症状

起病可急可缓,大多先有上呼吸道感染症状,之后以咳嗽为主要表现。初为干咳,以后有痰。婴幼儿全身症状较重,常有发热、精神不振、食欲减退及伴随咳嗽后的呕吐、腹泻等。

2.体征

一般无明显的呼吸困难和发绀。两肺部呼吸音粗糙,可闻及不固定(随体位变化或咳嗽而发生改变)的散在干性啰音和少量粗中湿性啰音。

婴幼儿可发生一种伴有喘息的、特殊类型的支气管炎,称为喘息性支气管炎。患儿除有上述临床表现外,主要特点如下:①多见于3岁以下,有湿疹或其他过敏史的患儿;②有类似哮喘的症状和体征,如呼气性呼吸困难,肺部叩诊呈鼓音,听诊两肺布满哮鸣音及少量粗湿性啰音;③有反复发作趋向,大多与感染有关;④预后大多较好,一般随年龄增长发作渐少,多数于学龄期痊愈,少数可发展为支气管哮喘。

三、实验室及其他检查

病毒感染者白细胞计数正常或偏低,细菌感染者白细胞总数和中性粒细胞均增高。胸部X线检查多无异常改变或有肺纹理增粗。

四、治疗

治疗主要是控制感染和对症治疗。

1.控制感染

年幼体弱儿或有发热、黄痰、白细胞增多等细菌感染表现时使用抗生素。

2.对症治疗

注意经常变换体位,止咳祛痰可用复方甘草合剂、急支糖浆;止喘可口服氨茶碱;痰液黏稠不易咳出者,可进行超声雾化吸入。一般不用镇咳剂或镇静剂,以免抑制咳嗽反射,影响痰液咳出。

五、护理评估

1.健康史

评估患儿有无上呼吸道感染史,既往有无反复发作咳喘史、湿疹或其他过敏史,是否为特异性体质,有无免疫功能下降、营养障碍性疾病等。

2.身体状况

本病以咳嗽为主要症状,开始为刺激性干咳,以后咳痰,伴发热、食欲缺乏、乏力、呕吐、腹泻等。体格检查:双肺呼吸音粗糙,可闻及不固定散在的干啰音、中粗湿啰音或喘鸣音。

3.心理、社会状况

患儿常因呼吸困难而烦躁不安。住院患儿可因环境陌生以及与父母分离而出现焦虑、恐惧。家长因担心患儿会发展成为支气管哮喘而产生恐惧与担忧。

六、护理诊断

1.清理呼吸道无效

与痰液黏稠不易咳出、呼吸道分泌物堆积有关。

2.知识缺乏

家长缺乏支气管炎的有关知识。

七、护理措施

1.一般护理

(1)保持室内空气清新,温度、湿度适宜。注意休息,避免剧烈活动,以防咳嗽加重。卧床时经常变换体位,使呼吸道分泌物易于排出。

(2)保证充足的营养和水分:鼓励患儿多饮水,以便稀释痰液,使痰易于咳出;给予营养丰富、易消化的流质、半流质饮食,少食多餐,以免因咳嗽引起呕吐。

(3)保持口腔清洁:因发热、咳嗽、痰多而黏稠,剧烈咳嗽时引起呕吐等,故要保持口腔清洁卫生,增加舒适感和食欲。可在每次进食后喝适量温开水,年长儿在晨起、餐后、睡前漱口。

2.发热护理

患儿体温在 38.5℃ 以上时应采取物理降温或药物降温措施,以防发生热性惊厥。

3.保持呼吸道通畅

教会并鼓励患儿有效咳嗽,对咳嗽无力的患儿,经常拍背、更换体位,促使呼吸道分泌物排出;若痰液黏稠可给予超声雾化吸入或蒸气吸入;分泌物过多时可用吸痰器吸痰,以保证呼吸道通畅。

4.病情观察

注意观察患儿有无缺氧症状,注意若有呼吸困难、发绀,应给予氧气吸入,并协助医生处理。

5.用药护理

按医嘱给药,如口服止咳糖浆后不要立即喝水,以使药物更好地发挥疗效。

6.健康指导

向家长介绍急性支气管炎的基本知识及护理要点。加强体育锻炼,提高患儿机体的耐寒能力。

第三节 支气管哮喘

支气管哮喘,简称哮喘,是由嗜酸性粒细胞、肥大细胞和 T 淋巴细胞等多种炎性细胞参与的气道慢性炎症,使易感者对各种激发因子具有气道高反应性。气道高反应性是哮喘的基本特征,气管慢性(变应性)炎症是哮喘的基本病变,可引起气道缩窄,表现为反复发作的喘息、呼吸困难、胸闷或咳嗽等症状。

一、病因

哮喘的病因复杂,是一种多基因遗传病,其中过敏体质(特发反应性体质)与本病关系密切,多数患儿以往有婴儿湿疹、过敏性鼻炎、食物或药物过敏史,不少患儿有家族史。但是,哮喘的形成和反复发病往往又是环境因素（如：接触或吸入螨、蟑螂、霉菌、皮毛、花粉等过敏原，呼吸道感染和寒冷刺激等）综合作用的结果。

二、临床表现

婴幼儿哮喘多为呼吸道病毒感染诱发，起病较缓慢；年长儿大多在接触过敏原后发作，呈急性过程。哮喘发作常在清晨或夜间较重，一般可自行缓解或用平喘药物后缓解。

（一）症状

哮喘发作时常先为刺激性干咳，有时咳大量白黏痰，伴以呼气性呼吸困难和哮鸣音，出现烦躁不安或被迫坐位，咳喘剧烈时还可出现腹痛。

（二）体格检查

发作时胸廓饱满，呈吸气状，叩诊过度反响，听诊全肺遍布哮鸣音；重症病儿呼吸困难加剧时，呼吸音可明显减弱，哮鸣音也随之消失。发作间期可无任何症状和体征，有些在用力时可听到哮鸣音。病久反复发作者，可出现桶状胸，常伴营养障碍和生长发育落后。

（三）哮喘持续状态

如哮喘急剧严重发作，经合理应用拟交感神经药物仍不能在 24h 内缓解者，称作哮喘持续状态，属危重急症，应积极抢救，否则可因呼吸衰竭而死亡。

三、实验室检查

(1)外周血嗜酸粒细胞增高（$>300\times10^6/L$）。

(2)X 线检查可见肺过度充气，透明度增高，肺纹理可能增多；并发支气管肺炎或肺不张时，可见沿支气管分布的小片状阴影。

(3)肺功能测定显示残气容量增加或伴换气流率和潮气量降低。每天检测呼吸峰流速值及其一天的变异率，是判断亚临床型哮喘的良好指标。

(4)用可疑的抗原做皮肤试验有助于明确过敏原，皮肤挑刺法的结果较为可靠。

四、治疗

哮喘的治疗原则为去除病因、控制发作和预防复发。应根据病情轻重、病程阶段因人而异地选择适当的防治方案。

（一）去除病因

应避免接触过敏原，积极治疗和清除感染病灶，去除各种诱发因素。

（二）控制发作

主要是解痉和抗感染治疗。

1.拟肾上腺类药物

目前常用的 β_2 受体激动剂药物为：①沙丁胺醇（舒喘灵）：0.5％舒喘灵溶液，每次 0.01～0.03mL/kg，最大量 1mL，用 2～3mL 生理盐水稀释，每 4～6h 雾化吸入。其气雾剂每揿一下可吸入 $100\mu g$，每次 1～2 揿，每日 3～4 次。②特布他林（喘康速、舒喘宁）：如博利康尼片剂，每片 2.5mg，1～2 岁每次 1/4～1/3 片；3～5 岁每次 1/3～2/3 片；6～14 岁每次 2/3～1 片；每日 3 次。也可用博利康尼雾化液雾化吸入。③其他：如丙卡特罗（美喘清）、克仑特罗（氨哮素）等。该类药物最好选用吸入方式，但要避免过量应用。连续使用 β_2 受体激动剂可产生耐药，但停药 1～2 周可完全恢复。

2.茶碱类药物

小儿剂量为每次 4～5mg/kg；缓释茶碱，每次 8～10mg/kg，12h 1 次。氨茶碱的有效浓度与中毒浓度很接近，应做血浓度检测，最佳血药浓度为 10～15μg/mL。

3.抗胆碱药物

异丙托溴铵气雾剂每次 1～2 揿，每日 3～4 次。

4.肾上腺皮质激素

尽可能采用吸入疗法，如吸入普米克都保于粉剂或气雾剂等。应严格掌握口服用药的适应证：一般只用于重症或持续发作或其他平喘药物难以控制的反复发作患者。需长期用药者，应将维持量改为每日或隔日清晨顿服。

5.抗生素

疑有细菌感染时宜同时选用适当的抗生素。

（三）哮喘持续状态的处理

1.吸氧

氧气浓度以 40% 为宜，相当于 4～5L/min，使 PaO_2 保持在 9.3～12.0kPa（70～90mmHg）。

2.补液、纠正酸中毒

补液、纠正酸中毒可用 1/5 张的含钠液纠正脱水；用碳酸氢钠纠正酸中毒，改善 β 受体对儿茶酚胺的反应性。

3.糖皮质激素类静脉滴注

应早期、较大剂量应用。氢化可的松每次 5～10mg/kg，每 6h 静脉滴注 1 次；地塞米松每次 0.25～0.75mg/kg，奏效较前者慢。

4.支气管扩张剂

①沙丁胺醇雾化剂吸入，每 1～2h 吸入 1 次；②氨茶碱静脉滴注，每次 4～5mg/kg，30min 滴完；③如上述治疗不奏效者，可给予沙丁胺醇静脉注射，学龄前儿童每次 5μg/kg，学龄前期小儿用量减半。

5.异丙肾上腺素

以上治疗无效或无药可用时，可试用异丙肾上腺素以每分钟 0.1μg/kg 静脉滴注，每 15～20min 加倍，直到 PaO_2 及通气功能改善或心率达 180～200 次/分时停用，症状好转后可维持用药 24h 左右，剂量不变。

6.镇静剂

可用水合氯醛灌肠，慎用或禁用其他镇静剂。

7.机械呼吸

机械呼吸指征为：①严重的持续性呼吸困难；②呼吸音减弱，遂以哮鸣音消失；③呼吸肌过度疲劳而使胸廓活动受限;④意识障碍,甚至昏迷;⑤吸入40%氧气而发绀仍无改善、$PaCO_2 \geqslant$ 8.6kPa(65mmHg)。

(四)预防复发

1.免疫治疗

①脱敏疗法:用于对不可能避免的抗原(如尘埃、尘螨、花粉等)过敏,而一般治疗又未能控制复发者。根据皮肤试验结果,将引起阳性反应的过敏原浸液做皮下注射,浓度由低到高,剂量逐渐递增,每周1次,持续2年。若发作有季节性,则于发作前1月开始上述脱敏治疗,也是每周注射1次,15～20次为1疗程。据报道螨脱敏治疗大多有效,偶有发热、局部一过性红肿痒痛、荨麻疹、哮喘发作等不良反应。②免疫调节治疗:可采用中医辨证论治或给胸腺素等免疫调节剂提高机体免疫力,降低其过敏性。

2.色甘酸钠

宜在好发季节的前1个月开始用药,每次吸入10～20mg,每日3～4次,经4～6周无效者可停用。一般对运动诱发的哮喘效果较好,对激素依赖性哮喘者,应用本品可望减少激素用量。

3.酮替酚(甲哌噻庚酮)

作用与色甘酸钠相似,小于3岁者每次0.5mg,每日2次;大于3岁者每次1mg,每日1～2次,口服6周无效可停用。

4.激素吸入疗法

激素吸入疗法使哮喘得以缓解的患儿应继续吸入维持量糖皮质激素,至少6个月至2年或更长时间。

5.自我管理教育

将防治知识教给患儿及家属,调动他们的抗病积极性,鼓励病儿参加日常活动和体育锻炼以增强体质。

五、护理

(一)一般护理

1.护理评估

(1)评估患儿营养及饮食情况有无喂养困难;液体摄入量、尿量、近期体重变化;睡眠情况(有无呼吸困难的发生)。

(2)评估患儿咳嗽、咳痰的程度和性质。观察患儿有无发绀,监测体位改变对患儿缺氧的影响。有无其他伴随症状,如胸痛、呼吸困难。

(3)评估患儿的呼吸情况,记录性质、频率、形态、深度,有无鼻翼翕动、三凹征、端坐呼吸等,听诊患儿的呼吸音,监测患儿生命体征。必要时监测、记录患儿的动脉血气分析值。

(4)评估患儿心理、精神因素,有无焦虑、恐惧。评估患儿及其家属对疾病知识的了解程度、对治疗及护理的配合程度、经济状况等。

2.消除呼吸窘迫,维持气道通畅

(1)体位:采取半坐卧位或坐位以利肺部扩张。

(2)保证休息:给患儿提供一个安静、舒适的环境以利于休息,护理操作应尽可能地集中进行。

3.病情观察

监测患儿是否有烦躁不安、气喘加剧、心率加快、肝短时间内急剧增大及血压变化等情况,警惕心力衰竭及呼吸骤停等合并症的发生。呼吸困难加重时,注意有无呼吸音及哮鸣音的减弱或消失、心率加快等。患儿活动前后,监测其呼吸和心率,活动时如有气促、心率加快可给予持续吸氧并给予休息。根据病情好转程度逐渐增加活动量。

(二)专科护理

1.吸氧

患儿哮喘时大多有缺氧现象,故应给予氧气吸入,以减少无氧代谢,预防酸中毒。氧气浓度以40%为宜。

2.呼吸道护理

给予雾化吸入,应用支气管扩张剂后立即进行吸痰处理,吸痰过程中保持动作轻柔,技巧娴熟,若呼吸严重不畅,应用无创正压通气治疗。

3.用药护理

(1)支气管扩张剂:使用时可嘱患儿充分摇匀药物,在按压喷药于咽喉部的同时,闭口屏气10s后,用鼻缓缓呼气,最后清水漱口,将获得较好效果。

(2)用药无缓解应停用,常见不良反应主要有心动过速、血压升高、虚弱、恶心、过敏反应及反常的支气管痉挛。

(3)急性发作者,如口服无效,可由静脉推注,以5%～10%葡萄糖液稀释,在30min内缓慢注入。如已运用氨茶碱治疗(在6h内),应将剂量减半,以后可给予维持量。1～9岁小儿,可选择氨茶碱静脉滴注,有条件时应测氨茶碱血浓度,治疗哮喘的有效血浓度为10～20μg/mL。每6～8h给药一次。有条件的单位应监测氨茶碱血浓度的峰值与谷值,寻找最佳投药方案。病情稳定后,可每隔2～3个月监测浓度一次。

(4)肾上腺皮质激素类:长期使用可产生较多不良反应,如二重感染、肥胖、高血压等。当患儿出现身体形象改变时要做好心理护理。

4.化验及检查护理

(1)外周血检查:晨起空腹抽血检查。

(2)肺功能检查:适用于5岁以上的儿童。检查时要求:儿童可能会对检查害怕,在检查前与检查时要给予安抚和引导。

(3)检查后注意事项:抽完血后,用棉签或止血工具按压针孔部位3min以上,以压迫止血。不要按揉针孔部位,以免造成皮下血肿。抽血后出现晕血症状,如头晕、眼花、乏力等应立即平卧。

5.并发症护理

(1)呼吸衰竭:重度哮喘时因气道严重痉挛,气流出入受阻,同时因为哮喘发病时患儿紧张、用力呼吸等导致体力消耗,耗氧量和二氧化碳产生量增加,吸入气体量减少可引起低氧血症,而呼出气体量降低则导致体内二氧化碳潴留,出现呼吸衰竭。密切观察患儿的呼吸变化,出现呼吸＞40次/分或心率突然减慢,原有的哮鸣音减弱或消失,血压降低等症状,应立即通知医师。

(2)气胸:哮喘急性发作时因肺泡内压力增高,对于有肺大泡或严重肺气肿的患儿,有时会导致肺泡破裂,气体进入胸膜腔而出现气胸。患儿出现烦躁不安,发绀,大汗淋漓,气喘加剧,心率加快,呼吸音减弱等情况,应立即报告医师并积极配合抢救。

6.心理护理

哮喘患儿年龄尚小,患儿家属多伴有紧张、焦虑心理,护理人员应充分与患儿家属沟通,缓解其悲伤、焦虑情绪,让其做好思想准备,沟通过程中应掌握好语言技巧和语速,切忌急躁处理。要帮助患儿保持愉悦的心情,比如给年幼的患儿讲故事、玩玩具、听音乐,分散其注意力,对年龄较大的患儿要根据其心理活动讲道理,争取患儿的配合,以达到最佳治疗状态。若患儿身体状况许可,应鼓励其在户外活动,加强体育锻炼,增强抗病能力。特别对首次哮喘发作的患儿应耐心解释,通过护理干预缓解患儿的紧张心理。精神紧张是诱发小儿哮喘的因素之一,所以心理护理是小儿支气管哮喘护理中不可忽视的内容之一。

六、健康教育

(一)饮食

给予富含维生素易消化的食物,应尽量避免食用诱发哮喘的食品,如鱼、虾、蛋、奶等含蛋白质丰富的食物。应少食多餐。保证营养均衡搭配,以利病情康复,家属要经常细心观察患儿的饮食,找到对哮喘致敏的食品。随着患儿年龄的增长,病情的好转,尤其是机体免疫功能逐渐增强,食物过敏的种类也就随之减少。因此,也要不断地解除某些限吃的食品。

(二)休息与活动

协助患儿的日常生活。指导患儿活动,避免情绪激动及紧张的活动。

(三)用药知识

告知家属雾化的意义及注意事项:复方异丙托溴铵(可比特)可使平滑肌松弛并减轻支气管炎症。使支气管平滑肌扩张,并使气道内分泌物减少。松弛气道平滑肌,降低气道阻力,增强纤毛清除黏液能力,抑制气道神经降低血管通透性减轻了气道黏膜水肿,从而缓解喘憋,能迅速有效地解除气道痉挛。布地奈德(普米克)具有抗过敏作用,并可收缩气道血管,减少黏膜水肿及黏液分泌达到平喘、改善通气的效果缓解喘息的症状。因此先做复方异丙托溴铵雾化扩张支气管,再做布地奈德对局部抗炎平喘达到改善通气消除炎症的效果。

喷剂应用后用清水漱口防止咽部真菌感染。糖皮质激素口服,应于饭后,减少对胃肠道刺激。用药勿自行减药停药。

(四)疾病相关知识

哮喘发作分为三度:①轻度。pH值正常或稍高,PaO_2正常,$PaCO_2$稍低,提示哮喘处于早期,有轻度过度通气,支气管痉挛不严重,口服或气雾吸入平喘药可使之缓解;②中度。pH值正常,PaO_2偏低,$PaCO_2$仍正常,提示患儿通气不足,支气管痉挛较明显,病情转重,必要时可加用静脉平喘药物;③重度。pH值降低,PaO_2明显降低,$PaCO_2$升高,提示严重通气不足,支气管痉挛和严重阻塞,多发生在哮喘持续状态,需积极治疗或给予监护抢救。

（五）出院指导

（1）患儿居住的环境要空气清新,室温恒定,杜绝一切过敏原,如花草,猫狗等小动物;蚊香、真菌类等过敏原及刺激性气味,如气温寒冷也易引起哮喘。

（2）加强锻炼,增强机体抗病能力,坚持户外锻炼,如跑步、跳绳等运动,增加肺活量,对预防哮喘的发作具有积极的作用。

（3）哮喘在发作前多有前驱症状,最常见眼鼻发痒、打喷嚏、流涕、流泪、咳嗽等,一旦出现上述症状时,应及时就诊及用药,避免诱发哮喘发作。

（4）指导呼吸运动:指导进行腹式呼吸、向前弯曲运动及胸部扩张运动。

（5）防护知识:①增强体质,预防呼吸道感染。②协助患儿及家属确认哮喘发作的因素,避免接触过敏原,祛除各种诱发因素。③指导患儿及家属辨认哮喘发作先兆、症状,并能简单及时自我护理(哮喘发作时家属要镇静,给小孩有安全感,立即吸入支气管扩张剂——万托林气雾剂,室内通风,避免烟雾刺激,给患儿坐位或半卧位)。④提供出院后使用药物资料。⑤指导患儿和家属使用长期预防及快速缓解的药物,并做到正确安全的用药。⑥及时就医,以控制哮喘严重发作。哮喘的随访计划:急性发作期——住院或留院观察;慢性持续期——1 个月随访一次,检查指导用药;缓解期——3 个月随访一次,复查肺功能。

第四节 先天性心脏病

先天性心脏病简称先心病,是胎儿时期心脏、大血管发育异常所致的心血管畸形,是小儿最常见的心脏病,其发生率为活产婴儿的 0.7%～0.8%,早产儿的发病率为足月儿的 2～3 倍。由于超声心动图、心血管造影的应用以及低温麻醉和体外循环下心脏直视手术的开展,临床上对先心病的诊断、治疗及预后都有了显著的提高。

一、病因

尚未完全明确,目前认为与遗传和环境因素有关。

1.遗传

遗传主要包括染色体异常或单基因突变、多基因病变和先天性代谢紊乱,如 21-三体综合征。

2.环境因素

较重要的是宫内感染,特别是母亲妊娠早期感染风疹、流行性感冒、腮腺炎、柯萨奇等病毒。孕母接触过量放射线、服用某些药物如甲苯磺丁脲、抗癌药;孕母患糖尿病、高钙血症等代谢性疾病及各种导致宫内缺氧的慢性疾病。

二、分类

根据心脏左、右两侧及大血管之间有无血液分流和临床有无青紫,分为三大类(表 4-4-1)。

表 4-4-1　先天性心脏病分类

分类	主要症状	常见先心病
左向右分流型(潜在青紫型)	体循环供血不足,肺循环充血	房间隔缺损、室间隔缺损、动脉导管未闭
右向左分流型(青紫型)	青紫、蹲踞、阵发性昏厥	法洛四联症、大动脉错位
无分流型(无青紫型)	重者活动后心悸、气促、发绀	主动脉缩窄、肺动脉狭窄、右位心

(一)左向右分流型

1.室间隔缺损

室间隔缺损是最常见的先天性心脏病,发病率在我国约占小儿先心病的 50%。

(1)分型:膜周部缺损,占 60%~70%;肌部缺损,占 20%~30%。

(2)症状:取决于缺损大小和心室间压差。小型缺损可无症状,仅于体检时发现心脏杂音。缺损大者,患儿表现如下:①体循环血量减少,出现活动后气短、乏力、心悸、多汗、生长迟缓等;②肺循环血量充血,易反复患上呼吸道感染,导致充血性心力衰竭等。

(3)体征:心脏杂音情况见表 4-4-2。

表 4-4-2　先天性心脏病的心脏杂音

	室间隔缺损	房间隔缺损	动脉导管未闭	法洛四联症
部位	胸骨左缘第 3、4 肋间	胸骨左缘第 2、3 肋间	胸骨左缘第 2 肋间	胸骨左缘第 2~4 肋间
性质	粗糙全收缩期杂音	收缩期喷射性杂音	机器样连续性杂音	喷射性收缩期杂音
响度	3~4 级	2~3 级	2~4 级	2~3 级
震颤	有	无	有	可有
P2	亢进	亢进,固定分裂	亢进	减弱或消失

(4)潜在青紫:当出现生理情况(哭闹、屏气)或病理情况(肺炎、心力衰竭)时,心脏左、右两侧压力发生改变,出现右心室压力>左心室压力,产生血液由右向左分流(静脉血进入体循环)而出现暂时性青紫。

随着病情进展,肺循环血量增加,肺小动脉痉挛形成动力型肺动脉高压,日久后肺小动脉发生病理变化,管壁增厚,发展为不可逆的梗阻型肺动脉高压,临床出现持续青紫时,称为艾森曼格综合征。

(5)辅助检查:心电图检查见表 4-4-3,X 线检查见表 4-4-4。

2.房间隔缺损

发病率占小儿先心病总数的 20%~30%,女性较多见。

(1)分型:分为原发孔未闭型和继发孔未闭型。

(2)症状:缺损大时,症状与室间隔缺损相似。

(3)体征:心脏杂音见表 4-4-2。

(4)潜在青紫:当引起右心房压力>左心房压力的因素(同室间隔缺损)存在时,产生血液由右向左分流(静脉血进入体循环)而出现暂时性青紫。

(5)辅助检查:心电图表现见表 4-4-3,X 线检查见表 4-4-4。

表 4-4-3　常见先天性心脏病的心电图表现

室间隔缺损	房间隔缺损	动脉导管未闭	法洛四联症
小型缺损可正常或轻度左室肥大,中型缺损主要为左室舒张期负荷增加表现,RV5、V6升高伴深 Q 波,T波直立高尖对称,大型缺损双心室肥厚或右心室肥厚	电轴右偏,右心房和右心室肥大,P-R 间期延长,分流量较大患者 R 波可有切迹,手术后消失,年龄较大者可出现交界性心率或室上性心律失常	分流量大者可有不同程度的左心室肥厚,偶有左心房肥厚,肺动脉压力增高者,左、右心室肥厚	电轴右偏,右心室肥厚,狭窄严重者往往出现心肌劳损,可见右心房肥大

表 4-4-4　常见先天性心脏病的 X 线表现

	室间隔缺损	房间隔缺损	动脉导管未闭	法洛四联症
肺门舞蹈	有	有	有	无
肺动脉段	凸出	凸出	凸出	凹陷
房室增大	中型:左室增大 大型:右室增大	右房、右室大,心影呈梨形	左室大,右室可大	右室大,心影呈靴型
肺野	充血	充血	充血	清晰

3.动脉导管未闭

指出生后动脉导管持续开放,血液从主动脉经动脉导管分流至肺动脉,再由肺静脉回流进入左心房,并产生病理生理改变。

(1)分型:分为管型、窗型和漏斗型,以管型最多见。

(2)症状:导管粗者症状与室间隔缺损相似。

(3)体征:心脏杂音见表 4-4-2。脉压增大(>40mmHg),可见周围血管征阳性,包括水冲脉、毛细血管搏动和股动脉枪击音等。

(4)潜在青紫:当引起肺动脉压力>主动脉压力的因素(同室间隔缺损)存在时,产生血液由肺动脉经导管流向主动脉(静脉血进入体循环),而出现暂时性青紫。其表现为下半身青紫、左上肢轻度青紫而右上肢正常,称为差异性青紫。

(5)辅助检查:心电图表现见表 4-4-3,X 线检查见表 4-4-4。

(二)右向左分流型

右向左分流型主要有法洛四联症,其是存活婴儿中最常见的青紫型先天性心脏病,发病率占先天性心脏病发病总数的 10%～15%。

1.组成

有肺动脉狭窄、主动脉骑跨、室间隔缺损和右心室肥厚。其中肺动脉狭窄最重要,对患儿的病理生理和临床表现影响最大。

2.症状

(1)青紫:最突出的表现,其程度及出现早晚取决于肺动脉狭窄程度。青紫多于出生后3～6个月逐渐出现,并随年龄的增长而加重。常见部位为唇、指(趾)甲床、球结合膜等毛细血管丰富的部位。

(2)缺氧发作：表现为呼吸急促、烦躁不安、青紫加重，重者发生昏厥、抽搐、意识丧失，甚至死亡。这是由于在肺动脉漏斗部狭窄的基础上，突然发生该处肌肉痉挛，引起一过性肺动脉梗阻，使脑缺氧加重。

(3)蹲踞现象：于活动、行走时，因气急而主动下蹲片刻后再起立行走，是患儿为缓解缺氧而采取的一种自我保护性姿势。因蹲踞时下肢弯曲，静脉受压回心血量减少，减少心脏前负荷；同时下肢动脉受压，体循环阻力增加，右向左分流减少，从而使缺氧症状得以暂时缓解。

3.体征

(1)生长发育迟缓：体格发育和智能发育均落后于正常同龄儿。

(2)杵状指(趾)：长期缺氧(青紫持续6个月以上)，使指(趾)末端毛细血管扩张增生，导致局部软组织和骨组织也增生肥大，出现指(趾)端膨大如鼓槌状。

(3)心脏体检：心前区隆起，心脏杂音见表4-4-2。

4.并发症

常见的并发症为脑血栓、脑脓肿及亚急性细菌性心内膜炎。

三、实验室及其他检查

1.实验室检查

末梢血红细胞(RBC)增多，血红蛋白(Hb)及血细胞比容增高。

2.其他

可进行心电图、胸部X线、超声心动图、心血管造影及心导管检查，其中超声心动图检查是一种既能明确诊断，又无创伤性的检查技术；心导管检查是进一步明确诊断和决定手术前的有创伤性检查。

四、治疗

1.内科治疗

(1)维持正常活动，建立合理生活制度，加强营养，增强体质；对症治疗，控制感染，防治并发症，使之安全达到手术年龄。

(2)缺氧发作紧急处理：①立即取膝胸卧位；②吸氧、镇静；③吗啡皮下或肌内注射；④β受体阻滞剂普萘洛尔加入10%葡萄糖稀释后缓慢静脉注射；⑤纠正代谢性酸中毒等。

2.外科治疗

绝大多数左向右分流型的患儿可施行根治术或介入治疗，手术适宜年龄为4～5岁；法洛四联症多数在6个月手术，6个月以下婴儿如病情严重急需手术治疗者，应先做姑息性体-肺分流术，待年龄达6个月以后再施行根治性手术。

五、护理

(一)一般护理

(1)护理评估：①评估患儿出生后各阶段的生长发育状况以及常见表现：喂养困难、哭声嘶哑、易气促、咳嗽、潜伏性青紫或持续性青紫,青紫的程度及与活动的关系。②评估患儿身体状况,患儿的一般情况与心脏畸形的部位和严重程度有关。检查患儿是否有体格发育落后、皮肤发绀、苍白、杵状指(趾),脉搏增快,呼吸急促,鼻翼扇动和三凹征等。③评估患儿心功能的情况。对≥3岁的患儿进行6min步行试验(6MWT):要求患儿在平直的走廊里尽可能快地行走,测定其6min的步行距离。根据观察6MWT步行距离(6MWD)及做功(体重与6MWD乘积)以及6MWT前后呼吸频率、心率、收缩压和舒张压等指标变化;同时进行平板运动试验(TET),分析6MWD、6MWT做功与TET代谢当量(METs)之间的相关性。将心衰划分为轻、中、重3个等级。④询问患儿目前服用药物的名称、剂量及用法,评估患儿有无药物不良反应,询问患儿有无明确药物过敏史。⑤评估患儿当前实验室检查结果以及是否行心电图、24h动态心电图检查,超声心动及其结果等。⑥评估患儿及家属的心理、社会状况:对疾病的认知状况、经济情况、合作程度,有无焦虑、悲观情绪。

(2)根据病情适当活动,集中操作,避免情绪激动过度哭闹,有心功能不全者应卧床休息,取半卧位。

(3)给予高蛋白、高热量、多维生素、易消化饮食,少食多餐,水肿期控制钠的摄入。

(4)病情观察:①持续心电监护,密切观察心律及心率变化,如发现心律失常、异位心律、室颤等,应立即报告医师。②密切观察患儿的血压变化。先天性心脏病常因血容量不足、心肌缺血、心肌收缩无力和外周阻力改变而引起血压异常。血容量不足引起的低血压需及时补充血容量,心肌收缩无力引起的低血压可应用洋地黄、多巴胺等药物增强心肌收缩力,支持心功能。血压过高,易增加心脏负荷及心肌耗氧量,可酌情应用血管扩张。③每24h评估心电监护电极贴附部位皮肤情况,必要时予以更换电极部位,以免造成皮肤损伤。④密切观察并记录周围循环情况,观察患儿周身皮肤的颜色、温度、湿度、动脉搏动情况以及口唇、甲床、毛细血管和静脉充盈情况。⑤体温监测:体温对心血管影响较大,先天性心脏病术后需持续监测体温变化,术后体温<35℃应保暖复温,以免耗费体力,增加心率和加重心脏负担。待体温逐渐回升至正常体温时,及时撤除保暖措施。若体温高热达39℃,可使心肌耗氧量增加,常是术后心动过速的原因,故患儿体温>38℃,应立即采取预防性降温措施。⑥记录出入量,维持每天出入量的均衡。术后患儿一般不严格限制水的摄入,但对于应用洋地黄类、利尿剂的患儿及心衰的患儿仍应限制水的摄入。室间隔缺损较大的患儿控制液体入量尤为重要,这对于减轻心脏前负荷,防止肺水肿有重要意义。具体的,液量应控制在80~100mL/(kg·d),儿童应控制在1000~1200mL/(m²·d)。水肿者每日清晨空腹测体重。责任护士向患儿及家属详细讲解出入量的记录方法。责任护士用量杯校正患儿水杯及尿杯的刻度。尿量的记录,告知患儿及家属要把每次尿量用校正后的尿杯准确测量后记录下来,如患儿使用纸尿裤,病房提供电子秤,纸尿裤使用前后均要称重,相减后就是患儿的尿量。入量的记录,告知患儿及家属每次用校正的水杯喝水并记录,经口的食物如米饭、菜、水果等要分开用电子称称重,责任护士再根据食物含水量表把患儿记录的食物克数核算成含水量并记录。

(二)专科护理

(1)根据心功能,每2~4h测量脉搏一次,每次1min,注意脉搏节律、节率,必要时听心率、心音。

（2）呼吸困难时，给予氧气吸入。

（3）注意保护性隔离，避免交叉感染。

（4）保持大便通畅，排便时不宜过力。

（5）用药护理指导：①服用强心苷类药物后，应注意观察药物的作用，如：呼吸平稳、心音有力、脉搏搏动增强。观察强心苷毒性反应，如胃肠道、神经、心血管反应。服用利尿剂，注意患儿的尿量的变化。②退烧药：一般体温＞38.5℃使用，发热及服用退烧药后注意适当增加饮水量。③当患儿有痰时，除服用化痰药外，还应鼓励其自行咳嗽排痰。④抗生素药物：出院后根据病情服用 3～5 日，若出现鹅口疮，可用 2.5％碳酸氢钠涂口腔，制霉菌素片研磨调糊状涂口腔。⑤利尿药：氢氯噻嗪、呋塞米、布美他尼、螺内酯（安体舒通）。按医嘱服用，注意尿量。根据心功能情况决定增减量。不能突然停药。停用利尿药后应定期请医师复查，避免出现心功能不全。长期服用利尿药，应注意定期复查血电解质。⑥补钾药：10％枸橼酸钾。遵医嘱服用，不能多服。钾的用量一定要随时关注，如果出现特殊情况如肢体麻木、乏力、精神淡漠等一定要及时就医。

（6）检查护理指导：心电图：运动、饱餐等对心电图检查结果有影响应避免，检查前请安静休息 10min 以上；检查时请平躺在检查床上，露出手腕、脚踝、胸部，双手自然放在身体两侧，全身放松，心情平静，穿易于穿脱的宽松衣服，去除装饰物，有电极片患儿应将其摘除。检查中切勿讲话或改变体位。

超声心动：患儿取左侧卧位或平卧位。危重患儿检查应在床旁进行。小儿哭闹或不配合时，需镇静，如患儿 1～3 岁，需药物镇静，如静脉推注地西泮（安定）或口服水合氯醛等。

心导管检查：尽量消除患儿的顾虑和紧张不安的情绪。检查前 6h 内不宜进食，以防在检查过程中发生呕吐。检查前半小时适当给予镇静药，青紫重的病儿还应吸氧，根据检查的需要备皮，一般为双侧锁骨上或双侧腹股沟。全麻患儿术前当日晨禁食、水。术后卧床休息 24h，观察血压、脉搏、呼吸、体温、心率及心律变化。观察伤口有无疼痛、肿胀、渗血及感染等并发症发生。

（7）心理护理：对患儿关心爱护、态度和蔼，建立良好的护患关系，消除患儿的紧张心理。向家属和患儿解释病情和检查、治疗经过，取得他们的理解和配合。

六、健康教育

（1）指导家属给予高热量、清淡易消化的乳类、瘦肉、鱼虾等食品，饮食以普食、半流质、高蛋白、低盐、高纤维素饮食为主，少食多餐，勿暴饮暴食，避免食用刺激性食物。优质食物，如菜汤、蒸蛋、肉末、水果，进食量要控制，少食多餐。心功能低下及术后持续有充血性心力衰竭者，应少钠盐。

（2）重症患儿不宜过度的运动，以免额外增加心脏负担。

（3）避免感染，避免孩子到人多拥挤的环境，家中经常开窗通风。

（4）青紫型先心病孩子喜欢屈曲或下蹲体位，这是代偿缺氧的表现，不可强行改变，以免发生危险。

（5）检查前准备及注意事项：①选择易于穿脱的宽松衣服。②去除装饰物，有电极片患儿应将其摘除。③年龄小患儿尽量选择饱餐及睡眠时行检查，避免哭闹，必要时给予药物镇静。

（6）减少去人多场所，外出时戴口罩，并随天气变化及时增减衣服。

（7）遵医嘱服药，每次服用强心药前测量脉搏数，出现心率降低者应停服。

（8）术后定期称体重，短期内体重增加明显者要加用利尿药。

（9）疾病相关知识：如何预防先天性心脏病。

①适龄婚育：医学已经证明，35岁以上的孕妇发生胎儿基因异常的风险明显增加。因此最好在35岁以前生育。如果无法做到这一点，那么建议高龄孕妇必须接受严格的围生期医学观察与保健。②备孕前要做好心理、生理状态的调节。如果女性有吸烟、饮酒等习惯，至少在怀孕前半年就要戒烟酒。③加强对孕妇的保健，特别是在妊娠早期积极预防风疹、流感等风疹病毒性疾病。孕妇应尽量避免服用药物，如必须使用，必须在医师指导下进行。④孕期尽量少接触射线、电磁辐射等不良环境因素。⑤孕期避免去高海拔地区旅游。因为已经发现高海拔地区的先天性心脏病发生率明显高于平原地区，可能与缺氧有关。

（10）出院指导。

饮食调养：一般的先天性心脏病患儿手术后回到家中，饮食除注意补充营养、合理搭配、易消化外，不必限制钠盐。复杂畸形、心功能低下及术后持续有充血性心力衰竭者，应控制盐的摄入，每天控制在2～4g。家属应给予患儿少食多餐，不可过饱，更不可暴饮暴食，尽量控制零食、饮料，以免加重心脏负担。

生活调理：①患儿的住房应阳光充足，清洁干净，温暖舒适，定期开窗通风换气，床铺要保持清洁干净、舒适，患儿要勤更衣，防止皮肤感染。②患儿切口结痂自行脱落后可擦澡或洗澡，但不要用刺激性的肥皂，不要用力摩擦切口处皮肤。若发现切口有红、肿、胀痛的感觉或有流水，并出现发热时，应尽快去医院检查有无切口感染。③半年内不能有剧烈活动，并注意保暖，防止感冒，减少到公共场所活动，防止感染疾病。④父母要尽快纠正过于保护和溺爱的亲子行为，增加其自信心，鼓励其多与同龄人接触，通过玩耍，建立正常的人际关系，消除自卑、孤独心理，降低孩子对家人的过分依赖。⑤患儿家属带患儿定期复查，有异常情况及时随诊或及时咨询医师，出院带药给患儿按时按量服用。

用药护理：先天性心脏病手术后心功能恢复较好者一般不需要用强心利尿剂。复杂畸形及重度肺动脉高压或心功能差的患儿遵医嘱使用强心、利尿或扩血管药。出院前应问清楚所服药物的名称、剂量、服药时间、可能出现的不良反应及处理方法，不可随意乱服药，以免发生危险。服用地高辛的患儿，家属在给患儿服药前测脉搏、心率，遵医嘱，定期复查，不得擅自服药。

特殊护理：出院1年内，尽量平卧位，不宜侧卧，以免影响胸骨的正常愈合。家属要注意纠正患儿不正确姿势。

功能锻炼：①一般的先天性心脏病患儿手术后回到家中应避免过度活动，家属根据具体病情限制活动量，切不可放任不管，以免过度活动，加重心脏负担。②术前心功能三级及以上、心脏重度扩大和重症动脉高压的患儿心脏恢复需较长时间，出院后不要急于活动，随病情恢复，适当增加活动量，要避免剧烈的体育活动，活动量以不出现疲劳为度。③要练习扩胸运动，防止鸡胸。婴幼儿有时难以避免,但是不要慌张,因为胸骨愈合过程受到心脏跳动影响,随年龄增长和胸肌发育会明显改善。

出院后也要定期到医院复查 X 线胸片、心电图等以了解其恢复情况。

第五节　急性充血性心力衰竭

急性充血性心力衰竭是指由于某种原因引起心脏泵功能下降,使心排出量减少,从而不能够满足机体代谢的需要,导致组织器官血液灌流量不足,同时出现肺循环和(或)体循环淤血表现的临床综合征。小儿的心力衰竭多数发生于已有心脏疾患(如先天性心脏病、病毒性心肌炎、中毒性心肌炎、风湿性心脏病及肺炎、急性肾炎、严重贫血等)的,急性感染、输血或输液过多过快、活动过度、情绪变化、手术、严重失血及各种原因造成的心率失常等常为诱发因素,表现为充血性心力衰竭,简称心衰。小儿各年龄均可发病,1 岁以内发病率最高。

一、病因

1.心源性

以先天性心脏病引起者最多见,心肌炎、心包炎、心内膜弹力纤维增生症、风湿性心脏病、心糖原累积症等亦为重要原因。

2.肺源性

婴幼儿时期常见于支气管肺炎、毛细支气管肺炎,儿童时期常见于哮喘持续状态。

3.肾源性

急性肾炎所致的急性期严重循环充血。

4.其他

克山病、重度贫血、甲状腺功能亢进症、维生素 B_1 缺乏、电解质紊乱和缺氧等均可引起心力衰竭。

二、临床表现

婴幼儿心衰,临床常表现为哺乳困难、易出汗、喜依肩入睡、体重不增,为心功能不全(代偿期)表现。在某些因素诱发下,可引起急性发作,出现烦躁多汗、哭声低弱、面色苍白和发绀,呼吸浅快、频率达 50～100 次/分,可见吸气三凹征,心率增快达 150～200 次/分,多能听到奔马律,心脏增大,肝脏增大达肋下 3cm 以上。

年长儿心衰的症状与成人相似,主要表现为乏力、劳累后气促、食欲减低、腹痛和少尿、水肿等。早期活动后气促,重症者有端坐呼吸,肺底部听到湿啰音。若不及时处理可引起急性肺水肿,主要表现为咳大量粉红色泡沫痰、极度呼吸困难、发绀、皮肤湿冷、极度烦躁等。肝大及水肿为右心衰竭的主要表现例如:伴肝区疼痛、颈静脉怒张提示为急性右心衰竭;肝质地变硬,提示为慢性右心功能不全;若同时存在腹腔积液,提示已有心源性肝硬化。

心衰临床诊断指标如下:①安静时心率增快,婴儿大于 180 次/分,幼儿大于 160 次/分,不能用发热或缺氧解释;②青紫突然加重,呼吸急促,婴儿大于 60 次/分,幼儿大于 50 次/分,儿童大于 40 次/分;③肝大达肋下 3cm 以上或在密切观察下,短期内较前增大 1.5cm 以上;心音明显低钝或出现奔马律;④突然出现烦躁不安、面色苍白或发灰且不能用原发病解释;⑤尿少、下肢水肿,除营养不良、肾炎、维生素 B_1 缺乏等原因所致外。以上前 4 项为主要指征,尚可结合其他几项及 1～2 项辅助检查进行综合分析。

三、辅助检查

1.X 线检查

心影呈普遍扩大,搏动减弱,肺纹理增多,肺门或肺门附近阴影增加,肺部淤血。

2.超声心动图检查

心室腔和心房腔扩大;心脏收缩间期延长、射血分数降低。

3.心电图

心电图虽不能直接表明有无心衰,但有助于病因诊断及指导洋地黄的应用。

四、治疗

本病治疗主要是去除病因,治疗原发病,增强心功能。若为先天性心脏病所致者主要是防治并发症及手术后护理。

1.洋地黄类药物的应用

洋地黄能增强心肌的收缩力,减慢心率,从而增加心搏出量,改善体循环和肺循环。

地高辛最常用,首剂用洋地黄化量的 1/2,余量分 2 次,每隔 4～6h 1 次。静脉用量为口服的 3/4。洋地黄化后 12h 开始给予维持量,按 1/5 洋地黄化量分 2 次口服,使用时间视病情而定。

2.利尿剂的应用

利尿剂能减轻水、钠潴留,减少心脏负荷,在治疗心衰上有很重要的地位。重症心衰、肺水肿、肝淤血肿大、腹腔积液等,除应用洋地黄外,还需加利尿剂。

3.血管扩张剂的应用

小动脉的扩张使心脏后负荷降低,从而增加心搏出量,同时静脉的扩张使前负荷降低,心室充盈压下降,肺充血的症状可得到缓解。近年来,血管扩张剂用于治疗顽固性心衰取得一定疗效,但在小儿心衰治疗中尚需谨慎使用。常用药物有卡托普利(巯甲丙脯酸)、硝普钠及酚妥拉明(苄胺唑啉)。

五、护理评估

1.健康史

详细询问患儿的发病过程,发现心脏杂音及其他心脏疾患的具体时间。有无呼吸困难、咳嗽、水肿及青紫等。收集患儿饮食、生活方式,活动及尿量等情况。

2.身体状况

(1)症状和体征

年长儿心衰:症状与成人相似。主要表现为:①心排血量不足:乏力、活动后气急、食欲减退、心率加快、呼吸浅表。②体循环淤血:颈静脉怒张、肝大及压痛、肝颈静脉回流征阳性、尿少和水肿。③肺循环淤血:呼吸困难、气促、咳嗽、端坐呼吸、肺底部可闻及湿啰音、心尖部第一心音减低和奔马律。

婴幼儿心衰:常表现为呼吸浅快,喂养困难,烦躁多汗,体重增长缓慢,肝脏进行性增大,颜面、眼睑水肿,严重时鼻唇及口周青紫。

(2)临床诊断依据:①安静时心率增快,婴儿>180 次/分,幼儿>160 次/分,不能用发热和缺氧解释者。②呼吸困难,发绀突然加重,安静时呼吸>60 次/分。③肝大,超过肋缘下 3.0cm以上或肝脏在短期内较前增大,不能以横膈下移等原因解释者。④心音明显低钝或出现奔马律。⑤突然烦躁不安,面色苍白或发灰,而不能用原有疾病解释者。⑥少尿或下肢水肿,除外其他原因造成者。其中前 4 项为主要临床诊断依据。

3.心理、社会支持状况

评估家长对本病的认识程度,是否有焦虑和恐惧。家庭经济状况和文化背景如何。

4.辅助检查

胸部 X 线检查表现为心影呈普遍性扩大,搏动减弱,肺纹理增多,肺门或肺门附近阴影增加,肺部淤血。心电图检查有助于病因诊断及指导洋地黄类药物的应用。超声心动图检查对于病因诊断及治疗前后心功能评估有重要意义。心脏收缩功能指标以射血分数最为常用,射血分数低于 55% 和(或)短轴缩短率小于 25% 提示收缩功能障碍。

5.治疗原则及主要措施

原则是治疗原发病,增强心功能。

(1)一般治疗:保证患儿的休息和睡眠,限制钠和水的入量,必要时应用镇静剂、给予吸氧。

(2)洋地黄类药物的应用:常用洋地黄制剂为地高辛,可口服或静脉注射。能口服的患儿给予地高辛口服;病情较重或不能口服者,可选用毛花苷 C(西地兰)或地高辛静脉注射,首剂为洋地黄化总量的 1/2,余量分 2 次,每隔 4~6h 1 次。洋地黄化后 12h 开始给予维持量,为洋地黄化总量的 1/5。儿童常用洋地黄类药物剂量及用法见表 4-5-1。

表 4-5-1 常用洋地黄类药物的临床应用

洋地黄类制剂	给药方法	洋地黄化总量(mg/kg)	作用开始时间	效力最大时间
地高辛	口服	早产儿 0.02	2h	4~8h
		足月儿 0.02~0.03		
		婴儿及儿童 0.025~0.04		
毛花苷 C	静脉	75%口服量	10min	1~2h
	静脉	<2 岁 0.03~0.04	15~30min	1~2h
(西地兰)		>2 岁 0.02~0.03		

（3）利尿药：当使用洋地黄类药物而心衰仍未完全控制或伴有显著水肿者，可加用利尿药。急性心衰可选用呋塞米等快速强效利尿药；慢性心衰一般联合使用噻嗪类与保钾利尿药，如氢氯噻嗪和螺内酯，并注意间歇用药，以防止电解质紊乱。

（4）血管扩张剂：常用药物有卡托普利、硝普钠及酚妥拉明等。

六、常见护理诊断/问题

1.心输血量减少

与心肌收缩力降低有关。

2.体液过多

与心功能下降、循环淤血有关。

3.气体交换受损

与肺淤血有关。

4.潜在并发症

药物的毒副作用。

七、护理措施

1.减轻心脏负担,恢复心排血量

（1）休息与卧位：患儿应卧床休息，病室安静舒适，避免各种刺激、患儿烦躁、哭闹等，必要时可遵医嘱应用镇静剂。体位宜取半卧位，双腿下垂，减少回心血量，从而减轻心脏负荷。

（2）细心喂养，避免加重心脏负担：婴儿喂奶所用乳头孔稍大，以免吸吮费力，但须防止呛咳；喂养困难者可用滴管喂，必要时可用鼻饲。宜少食多餐，避免过饱。

（3）保持大便通畅：鼓励患儿多食蔬菜、水果，必要时给予开塞露通便，避免用力排便。

（4）遵医嘱使用洋地黄制剂、利尿药及血管扩张剂。

2.限制水、钠入量

给予低盐饮食，钠盐摄入量不超过 0.5～1g/d，重症者给予无盐饮食。静脉输液或输血时，输液速度宜慢，以每小时＜5mL/kg 为宜。

3.改善呼吸功能

有发绀、呼吸困难者应及时给予吸氧。急性肺水肿时，给患儿吸入经 20％～30％乙醇湿化的氧气，每次吸入不超过 20min，间隔 15～30min 可重复 1～2 次。

4.密切观察病情,做好用药护理

（1）应用洋地黄类药物的护理：应注意给药方法，严格按剂量给药，密切观察有无洋地黄的中毒症状。

给药前：每次用药前必须测量患儿脉搏（测量 1min），必要时听心率，若发现脉率减慢（婴儿＜90 次/分，年长儿＜70 次/分）应暂停用药，并报告医生。

给药时：静脉注射速度要慢（不少于 5min），不能与其他药物混合注射，以免发生药物间的相互作用；口服药要与其他药物分开服用；钙剂与洋地黄制剂有协同作用，应避免同时使用。

若患儿服药后呕吐,应与医生联系决定是否补服或用其他途径给药。

用药期间:观察药物的中毒症状。儿童洋地黄中毒最常见的表现是心律失常,如房室传导阻滞、室性期前收缩和阵发性心动过速;其次是胃肠道反应,有食欲缺乏、恶心、呕吐;嗜睡、头晕、黄绿视等神经系统症状较少见。一旦出现中毒表现应立即停药,并报告医生,同时备好钾盐、利多卡因等药物,积极配合救治。

(2)应用利尿药的护理:根据利尿药的作用时间安排用药,尽量在早晨及上午给药,以免夜间多次排尿而影响休息。观察水肿的变化,每日测体重,记录出入量。服药期间要鼓励患儿进食含钾丰富的食物,如柑橘、菠菜、豆类等,以免出现低钾血症而增加洋地黄毒性反应。观察患儿有无四肢无力、腹胀、心音低钝等低血钾表现,一经发生应及时处理。

(3)应用血管扩张剂的护理:给药时避免药液外渗,要准确控制滴速,最好使用输液泵,用药期间应密切观察心率和血压的变化。硝普钠的使用和保存均应避光,药液要现用现配。

5.健康指导

向患儿和家长介绍心衰的有关知识、诱发因素及防治措施;根据不同病情制定适当的休息、饮食及生活制度;教会年长儿自我监测脉搏的方法,使患儿和家长了解所用药物的名称、剂量、给药时间、方法及常见不良反应;为家长提供急救中心及医院急诊室电话,以便紧急时使用。

第六节　口炎

口炎是指口腔黏膜的炎症,若病变仅限于局部如舌、齿龈、口角亦可称为舌炎、齿龈炎、口角炎。本病多见于婴幼儿,可单独发生,亦可继发于全身性疾病。

一、病因

真菌、病毒、细菌等均可引起口腔黏膜的炎症,其中真菌及病毒感染引起的口炎较常见,而细菌感染引起的口炎较为少见。

由于婴幼儿口腔黏膜柔嫩,血管丰富,唾液分泌少,口腔黏膜干燥,致使婴幼儿易患本病。患儿若患全身性疾病如急性感染、腹泻、营养不良和维生素 B、维生素 C 缺乏等,或长期使用广谱抗生素及糖皮质激素、食具消毒不严及口腔卫生不良等均可诱发本病。

二、治疗

(1)保持口腔清洁:鹅口疮可用 2% 碳酸氢钠溶液清洁口腔;疱疹性口炎可用 3% 过氧化氢溶液清洁口腔;溃疡性口炎可用 3% 过氧化氢溶液或 0.1% 依沙吖啶(利凡诺)溶液清洁口腔。

(2)局部用药:鹅口疮患儿局部可涂抹 10 万~20 万 U/mL 制霉菌素鱼肝油混悬溶液;疱疹性口炎患儿局部可涂碘苷(疱疹净)抑制病毒,亦可喷西瓜霜、锡类散;溃疡性口炎患儿局部可涂 5% 金霉素鱼肝油、锡类散等。

三、护理评估

1.健康史

评估患儿家长有无乳具消毒的习惯；患儿有无急性感染、营养不良等疾病史，有无长期应用广谱抗生素或糖皮质激素史；评估患儿有无发热、流涎等症状及出现时间。

2.身体状况

(1)鹅口疮：口腔黏膜表面出现白色或灰白色乳凝块样小点或小片状物，初起时呈点状和小片状，可逐渐融合成片，不易拭去，强行擦拭剥离后，局部黏膜潮红、粗糙，可伴有溢血。患处不痛，不流涎，一般不影响吃奶，无全身症状。最常见于颊黏膜，其次是舌、牙龈、上腭。重症可累及咽、喉、食管、气管、肺等，出现低热、拒食、呕吐、吞咽困难、声音嘶哑或呼吸困难等。

(2)疱疹性口炎：起病时发热，体温达 38～40℃，1～2 日后颊黏膜、牙龈、舌、口唇及口周皮肤出现单个或成簇的小疱疹，直径约 2mm，周围有红晕，迅速破溃后形成浅溃疡，上面覆盖黄白色纤维素性渗出物。有时可波及上腭及咽部。由于疼痛剧烈，患儿表现为拒食、流涎、烦躁，常有颌下淋巴结肿大。病程 1～2 周。本病须与疱疹性咽峡炎鉴别。

(3)溃疡性口炎：多见于婴幼儿。口腔的各部位均可发生，常见于舌、唇内及颊黏膜处，可至唇及咽喉部。本病特征是初起时口腔黏膜充血水肿，继而形成大小不等的糜烂面或浅溃疡，边界清楚，表面有灰白色假膜，为纤维素性渗出物，易拭去，拭去后遗留渗血创面。表现为局部疼痛、烦躁、拒食、流涎、哭闹，常伴发热，体温可达 39～40℃，颌下淋巴结肿大，白细胞计数及中性粒细胞增多。

3.心理、社会支持状况

疱疹性口炎传染性强，可在托幼机构引起小流行，应注意评估托幼机构有无相应预防措施；了解家长对该病的病因和护理方法的认识程度。

4.治疗原则及主要措施

治疗以保持口腔清洁、局部涂药、对症处理为主，注意水分及营养的补充，严重者可全身用药。

四、常见护理诊断/问题

1.口腔黏膜受损

与口腔炎症有关。

2.体温过高

与口腔炎症有关。

3.疼痛

与口腔黏膜糜烂、溃疡有关。

4.营养失调：低于机体需要量

与疼痛引起拒食有关。

5.知识缺乏

患儿及家长缺乏口炎的预防及护理知识。

五、护理措施

1.促进口腔黏膜愈合

（1）口腔护理：鼓励多饮水，进食后漱口，保持口腔黏膜湿润和清洁。鹅口疮患儿宜用2%碳酸氢钠溶液清洗；疱疹性口炎水疱破溃形成的溃疡面可用3%过氧化氢溶液或0.1%依沙吖啶（利凡诺）溶液清洗。清洗口腔每日2～4次，以餐后1h左右为宜，动作应轻、快、准，以免引起呕吐。对流涎者，及时清除流出物，保持周围皮肤干燥、清洁，避免引起皮肤湿疹及糜烂。

（2）正确涂药：涂药前先清洗口腔，然后用无菌纱布或干棉球放在颊黏膜腮腺管口处或舌系带两侧，以隔断唾液，再用干棉球将病变部黏膜表面吸干净后方能涂药，涂药后嘱患儿闭口10min，然后取出隔离唾液的纱布或棉球，不可立即漱口、饮水或进食。小婴儿不配合时可直接涂药。在清洁口腔及局部涂药时应注意手法，用棉签在溃疡面上滚动式涂药，切不可摩擦，以免扩大创面或疼痛加重。

鹅口疮患儿局部涂抹10万～20万 U/mL 制霉菌素鱼肝油混悬溶液，每日2～3次。疱疹性口炎患儿局部可涂碘苷（疱疹净）抑制病毒，也可喷西瓜霜、锡类散、冰硼散等，预防继发感染可涂2.5%～50/0金霉素鱼肝油。溃疡性口炎患儿局部可涂5%金霉素鱼肝油、锡类散等。

2.发热的护理

密切监测体温变化，发热者给予松解衣服、多饮水等物理降温，必要时遵医嘱给予药物降温。

3.饮食护理

以高热量、高蛋白、含丰富维生素的温凉流质或半流质饮食为宜，避免摄入刺激性或粗硬食物。对因口腔黏膜糜烂、溃疡引起疼痛影响进食者，可按医嘱在进食前局部涂2%利多卡因。对不能进食者，应给予肠道外营养，以确保能量与水分的供给。

4.健康指导

向家长讲解口炎相关知识；指导家长食具专用，做好清洁消毒工作，鹅口疮患儿的食具应用5%碳酸氢钠溶液浸泡半小时后再煮沸消毒；讲解清洁口腔及局部涂药的方法；纠正患儿吮指、不刷牙等不良习惯，培养进食后漱口的卫生习惯；宣传均衡营养对提高抵抗力的重要性，避免偏食、挑食，培养良好的饮食习惯。

第七节　腹泻

腹泻病是一组多病原、多因素引起的，以大便次数增多和大便性状改变为特点的消化道综合征，严重时可引起水、电解质和酸碱平衡紊乱。发病年龄以6个月至2岁多见，其中1岁以内者约占半数。一年四季均可发病，但夏秋季发病率最高，是我国婴幼儿最常见的疾病之一。

一、病因

(一)易感因素

(1)消化系统发育不成熟:胃酸和消化酶分泌不足,消化酶活性低,对食物质和量变化的耐受性差。

(2)生长发育快:对营养物质的需求相对较多,且婴儿食物以液体为主,入量较多,使得消化道负担加重。

(3)机体防御功能差:婴儿血液中免疫球蛋白、胃肠道中分泌型免疫球蛋白A及胃内酸度均较低,对感染的防御功能差。

(4)肠道菌群失调:新生儿出生后尚未建立正常肠道菌群或因使用抗生素等导致肠道菌群失调,使正常菌群对入侵肠道致病微生物的拮抗作用丧失,而引起肠道感染。

(5)人工喂养母乳中含有大量体液因子(如乳铁蛋白)、巨噬细胞和粒细胞、溶菌酶、溶酶体等,有很强的抗肠道感染作用。

(二)感染因素

1.肠道内感染

肠道内感染可由病毒、细菌、真菌、寄生虫引起,尤以病毒和细菌多见。

(1)病毒感染:寒冷季节的婴幼儿腹泻80%由病毒感染引起,以轮状病毒引起的秋冬季腹泻最为常见,其次有星状病毒、杯状病毒和肠道病毒等。

(2)细菌感染(不包括法定传染病):以引起腹泻的大肠埃希菌为主,包括致病性大肠埃希菌(EPEC)、产毒性大肠埃希菌(ETEC)、侵袭性大肠埃希菌(EIEC)、出血性大肠埃希菌(ECEC)和黏附-集聚性大肠埃希菌(EAEC)五大组。其次是空肠弯曲菌和耶尔森菌等。

(3)真菌感染:以白色念珠菌多见,其次是曲霉菌和毛霉菌等。

(4)寄生虫感染:常见有蓝氏贾第鞭毛虫、阿米巴原虫和隐孢子虫等。

2.肠道外感染

如患中耳炎、上呼吸道感染、肺炎、泌尿道及皮肤感染时,也可引起腹泻,可能是由于发热及病原体毒素作用使消化功能紊乱或肠道外感染的病原体(主要是病毒)同时感染肠道。

(三)非感染因素

1.饮食因素

(1)喂养不当:如喂养不定时、食物的质和量不适宜、过早给予淀粉类或脂肪类食物等均可引起腹泻;给予含高果糖或山梨醇的果汁,可导致高渗性腹泻;给予肠道刺激物(如调料或富含纤维素的食物等)也可引起腹泻。

(2)过敏因素:如对牛奶、大豆(豆浆)及某些食物成分过敏而引起腹泻。

(3)其他因素:包括原发性或继发性双糖酶缺乏,乳糖酶的活性降低,肠道对糖的消化吸收不良而引起腹泻。

2.气候因素

气候突然变冷、腹部受凉使肠蠕动增加;天气过热致消化液分泌减少或口渴饮奶过多,都可诱发消化功能紊乱而引起腹泻。

二、发病机制

导致腹泻的机制包括：肠腔内存在大量不能吸收的具有渗透活性的物质（渗透性腹泻）、肠腔内电解质分泌过多（分泌性腹泻）、炎症所致的液体大量渗出（渗出性腹泻）及肠道运动功能异常（肠道功能异常性腹泻）等。但临床上不少腹泻并非由某种单一机制引起，而是多种机制共同作用的结果。

（一）感染性腹泻

大多数病原微生物通过污染的食物、水或通过污染的手、玩具及日用品或带菌者传播进入消化道。当机体的防御功能下降、大量的微生物侵袭并产生毒力时可引起腹泻。

1. 病毒性肠炎

病毒侵入肠道后，在小肠绒毛顶端的柱状上皮细胞上复制，使小肠绒毛细胞受损，受累的肠黏膜上皮细胞脱落而遗留不规则的裸露病变，导致小肠黏膜回吸收水、电解质能力下降，肠液在肠腔内大量集聚而引起腹泻；同时，发生病变的肠黏膜细胞分泌双糖酶不足且活性低，使肠腔内的糖类消化不完全并被肠道内细菌分解成小分子的短链有机酸，使肠腔的渗透压增高；微绒毛破坏亦造成载体减少，上皮细胞钠转运功能障碍，水和电解质进一步丧失，加重腹泻。

2. 细菌性肠炎

肠毒素性肠炎，主要是产生肠毒素的细菌侵入肠道后黏附于小肠黏膜上皮细胞上，进行繁殖和产生肠毒素，使小肠液量增多，超过结肠吸收的限度而产生腹泻，排出大量水样便，导致患儿脱水和电解质紊乱；侵袭性肠炎，主要是侵袭性细菌侵入肠黏膜组织，引起充血、水肿、炎症细胞浸润、溃疡和渗出等病变，排出含有大量白细胞和红细胞的菌痢样粪便。

（二）非感染性腹泻

主要是由饮食不当引起。当摄入食物的质和量突然改变并超过消化道的承受能力时，食物不能被充分消化和吸收而积滞于小肠上部，使肠腔局部酸度减低，有利于肠道下部细菌上移和繁殖，使食物发酵和腐败而产生短链有机酸，致肠腔的渗透压增高，并协同腐败性毒性产物刺激肠壁致肠蠕动增加，引起腹泻，进而发生脱水和电解质紊乱。

三、治疗

调整饮食，预防和纠正脱水；合理用药，控制感染，预防并发症的发生。

(1) 调整饮食。

(2) 纠正水电解质及酸碱平衡紊乱。

(3) 药物治疗。

控制感染：病毒性肠炎以饮食疗法和支持疗法为主，一般不用抗生素。其他肠炎应对因选药，如大肠埃希菌肠炎可选用抗G-杆菌抗生素；抗生素诱发性肠炎应停用原使用的抗生素，可选用万古霉素、新青霉素、抗真菌药物等；寄生虫性肠炎可选用甲硝唑、大蒜素等。

肠道微生态疗法：有助于恢复肠道正常菌群的生态平衡，抵御病原菌侵袭，控制腹泻，常用双歧杆菌、嗜酸乳杆菌等制剂。

肠黏膜保护剂：腹泻与肠黏膜屏障功能破坏有密切关系，因此维护和修复肠黏膜屏障功能是治疗腹泻的方法之一，常用蒙脱石散。

补锌治疗：联合国儿童基金会建议，对于急性腹泻患儿，年龄＞6个月者，应每日给予元素锌20mg；年龄＜6个月者，应每日给予元素锌10mg。疗程10～14日，可缩短病程。

对症治疗：腹泻一般不宜用止泻剂，因止泻会增加毒素的吸收。腹胀明显者可肌内注射新斯的明或肛管排气；呕吐严重者可肌内注射氯丙嗪或针刺足三里等。

(4)预防并发症：迁延性、慢性腹泻常伴营养不良或其他并发症，病情复杂，必须采取综合治疗措施。

四、护理评估

1.健康史

评估患儿的喂养史，包括喂养方式、人工喂养儿乳品的种类及配制方法、喂哺次数、量以及添加辅食和断乳情况；有无不洁饮食史和食物过敏史；有无其他疾病及长期使用抗生素史；了解腹泻开始时间，大便次数、颜色、性状、量以及气味等。

2.身体状况

(1)轻型腹泻：多由饮食因素及肠道外感染引起。起病可急可缓，以胃肠道症状为主，主要表现为食欲缺乏，偶有呕吐或溢乳，大便次数虽增多，但每次大便量不多，稀糊状或水样，呈黄色或黄绿色，有酸味，常见白色或黄白色奶瓣和泡沫。一般无脱水及全身中毒症状，多在数日内痊愈。

(2)重型腹泻：多由肠道内感染所致，也可由轻型腹泻发展而来。起病常比较急，除有较重的胃肠道症状外，还有较明显的水、电解质及酸碱平衡紊乱和全身中毒症状。

胃肠道症状：食欲低下，常有呕吐，严重者可吐咖啡色液体。腹泻次频量多，每日大便10次以上，多者可达数十次，多为黄色水样或蛋花汤样便，可有少量黏液。

全身中毒症状：发热、烦躁不安或精神萎靡、嗜睡，甚至昏迷、休克等。

水、电解质及酸碱平衡紊乱症状：可发生脱水、代谢性酸中毒、低血钾、低血钙以及低血镁等。

(3)几种常见肠炎的临床表现及特点。

轮状病毒肠炎：是秋冬季婴幼儿腹泻的最常见原因，又称秋季腹泻。常见于6～24个月婴幼儿，＞4岁者少见，经粪-口途径传播，潜伏期1～3日。起病急，常伴发热和上呼吸道感染症状，一般无明显感染中毒症状。病初即出现呕吐，随后出现腹泻，大便次数多、量多、水分多，黄色或淡黄色水样便或蛋花汤样便，无腥臭味，常出现脱水、酸中毒和电解质紊乱。本病为自限性疾病，自然病程3～8日。少数较长，大便镜检偶有少量白细胞。

大肠埃希菌肠炎：多发生在夏季，可在新生儿室、托儿所甚至病房流行。致病性大肠埃希菌和产毒性大肠埃希菌肠炎大便呈蛋花汤样或水样，混有黏液，常伴呕吐，严重者可伴发热、脱水、电解质紊乱和酸中毒；侵袭性大肠埃希菌肠炎可排出痢疾样黏液脓血便，常伴恶心、呕吐、腹痛和里急后重，可出现严重的全身中毒症状甚至休克；出血性大肠埃希菌肠炎开始为黄色水样便，后转为血水便，有特殊臭味，伴腹痛，大便镜检有大量红细胞，一般无白细胞。

抗生素相关性肠炎：多继发于使用大量抗生素后，营养不良、免疫功能低下、长期应用糖皮质激素者更易发病，婴幼儿病情多较重。①金黄色葡萄球菌肠炎：表现为发热、呕吐、腹泻，不同程度中毒症状、脱水和电解质紊乱，甚至发生休克。典型大便为暗绿色，有腥臭味，量多，带黏液，少数为血便。大便镜检有大量脓细胞和成簇的革兰阳性球菌，大便培养有葡萄球菌生长，凝固酶阳性。②真菌性肠炎：主要由白念珠菌感染所致，常并发于其他感染如鹅口疮。大便次数增多，黄色稀便，泡沫较多带黏液，有时可见豆腐渣样细块（菌落）。大便镜检可见真菌孢子体和菌丝，真菌培养阳性。③假膜性小肠结肠炎：由难辨梭状芽孢杆菌引起。主要症状为腹泻，轻症大便每日数次，停用抗生素后很快痊愈。重症频泻，黄绿色水样便，可有毒素致肠黏膜坏死所形成的假膜排出，大便厌氧菌培养或组织培养法检测细胞毒素可协助确诊。

（4）迁延性和慢性腹泻：病因复杂，感染、食物过敏、酶缺陷、免疫缺陷、药物因素、先天畸形等均可引起，多与营养不良及急性腹泻未彻底治疗有关，以人工喂养儿和营养不良婴幼儿多见。表现为腹泻迁延不愈，病情反复，大便次数和性质不稳定，严重时出现水、电解质代谢紊乱。由于营养不良儿腹泻时易迁延不愈，持续腹泻又加重了营养不良，两者互为因果，形成恶性循环，最终引起免疫功能低下，继发感染，导致多脏器功能障碍。

（5）生理性腹泻：多见于6个月以下的婴儿，外观虚胖，常有湿疹，生后不久即出现腹泻，除大便次数增多外，无其他症状，食欲好，生长发育正常。添加转换期食品后，大便即逐渐转为正常。

3.心理、社会支持状况

评估家长对疾病的心理反应及认识程度、喂养及护理知识等；评估患儿家庭的居住环境、经济状况及卫生习惯等。

4.辅助检查

（1）血常规：细菌感染时白细胞总数及中性粒细胞增多；寄生虫感染和过敏性腹泻时嗜酸性粒细胞增多。

（2）大便常规：肉眼检查大便的性状，如外观、颜色、是否有黏液脓血等；镜检无或偶见白细胞多为非侵袭菌感染，有较多的白细胞，多为各种侵袭菌感染所致。

（3）病原学检查：细菌性肠炎大便培养可检出致病菌；真菌性肠炎大便涂片可见真菌孢子和假菌丝；疑为病毒感染者可做病毒分离等检查。

（4）血生化检查：血钠测定可了解脱水性质，血钾测定可反映体内缺钾的程度，血气分析可了解体内酸碱平衡紊乱的程度和性质，重症患儿可检测血钙、镁、尿素氮等。

5.治疗原则及主要措施

原则为调整饮食，预防和纠正脱水，合理用药，加强护理，预防并发症的发生。

（1）调整饮食：强调坚持继续喂养，以满足生理需要，补充疾病消耗，缩短恢复时间。可根据疾病的特殊病理生理改变、个体消化吸收功能及饮食习惯进行合理调整。

（2）纠正水、电解质及酸碱平衡紊乱。

（3）药物治疗

控制感染：①水样便腹泻患儿（约占70%）：多为病毒性肠炎及非侵袭性细菌感染，一般不用抗生素，合理使用液体疗法，选用微生态制剂和黏膜保护剂。但对重症患儿、新生儿、免疫功能低下患儿应选用抗生素。②黏液脓血便患儿(约占 30%):多为侵袭性细菌感染,可先根据临床特点选择抗生素,然后依据大便细菌培养和药敏试验结果进行调整。大肠埃希菌、空肠弯曲菌、耶尔森菌、鼠伤寒沙门菌感染选用抗革兰阴性菌抗生素以及大环内酯类抗生素。金黄色葡萄球菌肠炎、假膜性肠炎、真菌性肠炎应先停用原来的抗生素,选用万古霉素、新青霉素、甲硝唑或抗真菌药物等。

微生态疗法:常选用双歧杆菌、嗜酸乳杆菌、粪链球菌等制剂。

肠黏膜保护剂:常用蒙脱石散(思密达)。

避免用止泻剂,可予补锌治疗。

(4)预防并发症:迁延性和慢性腹泻常伴营养不良或其他并发症,病情复杂,必须采取综合治疗措施。

五、常见护理诊断/问题

1.腹泻

与感染、喂养不当、肠道功能紊乱等有关。

2.体液不足

与腹泻、呕吐致体液丢失过多和摄入不足有关。

3.体温过高

与肠道感染有关。

4.营养失调:低于机体需要量

与腹泻、呕吐丢失过多和摄入不足有关。

5.有皮肤完整性受损的危险

与大便次数增多刺激臀部皮肤有关。

6.知识缺乏

家长缺乏喂养知识及相关的护理知识。

六、护理目标

(1)患儿腹泻次数逐渐减少至停止,大便性状正常。

(2)患儿脱水、电解质紊乱得以纠正,尿量正常。

(3)患儿体温恢复正常。

(4)患儿能获得与年龄相适应的营养,体重维持在正常水平。

(5)患儿臀部皮肤保持完整,无破损。

(6)家长能掌握儿童喂养知识及腹泻病的预防和护理知识。

七、护理措施

1.调整饮食,维持营养供给

(1)母乳喂养者继续哺乳,减少哺乳次数,缩短每次哺乳时间,暂停转换期食品添加。

（2）人工喂养者可喂米汤、脱脂奶等，待腹泻次数减少后给予流质或半流质饮食，如粥、面条等，少食多餐，随着病情稳定或好转，逐步过渡到正常饮食。

（3）严重呕吐者，可暂时禁食 4～6h（不禁水），待病情好转后继续喂食，由少到多，由稀到稠。

（4）病毒性肠炎多有双糖酶（主要是乳糖酶）缺乏，不宜用蔗糖，可暂停乳类喂养，改为酸奶、豆类代乳品或去乳糖配方奶粉喂养。

（5）腹泻停止后逐渐恢复营养丰富的饮食，并每日加餐一次，共 2 周。

2.控制感染，维持体温正常

按医嘱给予抗生素，体温过高时遵医嘱给予降温。严格执行消毒隔离措施，对感染性腹泻患儿应施行床边隔离，食具、衣物、尿布应专用，对传染性较强的腹泻患儿最好使用一次性尿布，用后焚烧。护理患儿前后认真洗手，防止交叉感染。

3.维持皮肤完整性

（1）婴幼儿应选用吸水性强的柔软布类或纸质尿布，避免使用不透气塑料布或橡皮布，尿布要勤更换。

（2）每次便后用温水清洗臀部并拭干，局部皮肤发红处涂以 5％鞣酸软膏或 40％氧化锌油并按摩片刻，促进局部血液循环。

（3）涂抹油类或药膏时，应用棉签在皮肤上轻轻滚动涂药，避免涂擦造成患儿疼痛和皮肤损伤。

（4）局部皮肤糜烂或溃疡者可采用暴露法或用鹅颈灯或红外线灯照射（注意照射时要有专人看护，避免烫伤），灯泡距臀部患处 30～50cm，照射时间每次 20～30min，每日 3 次，照射后涂油剂，以促进愈合。女婴因尿道口接近肛门，应注意会阴部的清洁，预防上行性尿路感染。

4.密切观察病情

观察并记录大便次数、颜色、气味、性状及量，并做好动态比较，为治疗和输液方案提供可靠依据；监测生命体征，如神志、体温、脉搏、呼吸、血压等；观察水、电解质和酸碱平衡紊乱症状，如代谢性酸中毒表现、低血钾表现、脱水情况及其程度等。

5.心理护理

关心爱护患儿，对家长做好腹泻相关知识的宣教，提高家长的疾病防护知识，消除家长的紧张、焦虑情绪。对慢性腹泻患儿采取以家庭为中心的护理模式。

6.健康指导

（1）疾病护理指导：向家长解释患儿腹泻的病因、潜在并发症以及相关的治疗措施和预后等。说明调整饮食的重要性。指导家长正确洗手，并做好尿布及衣物的处理，讲解臀部皮肤护理的意义及方法，教会家长口服补液盐（ORS）溶液的配制和使用。

（2）预防知识宣教：宣传母乳喂养的优点，指导合理喂养，注意食物要新鲜、清洁。奶瓶和食具每次用后要洗净、煮沸或高温消毒。教育儿童饭前、便后要洗手。加强体格锻炼，适当户外活动，气候变化时防止受凉或过热，夏天多喝水。

八、护理评价

1.评价患儿

①大便次数是否减少。②脱水、电解质及酸碱平衡紊乱等是否纠正，尿量有无增加。③体温是否恢复正常。④体重是否恢复正常。⑤臀部皮肤是否完整无破损。

2.评价家长

是否掌握儿童喂养知识及腹泻的预防、护理知识。

参考文献

[1]姜梅.妇产科疾病护理常规[M].北京:科技出版社,2020.

[2]魏克伦.早期新生儿护理手册[M].北京:科学出版社,2019.

[3]王亚平,孙洋,冯晓燕.儿科疾病观察与护理技能[M].北京:中国中医药出版社,2019.

[4]葛艳红,张玥.实用内分泌科护理手册[M].北京:化学工业出版社,2019.

[5]王慧,梁亚琴.现代临床疾病护理学[M].青岛:中国海洋大学出版社,2019.

[6]张琳琪,王天有.实用儿科护理学[M].北京:人民卫生出版社,2018.

[7]葛延填.儿科常见疾病护理[M].北京:人民卫生出版社,2017.

[8]高鸿翼.临床实用护理常规[M].上海:上海交通大学出版社,2018.

[9]石翠玲.实用临床常见多发疾病护理常规[M].上海:上海交通大学出版社,2018.

[10]曹玉英.临床实用护理常规[M].天津:天津科学技术出版社,2018.

[11]陆静波,蔡恩丽.外科护理学[M].北京:中国中医药出版社,2018.

[12]兰华,陈炼红,刘玲贞.护理学基础[M].北京:科学出版社,2017.

[13]王萌,张继新.外科护理[M].北京:科学出版社,2016.

[14]唐少兰,杨建芬.外科护理[M].3版.北京:科学出版社,2016.

[15]李卡,许瑞华,龚姝.普外科护理手册[M].2版.北京:科学出版社,2015.

[16]杨玉南,杨建芬.外科护理学笔记[M].3版.北京:科学出版社,2016.

[17]皮红英,王建荣,郭俊艳.临床护理管理手册[M].北京:科学出版社,2015.

[18]叶政君,雷光锋.临床护理常规[M].北京:科学技术文献出版社,2014.

[19]田桂荣.临床常见疾病护理常规及护理规范[M].北京:中国科学技术出版社,2013.

[20]赵爱芳.实用临床全科护理学[M].天津:天津科学技术出版社,2013.

[21]汪晖.临床护理常规[M].北京:人民军医出版社,2012.

[22]张元云.新编临床护理实践[M].乌鲁木齐:新疆人民卫生出版社,2013.

[23]梁富义.临床常见疾病诊断治疗与护理[M].天津:天津科学技术出版社,2013.

[24]蔡丽敏.外科护理学实用手册[M].济南:山东大学出版社,2013.

[25]杨群英.实用护理技术新进展[M].北京:科学技术文献出版社,2013.

参考文献